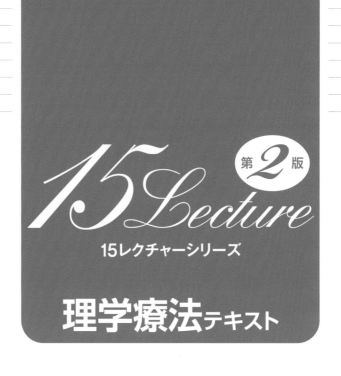

15レクチャーシリーズ

理学療法テキスト

装具学

総編集

石川　朗

責任編集

佐竹將宏

中山書店

総編集 ───────── 石川　朗　神戸大学生命・医学系保健学域

編集委員（五十音順）─── 木村雅彦　杏林大学保健学部リハビリテーション学科理学療法学専攻
　　　　　　　　　　　　小林麻衣　晴陵リハビリテーション学院理学療法学科
　　　　　　　　　　　　玉木　彰　兵庫医科大学リハビリテーション学部理学療法学科

責任編集 ─────── 佐竹將宏　秋田大学大学院医学系研究科保健学専攻理学療法学講座

執筆（五十音順）───── 大竹　朗　上越地域医療センター病院リハビリテーションセンター
　　　　　　　　　　　　金城正治　元 秋田大学大学院医学系研究科保健学専攻作業療法学講座
　　　　　　　　　　　　酒井桂太　大阪河﨑リハビリテーション大学リハビリテーション学部理学療法学専攻
　　　　　　　　　　　　佐竹將宏　秋田大学大学院医学系研究科保健学専攻理学療法学講座
　　　　　　　　　　　　高橋功次　有限会社タカハシ補装具サービス

刊行のことば

　本15レクチャーシリーズは，医療専門職を目指す学生と，その学生に教授する教員に向けて企画された教科書である．

　理学療法士，作業療法士，言語聴覚士，看護師などの医療専門職となるための教育システムには，養成期間として4年制と3年制課程，養成形態として大学，短期大学，専門学校が存在しており，混合型となっている．どのような教育システムにおいても，卒業時に一定水準の知識と技術を修得していることは不可欠であるが，それを実現するための環境や条件は必ずしも十分に整備されているとはいえない．

　これらの現状をふまえて15レクチャーシリーズでは，医療専門職を目指す学生が授業で使用する本を，医学書ではなく教科書として明確に位置づけた．

　学生諸君に対しては，各教科の基礎的な知識が，後に教授される応用的な知識へどのように関わっているのか理解しやすいよう，また臨床実習や医療専門職に就いた暁には，それらの知識と技術を活用し，さらに発展させていくことができるよう内容・構成を吟味した．一方，教員に対しては，オムニバスによる講義でも重複と漏れがないよう，さらに専門外の講義を担当する場合においても，一定水準以上の内容を教授できるように工夫を重ねた．

　具体的に本書の特徴として，以下の点をあげる．

・各教科の冒頭に，「学習主題」「学習目標」「学習項目」を明記したシラバスを掲載する．
・1科目を90分15コマと想定し，90分の授業で効率的に質の高い学習ができるよう1コマの情報量を吟味する．
・各レクチャーの冒頭に，「到達目標」「講義を理解するためのチェック項目とポイント」「講義終了後の確認事項」を記載する．
・各教科の最後には定期試験にも応用できる，模擬試験問題を掲載する．試験問題は国家試験に対応でき，さらに応用力も確認できる内容としている．

　15レクチャーシリーズが，医療専門職を目指す学生とその学生たちに教授する教員に活用され，わが国における理学療法の一層の発展にわずかながらでも寄与することができたら，このうえない喜びである．

2010年9月

総編集　石川　朗

序　文（第2版）

　本書の初版が出版されて10年が経とうとしています．その間，大勢の方々に本書を手に取っていただき，この度，第2版を刊行することができました．皆様方に感謝申し上げます．

　この10年，装具の分野でもいくつかの進化がありました．

　まずは，特に脳卒中の分野において，治療用装具としての存在が広まりました．発症後早期から下肢装具を用いて立位や歩行を行うということが，脳卒中患者の理学療法として，一つのポジションを得たように思います．

　この治療用装具としての広がりに合わせるように，歩行に関する基礎的な研究や分析方法も進歩し知識が広がったように思います．J. Perry の表したロッカー機能は，歩行の運動学として，今や欠くことができません．

　もう一つは，新しい各種の素材が装具の分野にも取り入れられるようになり，様々な形の軽くて丈夫な，スタイルの良い装具が作られるようになりました．例えばCFRP（炭素繊維強化プラスチック）はプラスチックを炭素繊維で強化した物質ですが，軽量ながら高強度であるため，自動車や航空宇宙分野の部品等でも使用されています．この素材を用いた装具も製作されてきており，今後の更なる進化が期待されます．

　製作方法についても3Dプリンターの進化には目が離せません．

　さらに，ロボット技術が装具の分野にも取り入れられるようになりました．コンピューターとセンサーとモーターが備わった，とても高価な装具です．このような高機能な装具は，病院・施設に備えることで，理学療法士の治療手段も広がり，治療効果もあがるのではないでしょうか．

　さて，この第2版では，秋田県立医療療育センター・センター長の坂本仁先生に，お忙しい中，時間をとっていただき，小児の装具についての昨今の傾向をご教授いただくとともに，所有されている装具の写真を快く撮影させていただきました．この場をお借りして心より感謝申し上げます．

　本書が，これから理学療法を学ぼうとする学生の装具療法の礎となり，リハビリテーションにおける装具療法の更なる発展に少しでも寄与できればうれしい限りです．

2020年7月

責任編集　佐竹將宏

序　文（初版）

　理学療法士の養成校は，リハビリテーション関連職種の中で2番目に装具学の授業時間数が多いところです．1番目はもちろん義肢装具士の養成校です．つまりそれだけ理学療法士は装具学・装具療法に長けていることが求められています．理学療法士は，できあがった装具を使用者に装着するだけではなく，治療として，ADLを改善するものとして使用者が装具を使いこなすために適合をチェックし，治療プログラムを検討するという重要な役割を担っています．

　しかし，教育の場において，装具学を担当する教員が少なく，教育体制が十分であるとはいえない現状があります．私はその理由として，ひとつは，理学療法士が装具を用いることに否定的な時期が長く続いたこと，もうひとつは，現在の診療報酬体系では装具のチェックアウトや調整に理学療法士自らが時間をとることができず，義肢装具士任せになることが多いからではないかと考えています．それでも最近は，発症後早期から装具を処方するなど，装具を治療の一環としてとらえる考えが普及してきていることをとてもうれしく思っています．

　本書は，前半で装具に関する基本的な知識を学び，後半で疾患ごとの装具療法が習得できるように構成しました．臨床の場で疾患に合った装具を使いこなしていくには，まずは装具の基本的な知識を理解することが必要であろうと考えたからです．さらに，装具療法の基礎として欠かすことのできないチェックアウトについてもページを大きく割き，実習のコマも設けました．理学療法士が装具療法を行ううえで，義肢装具士の技術を理解しておくことも大変重要です．装具の仕組みや製作方法を知ることで，チェックポイントの理解が深まり，スムーズな理学療法ができるからです．そこで，本書では装具の製作過程と，義肢装具士の力をお借りしてのプラスチック装具の製作体験の実習コマを設けました．製作過程の動画もありますので活用してください（https://www.nakayamashoten.jp/kango/15lecture.html）．

　この場をお借りして，本書のために装具の写真撮影を快諾していただいた国立障害者リハビリテーションセンター学院義肢装具学科の先生方に感謝申し上げます．また，約30年前から脳卒中に対する発症後早期の装具使用の効果を示し，いち早く日本で実践・教育され，現在，武蔵村山病院総合リハビリテーションセンターセンター長の石神重信先生のご指導なしに，今の義肢装具学を教えている私は存在しません．石神先生に心より感謝申し上げます．

　本書を学生のみならず装具療法に興味のある臨床の先生方に読んでいただき，装具療法の発展に少しでも寄与できれば幸いです．

2011年3月

責任編集　佐竹將宏

15レクチャーシリーズ
理学療法テキスト／装具学　第2版

目次

装具学総論

佐竹將宏　1

下肢装具の部品とその機能

佐竹將宏　11

短下肢装具

佐竹將宏　21

長下肢装具・股装具・膝装具

靴型装具

下肢装具のチェックアウト

下肢装具のチェックアウト―実習

佐竹將宏　63

LECTURE 7

10 車椅子，歩行補助具
佐竹將宏　95

車椅子 …………………………………………………………………………………………………… 96

1. 種類 ……………………………………………………………………………………………………… 96

疾患別装具の処方（1）
脳卒中片麻痺の装具
大竹　朗　109

1. 脳卒中片麻痺の治療における装具の意義　110

2. 脳卒中片麻痺における装具使用の目的　110

疾患別装具の処方（2）
整形外科疾患の装具

佐竹將宏　123

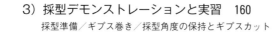

プラスチック短下肢装具の採型実習
高橋功次　155

試験

15レクチャーシリーズ　理学療法テキスト
装具学　第2版
シラバス

一般目標	中枢・末梢神経疾患，骨関節疾患，神経筋疾患などにより運動機能障害を呈した人に対して適切な装具療法が実施できるよう，装具の基本的な構造と機能を理解し，疾患や障害に適した装具の選択や装具療法を理解する．また，装具の適合についてチェックアウトの方法を習得し，下肢装具製作のための採型手順を体験する．さらに，車椅子と歩行補助具について，障害に適した選択ができるように，種類，目的，適応，使用方法を理解する．

回数	学習主題	学習目標	学習項目
1	装具学総論	装具療法の基本となる装具の目的や分類，3点固定の原理，製作の流れを理解する．歩行のバイオメカニクスを理解する	装具の目的・機能・分類，3点固定の原理，装具製作の流れ，チームアプローチ，処方箋，歩行のバイオメカニクス
2	下肢装具の部品とその機能	下肢装具を構成する各関節の継手や足部などの基本的な部品の名称・構造・機能について理解する	支柱，半月とカフベルト，股継手，膝継手，足継手，足部，骨盤帯，ストラップ，膝当て
3	短下肢装具	短下肢装具の目的や対象療法，種類，基本的な構造や機能について理解する	目的，対象疾患，構造，金属支柱付き短下肢装具，プラスチック短下肢装具，軟性短下肢装具
4	長下肢装具・股装具・膝装具	長下肢装具・股装具・膝装具それぞれの目的や対象疾患，種類，基本的な構造や機能について理解する	目的，対象疾患，構造，長下肢装具，股装具，膝装具
5	靴型装具	靴型装具の目的，基本的な構造や機能，各種補正について理解する	目的，対象疾患，構造，機能，靴底への補正，踵への補正，靴の内部での補正，靴インサート
6	下肢装具のチェックアウト	下肢装具の適合を評価するために，チェックアウト項目とその方法を理解する	股継手・膝継手・足継手の位置，下肢装具のチェックアウト項目
7	下肢装具のチェックアウト —実習	下肢装具のチェックアウトを実施し記録する．装具を装着して歩行を体験し，分析する	下肢装具のチェックアウト，記録用紙へ記入，歩行体験，歩行分析
8	体幹装具，側彎症装具	体幹装具と側彎症装具の目的や対象疾患，基本的な構造や機能，種類，チェックポイントについて理解する	目的，適応疾患，構造，機能，仙腸装具，腰仙椎装具，胸腰仙椎装具，頸椎装具，側彎症装具，チェックポイント
9	上肢装具と自助具	上肢装具の分類と目的，適応疾患，種類，基本的な構造や機能を理解する．自助具の種類と利用方法を理解する	分類，目的，適応疾患，指・手部装具，手関節装具，対立装具，把持装具，肘装具，肩装具，自助具の種類と利用方法
10	車椅子，歩行補助具	車椅子の種類と構造，部品，チェックポイントを理解する．各種歩行補助具の目的，適応，使用方法を理解する	手動車椅子，構造，各部品の工夫，チェックポイント，杖の種類，杖の長さ，歩行器の種類
11	疾患別装具の処方 (1) —脳卒中片麻痺の装具	脳卒中片麻痺の症状と目的に合った装具が選択できるようになる．地域連携パスのおける装具療法と処方を理解する	意義，目的，処方の時期，片麻痺の評価，装具の種類，適合判定，クリニカルパス，地域連携
12	疾患別装具の処方 (2) —整形外科疾患の装具	整形外科疾患に用いられる装具の種類や機能を理解し，症状と目的に合った装具の選択と装具療法を理解する	機能的骨折治療装具，免荷装具，膝装具，足装具，肩装具，肘装具，末梢神経障害の装具，二分脊椎の装具
13	疾患別装具の処方 (3) —関節リウマチの装具	関節リウマチに用いられる装具の種類や機能を理解し，症状と目的に合った装具の適応と選択について理解する	関節リウマチの症状，装具の目的，装具の要件，頸部装具，上肢装具，下肢装具，歩行補助具，関節保護
14	疾患別装具の処方 (4) —対麻痺・小児の装具	対麻痺に用いられる装具の種類や機能について理解する．小児の疾患特有の装具の種類や機能について理解する	股継手付き長下肢装具システム，デニス・ブラウン装具，リーメンビューゲル，ペルテス病装具，脳性麻痺，進行性筋ジストロフィー，症候性側彎症の各装具
15	プラスチック短下肢装具の採型実習	短下肢装具の製作過程を通して装具の適応を理解する．ギプス包帯を用いた下腿・足部の採型を体験する	短下肢装具の製作過程，ギプス包帯の扱い方，ギプス包帯の巻き方体験，ギプスカットの体験，義肢装具の支給制度

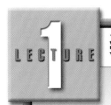

装具学総論

到達目標

- 装具の目的について理解する.
- 装具の分類と名称について理解する.
- 装具による3点固定の原理について理解する.
- 装具製作の流れについて理解する.
- 装具療法におけるチームアプローチについて理解する.
- 歩行のバイオメカニクスについて理解する.

この講義を理解するために

　装具は医師の処方により製作されますが，理学療法士はその装具を用いて患者に対して治療を行います．そのためには，患者の疾患や障害だけではなく，装具の構造や治療としての装具の用い方を理解しなければなりません.

　以下の項目は本章だけでなく，装具療法を行ううえで，全般的に必要な基礎となる学習内容です．あらかじめ学習しておきましょう.

　　□ 力と運動に関する物理学の基礎について学習しておく.

　　□ 筋骨格系に関する人体の構造と機能および運動学について学習しておく.

　　□ 運動機能障害が生じる疾患やその障害像について学習しておく.

　　□ 基本動作や歩行の基礎および動作分析について学習しておく.

　　□ リハビリテーションにおけるチームアプローチについて学習しておく.

講義を終えて確認すること

　　□ 装具の目的，機能，分類について説明できる.

　　□ 3点固定の原理について理解できた.

　　□ 装具製作の流れについて説明できる.

　　□ 装具療法におけるチームアプローチについて理解できた.

　　□ 歩行のバイオメカニクスについて理解できた.

講義

1. 装具および装具療法とは

　装具は，四肢・体幹の機能障害を軽減するために，外部から支持，補助する器具である．装具療法とは，治療やリハビリテーションのために装具を用いることをいい，理学療法やリハビリテーションでは，主要な治療法の一つである．

2. 対象疾患

　装具の適応となる疾患や障害は，多岐にわたる．
① 脳疾患：脳血管障害，脳性麻痺，運動失調，不随意運動など．
② 末梢神経疾患：腕神経叢損傷，分娩麻痺，腓骨神経麻痺など．
③ 脊髄性疾患：脊髄損傷，脊椎披裂（二分脊椎）など．
④ 神経筋疾患：ポリオ（急性灰白髄炎），筋ジストロフィーなど．
⑤ 骨関節疾患：骨折，骨関節炎（変形性関節症），脊柱側彎症，関節リウマチなど．

3. 装具の目的

　装具は，一般的に，次のような目的で製作される．
① 固定：関節や骨折部位を固定することで，疼痛の抑制や治癒の促進を図る．
② 体重の支持：立位や歩行において，下肢の屈曲を防ぎ，体重を支える．
③ 機能の補助や代用：弱化や麻痺した筋の補助的な働きや代用をする．たとえば下垂足に対して，足関節を背屈位にすることで，歩行しやすくする．
④ 変形の予防や矯正：関節や脊柱の変形予防や拘縮の矯正などを行う．
⑤ 免荷：疼痛部位や骨折部位を免荷し，疼痛抑制や自立歩行を可能にする．
⑥ 保護：転倒により外傷や骨折が起こらないように保護する．

4. 装具の機能

　装具を使用することで，次のような働きが期待できる．
① 痛みが軽減される．
② 疾病や障害の進行を防いだり，治癒を促進したりする．
③ 座位や立位がとれるようになる．
④ 歩行ができるようになったり，安定したりする．歩容が改善される．
⑤ ADL が改善される．
⑥ 転倒などによる傷害を予防する．

5. 装具の分類と名称

　装具にはさまざまな分類方法があり，それに合わせて多くの名称がある[2]. したがって，同じ装具でも，分類方法によりその呼び名は違ってくる．
　最も一般的な名称は，装着部位による分類である（**図 1**）.
　上肢に用いる装具は「上肢装具」，下肢に用いる装具は「下肢装具」，頸椎を含めた体幹に用いる装具は「体幹装具」という．
① **上肢装具**：肩関節を覆う装具を肩装具，肘関節を覆う装具を肘装具などという．
② **下肢装具**：股関節を覆う装具を股装具，膝関節を覆う装具を膝装具などという．
③ **体幹装具**：頸椎を覆う装具を頸椎装具，腰仙椎を覆う装具を腰仙椎装具などという．

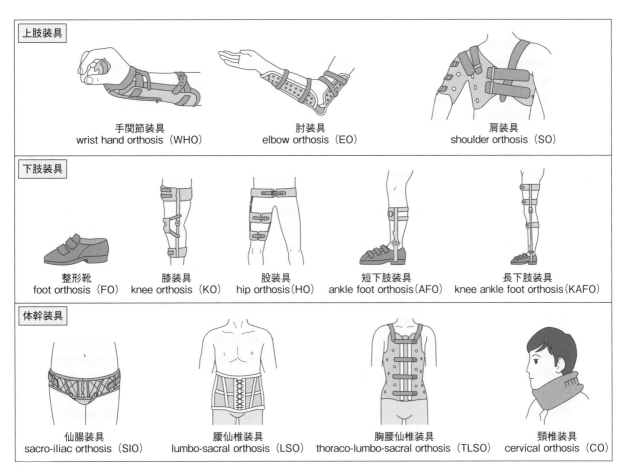

図1　装具の装着部位による分類

　装具は，英語で，ブレース（brace），スプリント（splint），サポーター（supporter）などと呼ばれてきた．しかし，現在，論文などではオーソシス（orthosis）を使用する．

　個々の装具の英語表記についても，1972年，国際標準化機構（ISO）において，装具が制御する関節，すなわち装具が覆う関節の頭文字を連ねて末尾にorthosisを付加する略称を採用し，世界的に用いられることとなった．肩装具であればshoulder orthosis（SO），膝装具であればknee orthosis（KO），脊柱の腰椎と仙椎を覆っている腰仙椎装具はlumbo-sacral orthosis（LSO）となる．

1）制度的な分類
　① 治療用装具：痛みの軽減や機能の回復など，治療のために使用される装具．
　② 更生用装具：変形の予防や日常生活を維持していくために使用される装具．

2）材料による分類
　① 金属装具（金属の部品で作られた装具），② プラスチック装具（身体の形に合わせてプラスチックでかたどられた装具），③ 軟性装具（布など軟らかい材料で作られた装具），④硬性装具（金属やプラスチックなど硬い材料で作られた装具）．

3）使用目的による分類
　① 固定用装具（身体の一部を固定するための装具），② 矯正用装具（拘縮や変形を矯正するための装具），③ 免荷装具（下肢や脊柱にかかる荷重をなくす，もしくは減らすための装具），④ 夜間装具（夜間または安静臥床時に使用する装具）．

4）機能による分類
　① 静的装具（主に関節を固定して使用する装具），② 動的装具（関節に一定の動きをさせながら使用する装具）．

3点固定の原理
(three point pressure system)

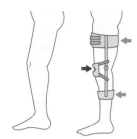

➡：膝折れを防ぐ直接の力
⬅：反対側からの力

図2　3点固定の原理（膝折れに対する膝装具）
膝折れを防止したい場合，膝が屈曲しないように膝蓋骨の前面から力をかける．それと同時に，大腿部と下腿部の上下2点の背面から力を加えることで膝折れを防止できる．この原理が効果的に働くためには，アームの長さ，力の作用点，方向などを十分に考慮しなければならない．

📖 **MEMO**
3点固定の原理は，3点あれば関節を十分に固定・矯正できるという意味である．したがって，より強固な固定が必要ということで固定点を増やしても，効果は変わらず，逆に装具を重くしたり見栄えを悪くしたりすることも多い．固定点を増やす場合には効果が期待できるかどうか，十分な検討が必要である．

💡 **ここがポイント！**
処方内容を口頭だけで伝えることは，トラブルの原因にもなるので，できるだけ具体的な処方内容の書かれた処方箋を使用することが望ましい．

6．3点固定の原理

　装具を製作する際に，その基本となる考え方が，3点固定の原理である（図2）．
　3点固定の原理とは，ある1点にかけた力に対して，上下の2点から逆向きの力を加えることで，その場所を固定または矯正できるという考え方である．この原理は，特に変形の予防・矯正，関節の保持を目的とするときに用いられる．

7．装具製作時の検討事項

　装具を作る際には，前もって次のような内容を検討する．
① 何のために装具を作るのか．
② 装具はどこで，どのくらいの期間，使用する予定か．
③ 装具を作ることによる患者の利益または不利益は何か．
④ 患者は装具を使ってくれそうか．
⑤ 患者は装具を作ることを承諾してくれそうか．
⑥ 患者は装具の代金を支払うことができそうか．
⑦ 製作予定の装具に関する義肢装具士の知識や製作技術は十分か．

8．よい装具の条件

　よい装具の条件は，① 目的に合っていること，② 外観がよいこと，③ 軽量であること，④ 耐久性があること，⑤ 安価であること，などが考えられる．

9．装具製作の流れ

　装具の処方から完成までは，図3のような流れをたどる．

10．装具療法におけるチームアプローチの重要性

　装具の処方は医師の業務であり，患者の医学的管理も医師の役割である．義肢装具士は装具を製作し修理を行う．装具を使ってトレーニングやADL指導などを行うのは理学療法士や作業療法士であり，装具がADL上どのように使われているかを身近で確認できるのは看護師である．さらにソーシャルワーカーは装具の費用に関する社会資源の活用などのアドバイスを行う．このように，装具の製作から治療まで，装具療法には多くの職種がかかわっている．そのため，よりよい装具療法を実施するためには，チームアプローチが重要となる（図4）．

11．装具の処方箋

　処方箋は医師によって出され，装具の目的と具体的な処方内容が記載されている．
　1989（平成元）年，日本リハビリテーション医学会，日本整形外科学会が中心となり，上肢・下肢・体幹のそれぞれに分けた装具の全国規模の統一処方箋が作成された．これは，わが国の標準的な処方箋であり，新しいJIS用語が使用されている．巻末に処方箋の様式と記載例を示した．

12．立位姿勢と歩行のバイオメカニクス

　立位時の正常な重心線の位置は，装具を装着した際の身体のバランスや安定性，アライメントなどをチェックするために知っておかなければならない知識である．また，正常歩行のバイオメカニクスを理解しておくことは，装具歩行の分析や，その装具がその人の機能を補うのに適切かどうかを判断するために，重要である．

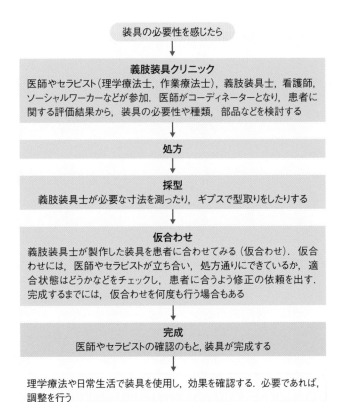

図3 装具製作の流れ

装具の必要性を感じたら
↓

義肢装具クリニック
医師やセラピスト（理学療法士，作業療法士），義肢装具士，看護師，ソーシャルワーカーなどが参加．医師がコーディネーターとなり，患者に関する評価結果から，装具の必要性や種類，部品などを検討する
↓

処方
↓

採型
義肢装具士が必要な寸法を測ったり，ギプスで型取りをしたりする
↓

仮合わせ
義肢装具士が製作した装具を患者に合わせてみる（仮合わせ）．仮合わせには，医師やセラピストが立ち合い，処方通りにできているか，適合状態はどうかなどをチェックし，患者に合うよう修正の依頼を出す．完成するまでには，仮合わせを何度も行う場合もある
↓

完成
医師やセラピストの確認のもと，装具が完成する
↓

理学療法や日常生活で装具を使用し，効果を確認する．必要であれば，調整を行う

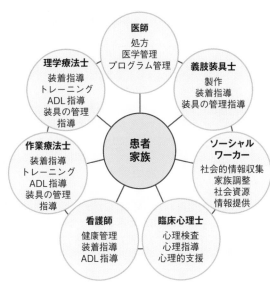

図4 装具療法におけるチームアプローチ

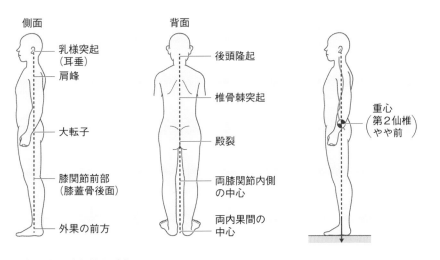

図5 立位時の重心線と重心

1）立位時の重心線と重心の位置

　図5に，側面と背面からみた重心線の通る位置を示す．また，身体全体の重心の位置は，第2仙椎のやや前方に位置するといわれている．

2）歩行周期

　一歩行周期は立脚相と遊脚相に分かれ，さらに細かい歩行周期分類の定義は，現在ランチョ・ロス・アミーゴ（Rancho Los Amigos）方式による分類が一般的に使われている（**表1a**）．しかし，従来の歩行周期分類（**表1b**）も，歩行時のポイントを示している点で使いやすいときも多い．

3）機能的なロッカー動作

　近年は，歩行周期分類に加えて，立脚相の下肢の働きを4つのロッカー動作として

MEMO
従来の歩行周期の分け方は，正常な歩行に着目して分類していた．しかし，麻痺などによる異常歩行では，踵接地がみられなかったり，足底接地から立脚相が始まったりすることもあるため，ランチョ・ロス・アミーゴ歩行分析委員会が一般的な用語を定義した．また，初期接地と荷重応答期には「荷重の受け継ぎ」，立脚中期と立脚終期には「単下肢支持」，前遊脚期と遊脚初期・中期・終期には「遊脚下肢の前進」という課せられた役割がある[3]．ちなみに歩行周期と重複歩は同義である．

表1 歩行周期分類の定義

a：ランチョ・ロス・アミーゴ（Rancho Los Amigos）の定義

	分類	定義
立脚相	初期接地	足部が地面に接地する時点
	荷重応答期	初期接地から反対側下肢が地面から離れるまでの期間
	立脚中期	反対側下肢が地面から離れたときから観察側下肢の踵が地面から離れるまでの期間
	立脚終期	観察側下肢の踵が地面から離れたときから反対側下肢の初期接地までの期間
	前遊脚期	反対側下肢の初期接地から観察側下肢の足趾が地面から離れるまでの期間
遊脚相	遊脚初期	足趾が地面から離れてから観察側足部が反対側の立脚下肢を通過するまでの期間
	遊脚中期	観察側足部が反対側の立脚下肢を通過してから観察側下腿が地面に対して直角になった瞬間
	遊脚終期	観察側の下腿が地面に対して垂直になってから初期接地までの期間

b：従来の定義

	分類	定義
立脚相	踵接地	踵が地面に接地する時点
	足底接地	足底全体が地面に接地する時点
	立脚中期	体重が立脚側下肢の真上を通過する時点（あるいは遊脚側下肢が立脚側下肢を通過する時点）
	踵離地	踵が地面から離れる時点
	足趾離地	足趾が地面から離れる時点
遊脚相	加速期	足趾離地から遊脚中期までの期間，遊脚側下肢が立脚側下肢より後方にある
	遊脚中期	遊脚側下肢が立脚下肢を通過する期間
	減速期	遊脚中期から踵接地までの期間，遊脚側下肢が立脚側下肢より前方にある

（小島　悟．歩行．石川　朗ほか編．運動学．理学療法・作業療法テキスト．15 レクチャーシリーズ．中山書店；2012．p.123）

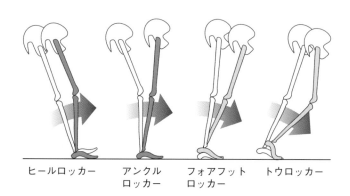

ヒールロッカー　アンクルロッカー　フォアフットロッカー　トウロッカー

図6　4つの機能的なロッカー動作
（Perry J, Burnfield JM 原著，武田功統括監訳，弓岡光徳ほか監訳：ペリー歩行分析―正常歩行と異常歩行．第2版．医歯薬出版；2012[3]）

踵（heel）

足関節（ankle）

前足部（forefoot）

足趾（toe）

 MEMO

関節モーメントの考え方

関節モーメントとは，筋が関節を回転させる作用（支点から作用点までの距離×筋力〈作用点にかかる力〉）のことである．関節トルクともいう．

図9のような肘関節の場合[4]，肘を屈曲させるモーメントはf×h2（筋張力による）となり，鉄アレイが重力に引かれているモーメントは mg×h1（重力による）となる．このとき，肘関節が動かなければf×h2＝mg×h1 であり，肘が屈曲するときは f×h2＞mg×h1，肘が伸展するときは f×h2＜mg×h1 である．

表現することも多い（**図6**）．歩行において足部は，踵，足関節，前足部，足趾が連続的にロッカーの役目を果たすことで，身体をなめらかに前進させている．下肢装具は，これらのロッカー機能をうまく働かせているかどうかで評価される．

4）正常歩行の場合

正常歩行における下肢の関節角度変化と筋活動について，**図7**[5]と**図8**[6]に示す．

健常歩行における足関節周りの筋の働きを知ることは，短下肢装具（ankle foot orthosis：AFO）に求められる機能を理解するために重要である[7]．**図10**[7]は，足関節周囲の筋活動，足関節角度，足関節モーメントの変化を表している．

荷重応答期（踵接地から足底接地）にかけて，足関節は底屈する．このとき背屈筋は遠心性収縮をして，滑らかな足底接地を実現している．足関節では背屈モーメントが発生している．

立脚中期から終期（足底接地から踵離地）までは，足関節は背屈していく．このとき底屈筋は遠心性収縮をして，上体の前方移動による足関節背屈に制動をかけている．足関節には底屈モーメントが発生している．

前遊脚期（踵離地から足趾離地まで）では，足関節では急激な底屈が起こり，底屈筋の求心性収縮による蹴り出しが行われている．足関節では大きな底屈モーメントが発生する．

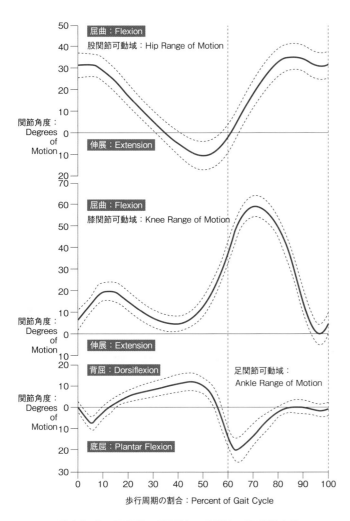

図7　正常歩行時の股関節，膝関節，足関節の可動域変化
(Perry J：Gait Analysis-Normal and Pathological Function. Slack；1992. p.53, p.91, p.122[5])

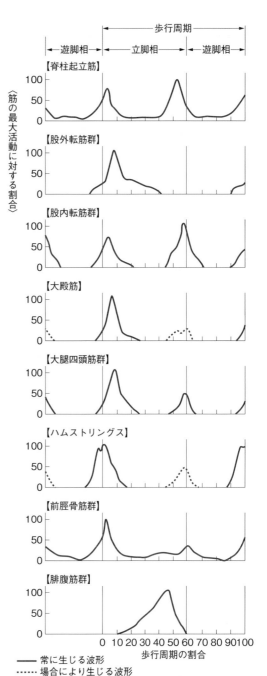

図8　正常歩行時の脊柱起立筋および下肢筋の筋活動
(Eberhart HD, et al. Fundamental studies of human locomotion and other information relating to design of artificial limbs. University of California；1947[6] をもとに作成)

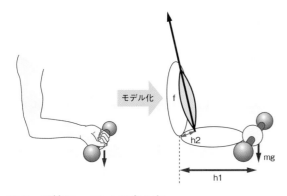

図9　関節モーメントの考え方
(山本澄子ほか：ボディダイナミクス入門—片麻痺者の歩行と短下肢装具. 医歯薬出版；2005. p.64[4])

　遊脚相を通して，足関節は背屈位を保ち，爪先の落下を防いでいる．背屈筋は求心性収縮をしている．モーメントとしては，底屈方向，背屈方向ともほぼ釣り合った状態といえる．

5) 足関節固定の場合

　一側の足関節が底背屈0°で固定されている場合，次のような歩容となる．
　荷重応答期では足関節底屈が起こらない．結果として，下腿が前方に倒れやすくなり，膝折れを起こしやすく感じる．この感覚は，足底が全部接地するまで続く．

試してみよう
一側の膝関節を固定している場合，どのような歩容になるだろうか．

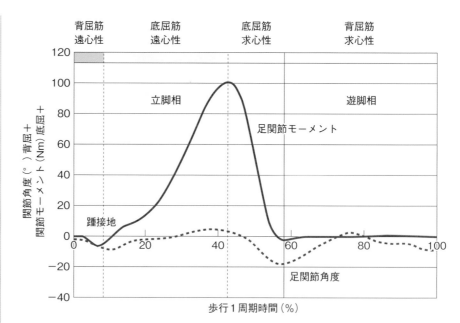

図10　正常歩行中の足関節周囲筋の働きおよび足関節角度と足関節モーメント
(山本澄子：底屈制限と底屈制動の足継手付き短下肢装具の臨床的意義は？　MED REHABIL 2004：48：43[7])

　立脚中期から終期にかけては，全足底接地となった後，足関節の背屈が起こらないので，下腿が前方に倒れない．その結果，膝関節が強く伸ばされる（過伸展する）感覚となる．このような歩容が長く続けば，反張膝となる．

　前遊脚期では，踵離地，爪先離地の順に足底が床から離れていくことなしに，踵と爪先が同時に床から離れる動きになるか，または，爪先を支点として，乗り上げるように強引に踵を離地し，次に爪先を離地する動きとなる．いずれにしても，足関節は底屈しないので，蹴り出しのない歩容となる．

　遊脚期では，足関節が背屈位にないので，クリアランスをよくするために，膝関節の屈曲角度が正常よりも大きくなる．膝の屈曲角が大きくならない人は分回し歩行となる．

■引用文献

1) Deaver, GG：Abnormal Gait Patterns—Etiology, Pathology, Diagnosis, and Methods of Treatment：Crutches, Braces, Canes, and Walkers. Rehabilitation Monograph XXX. Institute Rehabilitation Medicine, New York University Medical Center：1966.
2) 川村次郎ほか編：義肢装具学．医学書院；1992．p.192.
3) Perry J, Burnfield JM 原著．武田功統括監訳．弓岡光徳ほか監訳：ペリー歩行分析—正常歩行と異常歩行．第2版．医歯薬出版；2012.
4) 山本澄子，江原義弘ほか：ボディダイナミクス入門—片麻痺者の歩行と短下肢装具．医歯薬出版；2005．p.64.
5) Perry J, Burnfield J：Gait Analysis—Normal and Pathological Function. Slack；1992. p.53, p.91, p.122.
6) Eberhart HD, et al. Fundamental studies of human locomotion and other information relating to design of artificial limbs. University of California；1947.
7) 山本澄子：底屈制限と底屈制動の足継手付き短下肢装具の臨床的意義は？　MB MED Reha 2004；48：41-8.

■参考文献

1) 児玉俊夫監：装具．第2版．医学書院；1981.
2) 日本義肢装具学会監：装具学．第3版．医歯薬出版；2003.
3) 日本整形外科学会，日本リハビリテーション医学会監：義肢装具のチェックポイント，第7版．医学書院；2007.

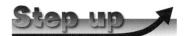

装具の歴史

1）古代・中世

今日最も古い外科書『エドウィン・スミス・パピルス（Edwin Smith Papyrus）』（紀元前 3000～2500 年）には，鎖骨骨折や上腕骨骨折に対する副木や包帯の正しい使用法が書かれている．世界最古の実在する装具としては，大腿骨骨折や前腕骨折に当てられていた副木（紀元前 2750～2625 年）がある．（図 1a）[1]．14 世紀の中世騎士道の時代には，武器鍛冶の技術を装具に取り入れたものが多くみられる．1517 年，ドイツでは肘や膝関節の拘縮に対してねじを使った牽引療法が考案され（図 1b），これは今日のターンバックルにつながっている．アクアペンデンテ（Hieronymus Fabricius ab Aquapendente, 1537～1619，イタリア）は，『オプロモクリオン（Oplomoclion）』の中で，あらゆる変形に用いる万能装具を著した（図 2a）．

2）近代・現代

フランシス・グリソン（Francis Glisson, 1597～1667，英国）は頸椎牽引装置を開発し，今でも「グリソン牽引」として使われている．1741 年に出版された『オルトペディア（I'Orthopedie）』（図 2b）には，肢体不自由児の正しい育成および変形の予防と矯正の必要性などについて書かれている．その後，麻酔法や無菌消毒法の確立により手術ができる整形外科医の治療計画の中に，義肢・装具が含まれてくるようになった．第二次世界大戦後は，リハビリテーション医学の急速な発展とともに，装具は有効な治療手段の一つとなった．1960 年代には，プラスチック素材の開発や製作技術の進歩し，1967 年，シモンズ（Bernard C. Simons）らがプラスチック短下肢装具を発表．その後装具は著しく発展した．

最近は，カーボン（炭素）繊維など新しい素材が用いられたり，3D スキャナーや 3D プリンターを使った新たな加工法も開発されてきている．軽くて強い，外観も良いなど，より利用者の視点に立った装具がつくられている．

3）義肢装具士

わが国の義肢装具士（Prosthetist and Orthotist：PO）は，1982 年，国立障害者リハビリテーションセンター学院義肢装具専門職員養成課程（3 年制）において，初めて学校での養成が始まった．1987 年，義肢装具士法が制定され，義肢装具士が国家資格となった．翌 1988 年に第 1 回国家試験が行われ 735 人が合格した．2020 年現在，義肢装具士は 5,700 名余り，養成校は全国に 10 校ある．

■引用文献

1) American Academy of Orthopaedic Surgeons：Orthopaedic Appliances Atlas, Vol.1. Edwards JW-Ann Arbor；1952. p.2, 8.
2) 武智秀夫：義肢装具とリハビリテーションの思想―手や足の不自由な人々はどう歩んできたか，第 2 版．創造出版；1995．p.27, 28, 149.

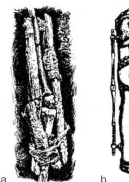
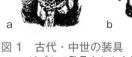
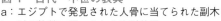

図 1　古代・中世の装具
a：エジプトで発見された人骨に当てられた副木
b：肘の拘縮に用いられた牽引装置
（American Academy of Orthopaedic Surgeons：Orthopaedic Appliances Atlas, Vol.1. Edwards JW-Ann Arbor；1952. p.2, p.8[1]）

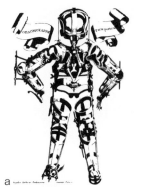
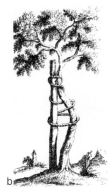

図 2　近代の装具
a：アクアペンデンテの万能装具
b：『オルトペディア』にある図．世界中の整形外科のシンボル
（a/American Academy of Orthopaedic Surgeons：Orthopaedic Appliances Atlas, Vol.1. Edwards JW-Ann Arbor；1952[1]，b/武智秀夫：義肢装具とリハビリテーションの思想．創造出版；1995．p.73[2]）

障害者スポーツとアダプテッド・スポーツ

1. 障害者スポーツ

　障害者スポーツは，戦争による傷病者の回復の一手段として急速に発展した．Wikipedia によれば，「身体障害者のためのスポーツはリハビリプログラムから発展してきた．第二次世界大戦で負傷した大勢の退役兵と市民の要求に応えるためにスポーツがリハビリの要として導入され，リハビリ用のスポーツが発展してレクリエーションスポーツになり，さらに発展して競技スポーツとなった．」と書かれている．パラリンピックの "パラ" は "パラプレジア（paraplegia；対麻痺）"，つまり脊髄損傷などによる身体障害者を対象としたオリンピックがその語源となる．1964 年の東京パラリンピックの開催に尽力した国立別府病院の整形外科医，中村裕（ゆたか）氏は日本パラリンピックの父と呼ばれる．彼はイギリスで，スポーツをすることが障害者の心のリハビリテーションとなり，社会復帰につながることを学び，日本で実践した．彼の働きは，NHK のスペシャルドラマ「太陽を愛したひと— 1964 あの日のパラリンピック—」（2018 年放送）で描かれている．国への根気強い交渉や，特に対麻痺となった青年に車椅子バスケットボールを根気強く進めていたシーンが印象的である．

　障害者スポーツには，視覚障害者や聴覚障害者を対象としたスポーツもある．視覚障害者のゴールボールやブラインドサッカーはよく知られている．聴覚障害者には，4 年に 1 度のデフリンピック（Deaflympics）という国際大会があり，日本代表も良い成績をおさめている．この大会は身体障害者のそれよりも早く，1924 年にフランスで始まっている．パラリンピックは，その語彙を「パラレル（parallel：平行）＋オリンピック」とし，「もう一つのオリンピック」として再解釈することで，1988 年のソウル大会から正式名称となった．近年のパラリンピックは，包括的な障害者スポーツ競技大会に発展してきている．

2. アダプテッド・スポーツ

　障害者スポーツには，アダプテッド・スポーツ（adapted sports：AdS）という言い方がある．これは和製英語であり，アダプテッド・フィジカル・アクティビティ（adapted physical activities：APA）という言葉から 1994 年に訳された．AdS は，スポーツのルールや用具を「障害の種類や程度に合わせたスポーツ」，「その人に合ったスポーツ」である．スポーツのルールや用具を障害の種類や程度に適合（adapt）させることによって，障害者だけではなく，幼児から高齢者，体力の低い人でもスポーツに参加することが可能になる．どのような障害があっても，工夫をこらすことによってすべての人はスポーツに参加できるようになる．障害者のみならず，普段スポーツとはなじみのない人々においても，スポーツを楽しむことができるようになるのが AdS である．

3. スポーツ用具

　障害者スポーツには，障害者が使用する用具が欠かせない．近年は素材の多様性や加工技術の進歩によって高機能化が進んでいる．車いすは障害者スポーツにとって長い歴史がある．車いすバスケットボール，車いすラグビー，車いすマラソン，車いすテニスなどなど，車いすを使った障害者スポーツは数多く，各種スポーツに合わせた車いすが開発されている．さらに，チェアスキーは，日本の製品が世界のトップの性能を誇っている．義足も，近年の進歩が目覚ましい．義足のランナーとして注目された南アフリカのオスカー・ピストリウスは，両下腿切断でありながら 2012 年のロンドンオリンピックに出場し，陸上男子 400 m で準決勝まで進んだ．また，ドイツのマルクス・レームは，走り幅跳びで，オリンピックの金メダル記録と同等の成績を出し続けている．しかし，「カーボン繊維製の義足が跳躍に有利に働いたのではないか」という声が議論をよび，彼のオリンピック出場は叶っていない．この「義足の有利性」についての議論は，いまだに結論をみていない．

　スポーツ用具には修理が欠かせない．パラリンピックでは，オットーボック社が 30 年以上，ほぼ無償での修理サービスを行ってきている．競技で使用する義肢・装具，車いすだけではなく，たまたま会場で壊れてしまった用具の修理も行ってる．

　サイバスロン（Cybathlon）という世界大会がある．これは，脳コンピュータインタフェースやロボット工学など先端技術を応用した義手や義足，車いすなどを用いて競技に挑む障害者スポーツ大会である．日本からは和歌山大学やベンチャー企業が参加している．

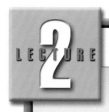

下肢装具の部品とその機能

到達目標

● 下肢装具を構成する基本的な部品とその機能について理解する.
● 下肢装具の各種関節継手の構造とその機能について理解する.
● 下肢装具の付属品について理解する.

この講義を理解するために

　下肢装具は, 理学療法士が最も多く治療に用いる装具です. その構造は骨盤帯から足部までに及び, 体重を支えるため耐久性も必要です. 一般的に, 装具は治療目的に合わせて, 種々の部品を組み合わせて製作されます. 材料としては, 金属や革, プラスチックなどがあります. 理学療法士は装具療法を行うため, どのような部品があり, どのような機能をもっているのかを理解しておかなければなりません. 処方を出すのは医師ですが, 装具を用いて治療する者の観点から, 医師への部品の助言は重要です.

　以下の項目をあらかじめ学習しておきましょう.

□ 装具の目的および3点固定の原理について学習しておく.
□ 装具の基本的な構造や名称について学習しておく.
□ 下肢帯と下肢の構造と機能, 運動学について学習しておく.

講義を終えて確認すること

□ 下肢装具の部品の種類をあげることができる.
□ 下肢装具の各部品の機能について説明できる.
□ 下肢装具の各種関節継手の種類をあげることができる.
□ 下肢装具の各種関節継手の構造について理解できた.
□ 下肢装具の各種関節継手の機能について説明できる.
□ 下肢装具の付属品について説明できる.

下肢装具は多くの部品からできており，これらを組み合わせることで，種類やデザインが決まる．主な部品は，支柱，半月，継手，靴であり，ほかに付属品がある（**図1**）．

1. 支柱

支柱（upright）

支柱は下肢装具のメインフレームであり，金属，プラスチック，カーボンファイバーなどからできている．両側支柱，片側支柱，後方支柱などがあり，通常，下肢の形に沿って成形される．支柱には，半月や付属品などが取り付けられる．体重を支えるために強い強度が必要である．

2. 半月とカフベルト

半月（cuff）

カフベルト（cuff belt）

半月（カフ）は支柱に取り付けられる．両側支柱の場合，2本の支柱をつなぎ装具の強度を保つ機能がある．また，半月は人体と接触するところであり，下肢および装具の力を人体に伝えている．金属製の半月は皮革で覆われ，幅は約4cm，半円筒状で，通常は後方にある．最近では，軽量化のためにプラスチック製の半月も多く用いられている．

半月の前方には，皮革製のカフベルトが取り付けられており，下肢と装具を固定する役割がある．カフベルトには，着脱の容易さから，面ファスナー（マジックテープまたはベルクロテープ）を用いることが多い．

ロック（lock）

3. ロック

ロックには，継手の動きを一定の角度で固定する役割がある．

1）輪止め（リングロック：ring lock）（図2）

支柱にリングが付いており，リングを下げると継手の動きがロックされる．

構造と操作が簡単で，耐久性があり，安全性に優れ，安価である．しかし，操作は，手指のつまみ機能が十分でないと難しい．

2）スイスロック（Swiss lock）（図3）

膝を伸展すると，継手に付いている後方バーがゴムバンドで引っ張られて，自動的にロックがかかる．ロック

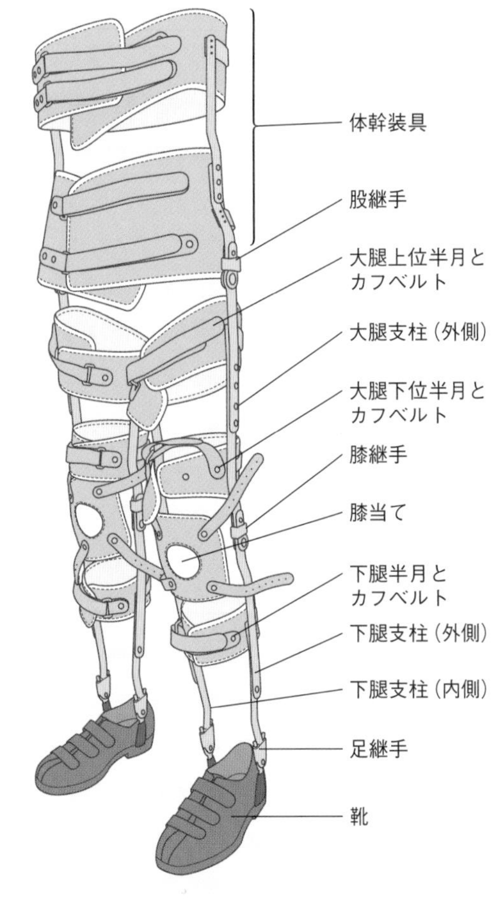

体幹装具

股継手

大腿上位半月と
カフベルト

大腿支柱（外側）

大腿下位半月と
カフベルト

膝継手

膝当て

下腿半月と
カフベルト

下腿支柱（外側）

下腿支柱（内側）

足継手

靴

図1 下肢装具の各部品の名称

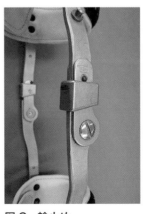

図2 輪止め

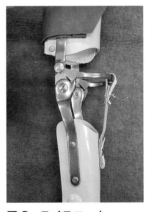

図3 スイスロック

をはずすときは，後方バーを椅子などの端に引っ掛けて持ち上げる．

3）横引き式ロック（図4）

輪止めに延長レバーが付いており，手を膝まで伸ばさなくてもレバーを引くことでロックをはずすことができる．また，膝を完全に伸ばせば，ばねの力で自動的にロックがかかる仕組みになっている．

4. 継手

継手は，関節の位置にあり，支柱を連結している．

1）継手の構造

金属製の継手には，重複継手と箱継手がある．重複継手は2枚重ね継手ともいい，支柱を重ねただけの簡単な構造である．安価で製作も容易である（**図5**）．

箱継手は3枚重ね継手ともいい，一方の支柱でもう一方の支柱を挟んでいる三重構造である．箱継手は強度が強く，ゆがみも起こりにくい（**図6**）．

2）継手の運動軸と役割

継手は運動軸の数によって，一軸性継手，二軸性継手と多軸性継手に分けられる．継手の運動軸は生体の関節軸に一致するのが理想だが，継手の機械的構造と身体表面に設置しなければならないという点から，現実には難しい．

継手には，目的に応じて関節の動きをコントロールする役割がある．たとえば，股関節の運動軸は三軸であるが，筋力低下などで股関節が不安定である場合，回旋や内外転の動きを抑制し，屈伸の一軸のみを許した継手にすることで，股関節の安定性が増し，立位や歩行が行いやすくなる．併せてセラピストによる介助も容易となる．

下肢装具の継手には，股継手，膝継手，足継手がある．

3）股継手

股継手には，屈曲・伸展のみを行う一軸性のものと，屈曲・伸展に外転・内転ができる二軸性のものがある．股継手は，股関節の強い力がかかるので，頑丈な造りとなっている（Lecture 4 参照）．

① **遊動式**：一軸性で，屈曲・伸展ともに自由である．外転・内転および回旋はできない．

② **輪止め付き伸展制限付き**：一軸性で，屈曲方向へは自由に動くが，伸展は0°までしかできない．輪止めにより伸展0°で固定できる．

③ **外転蝶番継手付き**：二軸性で，屈曲・伸展および外転方向へは自由に動く．内転は制限され，回旋もできない．

4）膝継手

膝継手には，屈曲・伸展のみを行う一軸性のものと，生理的な膝の動きに似せた多軸式のものがある（**図7**）．通常，伸展は0°で制限されている．

① **輪止め付き伸展制限付き**：一軸性で，屈曲方向へは自由に動くが，伸展は0°までしかできない．輪止めにより伸展0°で固定できる．

② **ダイヤルロック付き**：膝の可動範囲を制限できる継手である．継手部分には穴のあいた円盤があり，その穴に固定ねじを差し込むことによって膝の伸展可動域を任意に制限することができる．通常，輪止めが付いており，輪止めを使用

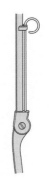

図4　横引き式ロック
膝継手の中にばねが圧縮されて入っているので，膝を伸ばすと自動でロックがかかる．

継手（joint）

重複継手（over lapping joint）

箱継手（box joint）

MEMO
トルク（torque）
回転軸にかかる力の大きさ（股継手の場合は，股継手軸にかかる力の大きさ）をトルクという．トルクは，力点にかかる力（N）×支点から力点までの距離（m）で表される（単位はN・m）．よって，かかる力が大きかったり，支点（軸心）から力点までの距離が長ければ，軸にかかるトルクは大きくなる（Lecture 1 参照）．

MEMO
膝継手に使われる箱継手は，その作りから伸展制限となっている．左記のダイヤルロック，ファンロック，オフセット式，多軸式はすべてその構造が箱継手であり，いずれも0°よりも伸展しない作りとなっている．

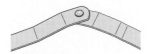

図5　重複継手

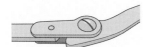

図6　箱継手

することで制限した角度で膝を固定できる．

③ **ファンロック付き**：ダイヤルロックと同じ機能をもつ．継手部分は穴のあいた扇状となっており，ダイヤルロックよりも制限範囲が狭い．

④ **オフセット式**：伸展0°，屈曲方向へは自由に動く継手で，ロック機構は付いていない．継手軸が支柱の中心線から後方に位置している．立位時，重心線を継手軸の前方に置くことで，膝を伸展位でロックすることができる（図8）．

⑤ **多軸式**：図7に示した継手は，2本の軸を平行に置き，歯車で上下の支柱をリンクさせて屈曲・伸展を行う構造となっている．これは，生理的な膝関節運動に近づけるためであり，またこの継手は，膝関節を深く屈曲させることもできる．

5) 足継手（図9）

足継手は，背屈・底屈のみを行う一軸性のものがほとんどである．プラスチック装具では，たわみ式継手と呼ばれるものもある．

① **固定式**：任意の一定の角度で固定したものをいう．**図9a**では下腿支柱とあぶみ（Lecture 5参照）の足継手部分がきっちりと合わさることで動かなくしている．

② **遊動式（図10）**：一軸性で，背屈方向と底屈方向にそれぞれ動くものをいう．しかし，内反と外反は抑えられる．背屈と底屈の可動域は，**図9b**ではあぶみの足継手部分の金属を削ることでそれぞれ調整することができるが，削りすぎると元に戻すことができない．

③ **底屈制限・背屈フリー**：底屈角度が制限され，背屈角度は制限されていないも

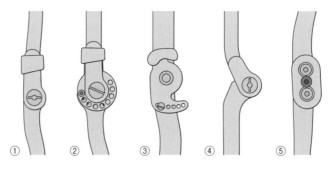

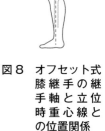

図7　主な膝継手
左から，①輪止め付き伸展制限付き，②ダイヤルロック付き，③ファンロック付き，④オフセット式，⑤多軸式

図8　オフセット式膝継手の継手軸と立位時重心線との位置関係

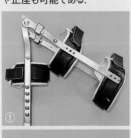

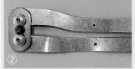

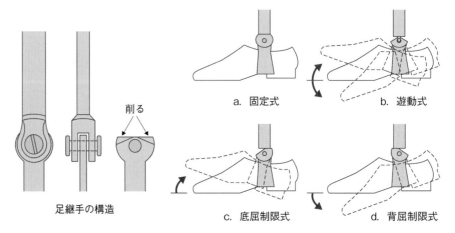

削る

足継手の構造

a．固定式　　b．遊動式

c．底屈制限式　　d．背屈制限式

図9　足継手の構造

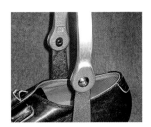

図10 遊動式

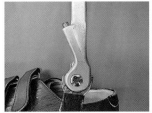

a. 外観

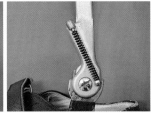

b. 中にはばねが圧縮されて
入っている.

図11 クレンザック継手

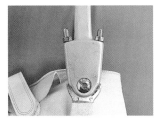

a. 外観

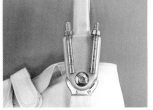

b. ロッドを入れたときの構造

図12 ダブルクレンザック継手

のをいう. 通常は底屈 0° で制限し用いられる (**図 9c**).

④ **背屈制限・底屈フリー**：背屈角度が制限され, 底屈角度は制限されていないものをいう.

⑤ **クレンザック継手 (図 11)**：圧縮されたばねの反発力により, 背屈を補助する足継手をいう. 底屈することでばねが圧縮されるので, 底屈方向へは抵抗力としても働く. 反発力や抵抗力は, ばねの種類を変えたり, ばねを押さえているねじを深くねじ込んだりすることで, ある程度は調整することができる. 背屈と底屈の可動域は, あぶみの足継手部分を削ることでそれぞれ調整するが, 削りすぎると元に戻すことができない. 一般的には底屈 0°, 背屈フリーの可動域とすることが多い.

⑥ **逆クレンザック継手**：クレンザック継手とは逆の構造と作用があり, ばねの反発力によって底屈を補助する.

⑦ **ダブルクレンザック継手 (図 12)**：両方向にばねを入れて, 底背屈両方向への動きをばねによって補助する継手である. クレンザック継手または逆クレンザック継手と比較して, 構造的に入れることができるばねの長さが短くなるため, 反発力も弱くなる. ばねを入れた場合は使用目的が限られるため, 臨床的に使用されることはほとんどない.

⑧ **たわみ式 (可撓式) 継手**：プラスチックの「たわみ (撓み)」により可動域をもつものをいう. 可動する際には背屈方向, 底屈方向ともに抵抗があり, この抵抗を動的な矯正力あるいは背屈や底屈の補助力として利用する.

5. 足部

装具の足部には, 靴, 足部覆い, プラスチック足部などがある.

1) 靴

個人個人の足の形に合うように, 採寸して製作される. 扁平足など足部に異常がある場合は, 整形靴として製作することもある (**図 13**).

2) 足部覆い

さきたまのない靴 (足趾が露出されている靴) をいう. 一般的な靴よりも着脱が容

MEMO

底屈制限・背屈フリーの足継手は, 長年「後方制動式」と呼ばれていた. とくに底屈 0°で制限したものを「90°後方制動」と呼んでいた.
背屈制限・底屈フリーの足継手は, 長年「前方制動式」と呼ばれていた. とくに背屈 0°で制限したものを「90°前方制動」と呼んでいた.

クレンザック継手
(Klenzak ankle joint)

試してみよう

クレンザック継手では, ばねの代わりに, 金属製のロッドを入れて使用することもある. クレンザック継手ロッド入りは, ロッドの入り具合をねじで調整することで, 底屈の制限角度を任意に設定することができる.

ダブルクレンザック継手
(double Klenzak ankle joint)

MEMO

あぶみの足継手部分を削ることで底屈制限や背屈制限を行えるような継手は, 構造が単純なので軽量ではあるが, あまり使用されない. 臨床的には, 目的に応じて足関節可動域を自由に変更できるダブルクレンザック足継手 (ロッド入り) が用いられる.

ここがポイント！

ダブルクレンザック継手は, ばねの代わりにロッドを入れて使用するほうが実用的である. ロッドの入れ具合で, 背屈または底屈の角度を任意に設定することができる. 臨床の場面では, 足関節固定, 底屈制限, 遊動と, 足関節機能の回復状態に合わせて, 自由に可動域を設定する使い方ができる.

さきたま (toe box)

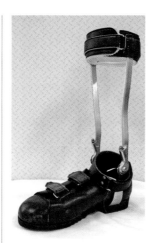
図 13　靴（整形靴）

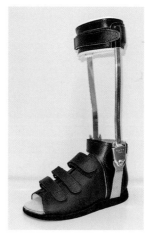
図 14　足部覆い

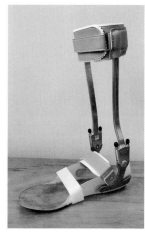
図 15　プラスチック足部

MEMO

あぶみ（鐙）とは馬具の一種で，馬に乗り降りする際に足を掛けたり，騎乗しているときに足を乗せたりする道具である．輪っか状になっていて，その中に足を入れて使用する．

MEMO

あぶみの中央部分は，その昔，靴底に必要なふまずしんを溶接して取り付けていた．溶接のため，ふまずしんの強度に問題があった．しかし，今では，あぶみの中央部分はふまずしんもかねて，一体化して形成されている（ふまずしんについては，Lecture 5 を参照）．

MEMO

キャリパー

キャリパー（caliper）は，キャリパープレートを靴底に取り付け，キャリパープレートの両端にあいた穴に支柱が差し込まれる．よって，支柱や足継手の構造はあぶみとキャリパーでは違っている．キャリパーには，解剖学的な足関節軸と近似したところに足継手軸を設けた四角形キャリパー（square caliper）もある．現在はほとんど使われていない．

易であるが，外歩きには適さない．屋内用として，病院内や家庭内での使用に限定される（**図 14**）．

3）プラスチック足部

プラスチックでできた足部をいう．ギプスにより採型して作られるので，足の形に合い，また，扁平足などの足部変形の矯正なども可能である．室内をそのまま歩くこともできるし，外出の際にはその上から靴を履くこともできる（**図 15**）．

6．支柱と足部との接続

金属製の支柱と足部との連結には，通常あぶみが用いられる．

1）あぶみ（図 16，17）

あぶみは，その中央部分を靴底に取り付け，両端を左右の金属支柱とつなげて足継手を構成する．靴型短下肢装具を作製する際には，靴底に入れるふまずしんとあぶみが一体化されて作られている．

2）足継手の位置と足関節への影響（図 18）[1]

使用する足部部品や装具の種類により足継手の位置は変わり，歩容に影響を与える．

あぶみや側方支柱型プラスチック装具の場合，足継手の軸心は，解剖学的な足関節の運動軸と近似したところに置くことができる．そのため，スムーズな足関節の動きを得ることができる．

一方，可撓式後方支柱型プラスチック装具では，プラスチックのたわみが足継手の動きに相当する．この装具では，支柱が足部の後方にあるため，足関節の底背屈時にたわむ位置が解剖学的な足関節の運動軸と大きくずれる．したがって，歩行時足関節の動きと装具のたわみが合わず，違和感が大きい．

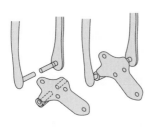

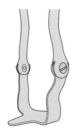
図 16　あぶみと足継手

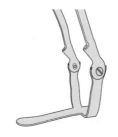
図 17　ふまずしんと
一体化したあぶみ

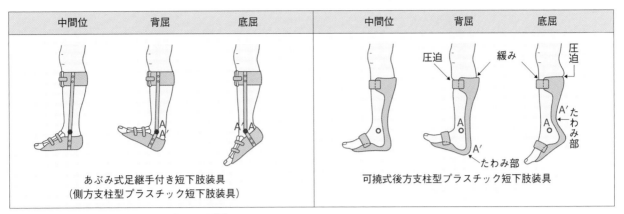

図18 足継手の位置と下腿・足部への影響
A：解剖学的足関節運動軸．A′：装具の足継手軸
（日本整形外科学会，日本リハビリテーション医学会監. 義肢装具のチェックポイント，第5版. 医学書院：1998，p206[1] をもとに作成）

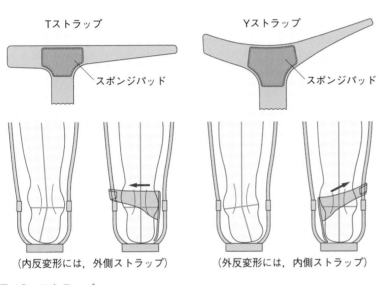

図19 ストラップ
右足部を後方から見た図．外反扁平足では，舟状骨の落ち込みがみられ，それに合わせて内果も下がっている．よって，内果を引き上げながら矯正するには，Yストラップが適している．

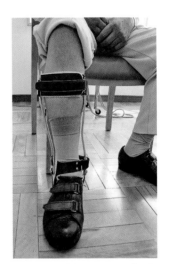

図20 外側ストラップによる内反矯正

7. 骨盤帯

骨盤帯は股継手で連結され，股関節をコントロールするために，股装具や骨盤帯長下肢装具などで用いられる．一重骨盤帯，二重骨盤帯，バタフライ付きがある（Lecture 4 の股装具を参照）.

骨盤帯 (pelvic band)

8. 付属品

1）Tストラップ，Yストラップ （図19）

足部の内反または外反矯正のために，Tストラップ (T-strap) またはYストラップ (Y-strap) が用いられる．内反の矯正には，外側にストラップを取り付け（外側ストラップ），外果を内側に引き寄せる（図20）．外反の矯正には，内側にストラップを取り付けて（内側ストラップ），内果を外側に引き寄せる．

2）膝当て，膝蓋腱パッド

膝当ては，膝蓋骨を前方から押さえて膝折れを防ぐ目的で，長下肢装具や膝装具の支柱に取り付けられる．フェルト付き皮革が多い（図21）.

膝当て (anterior knee cap)

膝蓋腱パッド
(patellar tendon pad)

LECTURE 2

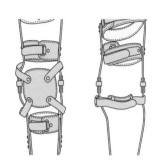
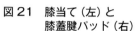
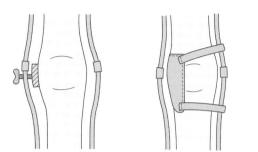
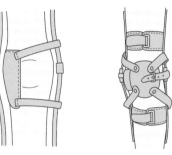

図21　膝当て（左）と　　　　　　図22　内反膝および外反膝に対する膝パッドと膝ストラップ
　　　膝蓋腱パッド（右）

長下肢装具による歩行では，膝折れを防ぐために一般的には膝当てが用いられる．膝当ては，膝蓋骨を完全に覆っているため，膝を曲げて座るときには，取りはずさなければならない．しかし，膝蓋腱パッドは，取りはずさなくても膝を曲げて座ることができる．歩行時には膝折れを防ぐこともできる．目的に応じて使い分けるとよい．

3）膝パッド，膝ストラップ

内反膝や外反膝の矯正や予防の目的で用いられる（図22）．

膝パッド（knee pad）

膝ストラップ（knee strap）

ツイスター（twister）

4）ツイスター

ツイスターは，鋼索入りコイルばねまたはゴムひもなどでできており，骨盤帯と短下肢装具または足部とをつなげている．脳性麻痺児などの股関節の内旋または外旋の変形を矯正する目的で使用される（Lecture 14 参照）．

9. 下肢装具の手入れ

日常からの手入れを十分に行うことで，汚れや破損を防いでいくこともできる．また破損や異常にも気づきやすくなる．下肢装具は履物なので，特に屋外で使用するときは汚れやすい．金属支柱付き靴型装具など，革でできている下肢装具は，一般的な革靴を手入れするのと同じように扱うことができる．汚れがあれば，拭き取ったり，汚れを落としたりすることも使用者に伝えてほしい．

プラスチック装具では，滑り止めやクッション用のシートが，足部の底面や内側に張り付けてある．はがれたり足裏の汗で汚れたりしやすい．長年使用していると，すり減ることもする．汗などで汚れたときは，拭き取ったり乾燥させる．はがれた時やすり減ったときは，特殊な糊で張り付けてあるので，専門家に依頼したほうが長持ちさせることができる．また，プラスチック装具では，可撓性のある部分が破損しやすい（図23，図24）．白く変色してきたら要注意である．

時間的な制約もあると思うが，半年に一度くらいは，専門家の目によるチェックが必要であることを使用者に伝えておきたい．

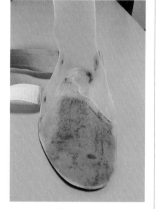

図23　プラスチック装具の破損

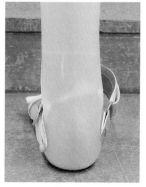

図24　プラスチック装具の変形

■引用文献

1）日本整形外科学会，日本リハビリテーション医学会監：義肢装具のチェックポイント，第5版．医学書院；1998．p.206．

■参考文献

1）川村次郎ほか編：義肢装具学．医学書院；1992．
2）川村次郎ほか編：義肢装具学．第4版．医学書院；2009．
3）加倉井周一ほか編：新編装具治療マニュアル—疾患別・症状別適応．医歯薬出版；2000．
4）児玉俊夫監：装具．第2版．医学書院；1981．

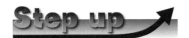

1. 足継手機能が歩容に及ぼす影響

　正常歩行における下肢関節の角度変化や筋活動については，Lecture 1で述べた．ここでは短下肢装具（ankle foot orthosis：AFO）の足継手機能が片麻痺者の歩容に及ぼす影響について解説する．山本（2004）は，AFOの足継手の機能を4つのタイプに分けて分析している[1]．

1)「制動式」継手と「制限式」継手

　山本は，足継手の機能を「制限」と「制動」という言葉を使って説明している．「制限」とは関節可動域を制限することである．従来から使われている「後方制動」は「底屈角度制限」という表現になる．「制動」とはブレーキ（制動）をかけながら動きを許すことである．ばねの入った「クレンザック継手」の底屈方向への動きは，ばねの圧縮により抵抗がかかるので，底屈方向への制動式となる．

2) 足継手機能の4タイプ

　足継手の機能には4タイプある（図1）．

タイプⅠ：底背屈両方向の可動域を制限した足継手で，最も制限が大きいものは足関節の固定である．

タイプⅡ：底背屈両方向にブレーキをかけながら動いていく制動式で，靴べら式プラスチックAFOはこのタイプに属する．

タイプⅢ：底屈0°制限，背屈方向への動きはフリーという，いわゆる「90°後方制動」の足継手である．

タイプⅣ：底屈方向にブレーキをかけながら動く制動式で，背屈方向へはフリーに動く．足継手である．

3) 足継手の機能と歩容

　底背屈両方向への制限や制動を設けている足継手（タイプⅠとⅡ）は，足関節だけでなく膝関節の安定性にも寄与するため，歩行能力の低い片麻痺の患者に有効である．しかし，膝の支持性があり，比較的歩行能力の高い片麻痺者にとっては，麻痺側の背屈制限が非麻痺側の振り出しを妨げるので，歩容を悪化させてしまう．

　底屈制限かつ背屈フリーの足継手（タイプⅢ）は，歩行時の尖足を抑制するために多く用いられている．しかし，底屈制限角度が背屈位にありすぎれば，立脚初期段階で下腿が後方から押され，膝が不安定になる．また，底屈制限角度が底屈位に設定されていれば，遊脚後期のつま先離れが困難になる．

　底屈制動かつ背屈フリーの足継手（タイプⅣ）は，底屈制動によって接地時の衝撃が吸収され，立脚初期時に膝折れによる不安定が生じない．また，蹴り出し時の過剰な底屈を抑え，遊脚期のトウクリアランスを適度に保つことができる．背屈方向へフリーで動く利点としては，①非麻痺側の歩幅が取りやすいこと，②しゃがみ込みや階段・坂道の上りに有利であること，があげられる．

4) 底屈制動・背屈フリー足継手の適応

　底屈制動・背屈フリー足継手は，それまで靴べら式プラスチックAFOを使用していたような，比較的歩行能力

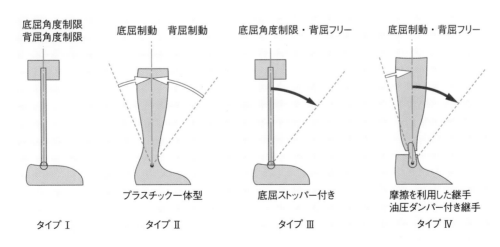

図1　各種AFOの特性比較

の高い人に適応する．靴べら式プラスチック AFO は足継手機能がたわみ式であり，解剖学的な足関節軸と一致しないという欠点があるので，この足継手はそういった不快感などを改善している．

歩行能力が高く活動的であっても，下腿三頭筋の痙性の強い片麻痺の患者では，底屈制動の機能が尖足の力に負けてしまうので，従来どおり，底屈制限のある足継手が適応する．

このタイプの足継手には，ばね，摩擦機構，油圧ダンパーが用いられている（図2）．プラスチックAFO に本継手を組み込んだ製品のほかに，金属支柱ではあるが軽量かつ強度のあるチタンフレームを用いた製品も開発されている．

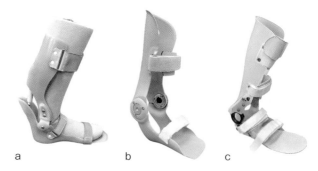

図2 底屈制動・背屈フリーの足継手
a．DACS AFO（ばねによる制動）
b．ドリーム・ブレース（摩擦抵抗による制動）
c．ダンパー式（オイルによる制動）

足継手については，モーターの小型化やロボット工学の発展により，近い将来，正常歩行に近い足関節の動きを再現する継手が開発されてくることが期待される．

2. 装具のフォローアップ

診療報酬の度重なる改定により，外来でのリハビリテーションやフォローアップのための診察が激減している．それに伴い，装具を装着し自宅等へ退院した人の装具のフォローアップもできなくなってきている．その結果，部品がなくなっても気づかず，また，装具が破損しても，どこで修理してよいかわからず，そのまま使い続けている人も増えてきているように思われる．ようやく病院を訪ねてきたときには，よくこの状態で使い続けてきたものだと，驚くことも多い．

装具のフォローアップに関しては，最近，「装具手帳」というものを作成し，施設間の連携などに生かす試みがなされている．どんな装具をいつどこで作製したか，装具に関する連絡先や製作した会社などが書かれており，不具合や作り替えをフォローアップするためのツールとなっている．外来フォローの少ない，専門家の目の届かない現在においては，とても有効な手段と思われる．

デイサービスなどで装具の使用者に接していると，壊れた装具や，足継手角度の変化した装具を，気づかずに使い続けていることがある（図3）．装具をみてほしいと依頼されれば，できる範囲で足継手角度や歩容を修正する．ところが，その場では使用者も納得したと思われても，1週間後，デイサービスに来たときには，歩きにくいので元に戻してほしいと言われたり，自分で元の状態に戻していたりすることがある．下肢装具が不良のまま，それが当たり前の状態として使い続けることで，その状態に慣れてしまい，より良い状態に修正しても使用されないことがある．しかし装具が不良の状態で使い続けることで，痙性が高まったり，拘縮ができてしまったりして，身体機能への変化をもたらすこともあり，下肢装具の不良は使用者の日常生活にも影響を与える．

装具には公的保険で許された作り替えの期間が示されている．『補装具費支給事務ガイドブック 平成30年告示改正対応版』[2] では補装具支給制度について示されており，作り替えの期間は長下肢装具で3年，短下肢装具で1.5〜3年，靴型装具で1.5年，上肢の装具ではほとんどが3年などと示されている．金属製やプラスチック製，硬性や軟性によってその期間は異なっている（Lecture 11 Step up，Lecture 15 Step up 参照）．

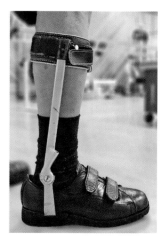

図3 金属支柱付き靴型装具の破損
クレンザック継手のねじやバネがなくなっている．
あぶみとふまずしん（シャンク）の接続部分が変形し，足継手軸が合わなくなっている．

■引用文献
1）山本澄子：底屈制限と底屈制動の足継手付き短下肢装具の臨床的意義は？ MB MED Reha 2004；48：41-8.
2）テクノエイド協会．補装具費支給事務ガイドブック（平成30年度 告示改正対応版）．テクノエイド協会；2018.

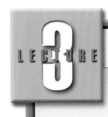

短下肢装具

到達目標

- 短下肢装具の目的について理解する.
- 短下肢装具の種類について理解する.
- 短下肢装具の機能について理解する.
- 金属支柱付き装具とプラスチック装具の特徴について理解する.

この講義を理解するために

　短下肢装具は，理学療法士が最も多く治療に用いる装具です．金属支柱付きやプラスチック製など多くの種類があり，これらの種類や特徴を把握して治療に役立てていきます.

　短下肢装具について学ぶために，以下の項目をあらかじめ学習しておきましょう.

- □ 下肢帯と下肢の構造，機能，運動学について学習しておく.
- □ 下肢にかかわる疾患や障害について学習しておく.
- □ 下肢の機能や障害に関する評価について学習しておく.
- □ 下肢装具で用いられる各部品やそれぞれの機能について学習しておく.
- □ 各種関節継手の構造と機能について学習しておく.
- □ 下肢装具に取り付けられる付属品について学習しておく.

講義を終えて確認すること

- □ 短下肢装具の目的について理解できた.
- □ 金属支柱付き短下肢装具の種類，機能，特徴について説明できる.
- □ プラスチック短下肢装具の種類，機能，特徴について説明できる.
- □ その他の短下肢装具の種類，機能，特徴について説明できる.
- □ 金属支柱付き装具とプラスチック装具の特徴について理解できた.

短下肢装具
(ankle foot orthosis：AFO. 以前は short leg brace：SLB)

尖足 (pes equinus)

内反足 (pes varus, club foot)

内反尖足 (pes equinovarus)

下垂足 (drop foot)

踵足
(pes calcaneus, talipes calcaneus)

外反足 (pes valgus)

ここがポイント！
尖足に対する3点固定の原理
尖足に対しては，前足部での足底から足背に及ぼす力と下腿近位部での後面から前面に及ぼす力の2方向の力に対して，拮抗する足関節周囲部での前面（背面）から後面（底面）に及ぼす力の3点によって矯正する．この場合，足継手には底屈制限のできるものを用いる．

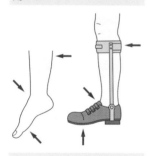

1. 短下肢装具の目的と対象となる障害

短下肢装具（AFO）は，下腿部と足部を覆い，足関節をコントロールする装具である．対象は，尖足，内反足，内反尖足，下垂足，踵足，外反足などの足関節と足部の障害である（図1）．

2. 短下肢装具における3点固定の原理

足関節変形の矯正および固定に対して，3点固定の原理が用いられる．

3. 主な短下肢装具の種類

1）金属支柱付き短下肢装具

金属性の支柱をもつAFOである．支柱，半月，足継手，足部などからなる（図2）．
支柱には，両側支柱，単支柱（図3），両側ばね支柱，後方板ばね支柱などがある．近年は，支柱にチタンやカーボンを用い，軽量化したAFOも開発されている．
半月は通常後面にあるが，前面に取り付けた前方半月タイプもある（図4）．
足継手は，装具処方の目的に合わせて選択される（Lecture 2参照）．
足部は，使用する場所や足関節の機能を考慮して，整形靴，足部覆い，プラスチック製が選択される（Lecture 2参照）．
そのほか，内反または外反があれば，矯正のためにストラップが取り付けられる．

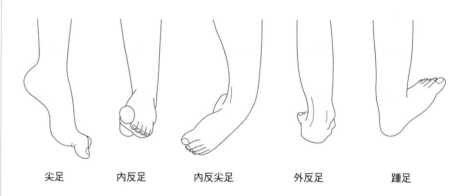

尖足　　　内反足　　　内反尖足　　　外反足　　　踵足

図1　AFOの対象となる障害

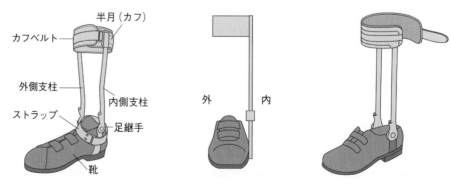

半月（カフ）
カフベルト
外側支柱
内側支柱
ストラップ
足継手
靴

外　内

図2　金属支柱付き靴型AFO　　図3　単支柱装具の模式図　　図4　前方半月タイプ
　　　　　　　　　　　　　　　図のような内側支柱だけのものは内反変形に用いられる．

2) プラスチック短下肢装具

プラスチック AFO は，現在，最も多く製作されている下肢装具である．さまざまな形のものがあり，また，使われる素材（ポリプロピレン，オルソレン，サブオルソレンなど）によって，機能も異なる．

（1）靴べら式短下肢装具（図5）

靴べら式 AFO は，最も一般的なプラスチック AFO であり，後方支柱型プラスチック AFO ともいわれる．支柱と半月と足底部がプラスチックで一体化して作られている．材質には，硬度の点で優れているポリプロピレンが最もよく用いられている．

一般的に，足関節には可撓性を設け，プラスチックがたわむことで底背屈の動きが可能となっている．

本装具は，次のように工夫することがある（図6）．

a．トリミング（図6a）

痙性の強さ，足関節の機能，体重などに合わせて，アキレス腱付近のプラスチック幅を調節することをいう．装具の可撓性や強度を変化させることができる．トリミングを少なくし幅が広ければ（図6a-①），可撓性がなくなる．逆に大きくトリミングし，幅を狭くする（図6a-③）とたわみやすくなり，足関節底背屈の動きが生じやすくなる．

b．コルゲーション（図6b）

強度を高めるために，プラスチック面に波板状の膨らみをつけることをいう．

c．カフ部分の穴あけ（図6c）

プラスチックは通気性が悪いので，腓腹筋筋腹部の半月に相当する部位に穴をあけて，通気性をよくすることがある．しかし，穴を開けすぎると強度が下がるので注意しなければならない．

d．踵部のくり抜き（図6d）

歩行時の踵接地の感覚をよくするために，また，既製靴を履きやすくするために踵

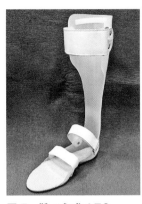

図5　靴べら式 AFO

ここがポイント！
靴べら式 AFO ではたわみの生じるアキレス腱部での形状は U 字型であり，そのため，背屈方向には曲がりやすいが，底屈方向には曲がりにくい．また，生理的な足関節軸とはずれているため，歩行時には違和感がある（Lecture 2 参照）．

トリミング（trimming）

コルゲーション（corrugation）

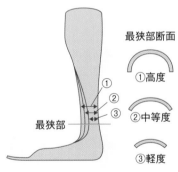
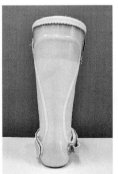
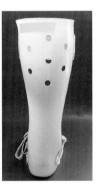

a．トリミング　　b．コルゲーション　　c．カフ部分の穴あけ

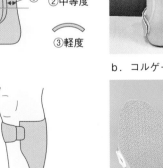
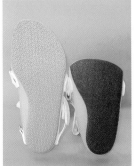
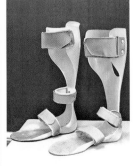

d．踵部のくり抜き　　e．前足部の切除（右）　　f．足関節ベルトの位置

図6　短下肢装具の調整と工夫

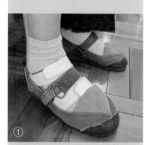
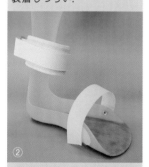
部をくり抜くことがある．くり抜きが大きすぎると耐久性がなくなるので注意する．

e. 足底面前足部の切除（図6e）

足趾の感覚が正常で，歩行時に高い筋緊張による足趾の屈曲が起こらなければ，足底部の中足趾節関節から先を切除することもできる．足趾からの感覚フィードバックがよくなり，また，既製靴が履きやすくなる．

f. ベルトの位置と形状（図6f）

靴べら式 AFO では，通常，3本の面ファスナーで作られたベルトが取り付けられる．そのうち，足関節周囲に取り付けられるベルトの位置について，下腿下部で内果・外果よりも近位部に取り付ける場合と，ちょうど足関節の真上に斜めに取り付ける場合とがある．また，ベルトの形状にも配慮する必要がある．

g. 内反・外反矯正への工夫

プラスチック装具による内反・外反の矯正は難しいが，工夫された装具もある．

サボリッチ（Sabolich）（1976）は，外果上方の押さえをフランジ形状として突出させることで内反足矯正の効果をもたせた（**図7a**）．また，スミス（Smith）（1978）は，内側舟状骨付近にフランジを追加することで外反矯正が可能なプラスチック装具を発表した（**図7b**）．

h. プラスチック板の厚さ

その他，装具の強度を高めるために，使用するプラスチック板を厚くすることがある．通常は4mm厚を使用しているが，強度が要求される場合には5mm厚の板を使ったりもする．

（2）湯之児型短下肢装具（図8）

前面支柱タイプで，足関節部の可撓性はない．

支柱が前面にある後ろ開き式であり，着脱が容易である．踵部分を中心に足底部が大きく露出しているため，足底からのフィードバックが良好で，また，靴のサイズを大きくする必要がない．本装具は足関節を0〜5°の背屈位で保持するとよい．

前方支柱部分をU字型に大きくカットし，足関節の背屈ができるようにした既製品もある（**図9**）．

（3）らせん型，半らせん型短下肢装具（図10）

らせん型は下腿を一周，半らせん型は半周する支柱をもったプラスチック AFO である．

歩行時の足関節底背屈に伴い，らせん型の支柱が下腿に巻きついたり元に戻ったりして足関節をコントロールする．本装具は，下垂足や軽度の内反足や外反足などの矯正に適応がある．らせん型のほうが可撓性が大きいが，内反足などの矯正力は半らせん型のほうが強い．また，半らせん型は支柱全体でねじれるためしゃがみ動作ができ，和式トイレが利用できる（**図11**）．

（4）足継手付きプラスチック短下肢装具

足継手の付いたプラスチック AFO である．継手は足関節の側面に2か所，解剖学的な運動軸に合わせて取り付けられており，軽量や外観がよいなどというプラスチックの利点を併せもった AFO である．継手には金属製やプラスチック製などさまざまな種類があるが，素材によっては耐久性に劣る，プラスチックとの接合部分で壊れやすいなどという問題点もある．プラスチック AFO の足継手なしと足継手付きの特徴を**表1**[1]にまとめた．

各種足継手付きプラスチック AFO の種類等については，本 Lecture の Step up を参照．

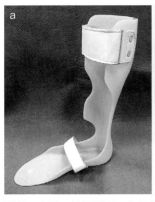
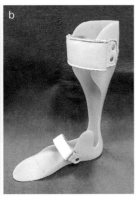

図7　内反・外反矯正への工夫
a. サボリッチによる内反矯正
b. スミスによる外反矯正

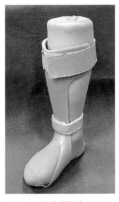

図8　湯之児型 AFO
1980 年に湯之児病院
(熊本県) で発表された.

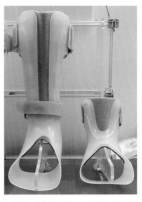

図9　UD フレックス AFO
湯之児型 AFO の支柱に U 字
型のカットを入れ背屈を可能
にする.

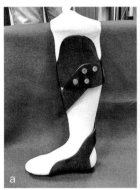
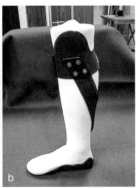

図10　らせん型 (a) と半らせん型 (b)

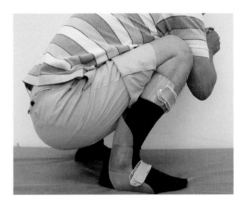

図11　半らせん型を装着してのしゃがみ込
み位

表1　足継手なしプラスチック AFO と足継手付きプラスチック AFO の利点と問題点

	長所	短所
足継手なしプラスチック装具（シューホーン・ブレース：SHB）	・デザインがシンプルでかさばらない ・靴が履きやすい ・軽量である ・完成後でも加熱により部分修正可能 ・清潔である ・トリミングによりリジッドまたは可撓性小から大に調整可能	・底背屈する箇所が生理軸とずれている ・底背屈両方向のモーメントを発生するので背屈しづらい ・底背屈角度や内外反角度などのアライメント修正が不可能 ・プラスチック本体が破損すると修理不可能 ・通気性が悪い
足継手付きプラスチック装具	・しゃがみ込み動作や坂道歩行がしやすい ・継手軸位置が生理軸に近い ・完成後でも加熱により継手周辺以外は部分修正可能 ・清潔である ・底背屈の角度設定可能なものがある	・継手周辺がかさばり靴が履きにくい ・継手とプラスチック接合部で破損しやすく，破損すると修理不可能 ・完成後は継手周辺の修正が不可能 ・通気性が悪い ・内外反角度のアライメント修正が不可能なものがほとんどである ・SHB などに比べ，製作に技術と時間を要する

（大石暁一ほか：脳卒中対応の下肢装具．MB MED Reha 2004；48：11-8[1]）をもとに作成）

(5) 支柱の短いプラスチック短下肢装具

　Engen が開発した TIRR ポリプロピレン AFO (図12) とオルトップ AFO (図13)
がよく使われる．いずれも足関節には可撓性があり，踵部がくり抜かれているので靴
が履きやすい．支柱は短く，オルトップ AFO では薄いプラスチックが使われている
ため，足関節の矯正力は弱く，下垂足や弱い痙性麻痺が適応である．

MEMO

TIRR ポリプロピレン AFO
米国の Texas Institute of Rehabilitation and Research (TIRR) の Engen が開発した．

気をつけよう！

オルトップ AFO は既製品であり，
またプラスチックの厚さや形状
をやや大きくしたタイプ（LH
〈Long & Hard〉，LH プラス）も
用意されている．通常の靴べら
型 AFO よりも小さく軽く柔らか
いため使用者には好まれる．し
かし，矯正力は弱いため，装着
しても歩容の改善に至っていな
い症例も多く見かける．スタッフ
には厳格な判断が必要である．

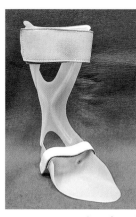

図12　TIRRポリプロピ
レンAFO

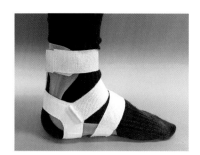

図13　オルトップAFO

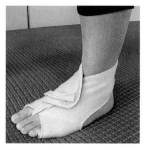

図14　プロフッター

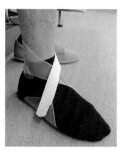

図15　セパ（CEPA）

✎ MEMO

特殊な構造や材質でできた支柱
を靴に取り付けたAFOも存在す
る．鋼線支柱付きAFOは，ピア
ノ線を支柱に用い，その弾性に
よって底屈を制限し，背屈を補助
する．下垂足や軽度の尖足が適
応となる．
シュークラスプ（shoe clasp）
AFOは，エポキシファイバーグラ
ス製の後面単支柱を既製の靴の
カウンターに挟み込んで使用す
る．下垂足と軽度の尖足が対象
となるが，カウンターとふまずしん
がしっかりと付いている靴でなけ
ればならない．

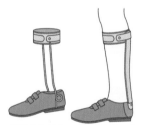

鋼線支柱付き　　シュークラスプ
（ピアノ線使用）　（グラスファ
　　　　　　　　イバー支柱）

HFG（Highflex Foot Gear）ファ
イナー

セパ（CEPA；Controlling Equi-
novarus Foot by the Paralysis
Availably, Clear Eight Plastic
AFO）

PTB（pateller tendon-bearing）

表2　金属支柱付き下肢装具とプラスチック下肢装具の利点と問題点（渡辺）

	金属支柱付き下肢装具	プラスチック下肢装具
利点	・強度が強く，破損しにくい ・継手の種類が豊富で，可動域を容易にコントロールできる ・ストラップやパッドによる内・外反変形の矯正が容易 ・仮合わせや完成時の修正や破損時の修理，部分的交換が比較的容易 ・通気性が良好	・軽量 ・外見が良い ・清潔で汚れにくい ・錆びない ・使用時の雑音がない ・使用者に合った正確な形が得られやすい ・可撓性，強靭性があるものもある ・装具の上から靴を履くことができる
問題点	・重い ・外見が悪い ・金属が錆びたり，皮革が不潔になったりする ・継手やあぶみが摩耗する ・使用時に雑音を生じることがある	・破損した場合の修理が困難 ・採型時の肢位を製作後に変更することが難しい ・汗を通さず通気性が悪い ・褥瘡や擦り傷を作ることがある ・継手に満足できるものが少なく，耐久性も劣る

（日本義肢装具学会監：装具学，第3版．医歯薬出版；2003．p.63[2]をもとに作成）

3) 軟性短下肢装具

　軟性AFOは，ネオプレンゴムや布などで作製されたAFOで，軽度の内反変形や
尖足の矯正に使用される．

　プロフッターは，弾性ストラップを前足部から足背を通って下腿遠位部を後面から
巻きつけ，足背部へ面ファスナーでとめるものである（**図14**）．尖足を伴わない軽度
の内反の矯正に効果がある．

　厚手のビニール様素材で作られた半透明のHFGファイナーやセパ（**図15**）は柔ら
かく装着感もよい．ファイナーは後面から内果・外果を覆い，足関節全体を包み込む
ようにできている．

4) PTB短下肢装具

　下腿部から末梢の免荷を目的としたAFOである．詳細はLecture 12を参照．

4. 金属支柱付き下肢装具とプラスチック下肢装具の特徴

　金属支柱付き下肢装具とプラスチック下肢装具の利点と問題点を**表2**で比較した[2]．

5. 新しい素材を用いたAFO

　近年は，支柱にチタンやカーボンを用い，軽量化したAFOも開発されている．ゲ
イトソリューション・デザイン（GAITSOLUTION design），調整機能付き後方平板
支柱型短下肢装具（Adjustable Posterior Strut AFO），ダイナミックウォーク
（Dynamic Walk AFO），トーオフ（Toe OFF）など（**図16**）がある．

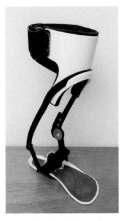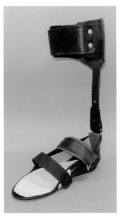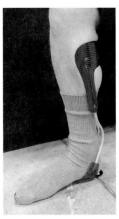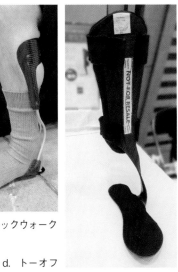

a. ゲイトソリューショ
ン・デザイン
b. 調整機能付き後方平
板支柱型短下肢装具
c. ダイナミックウォーク

図16　新しい素材を用いた AFO

d. トーオフ

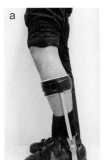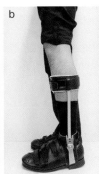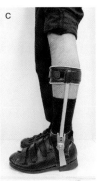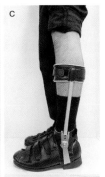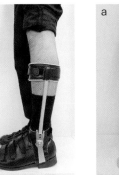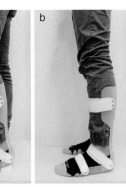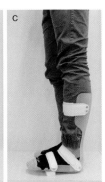

図17　足継手角度による膝への影響
a. 背屈位固定にすると膝は屈曲され，膝折れしやすくなる.
b. 中間位固定では安定した立体姿勢がとれる.
c. 底屈位固定にすると膝は伸展され，膝折れしにくくなる.

図18　プラスチック AFO による膝への影響の工夫
a. 踵を高くすると膝は屈曲され，膝折れしやすくなる.
b. 足継手角度を中間位で作製した場合，立位姿勢は安定する.
c. 前足部（MP 関節部）を高くすると膝は伸展され，膝折れしにくくなる.

6.　短下肢装具の膝関節への作用

　尖足位のままで歩行を続けたことにより，膝関節が反張膝になってしまった症例は，理学療法士がまだ数少ないころにはよくみられた. このように，足継手の角度は，膝関節に影響を及ぼす.

　AFO で足継手を背屈位に固定，または背屈位での後方制動に設定すれば，膝関節へは屈曲方向へ力が働くので，膝折れしやすくなる（図17a）. この方法によりある程度，反張膝を予防できる.

　一方，足継手を底屈位（尖足位）に固定，または底屈位での前方制動に設定すれば，立位時や歩行時は膝関節を伸展する方向に力が働く. そのため，ある程度の膝折れ防止に役立つ（図17b）. しかし，過剰な尖足位はスムーズな歩行を妨げ，反張膝を起こす可能性があるので，十分に注意する.

　足継手のないプラスチック AFO の場合，踵の高さが膝の安定性に大きく影響する[3]. 歩行時の立脚相で，常に膝が伸びきった状態を示すようであれば，踵を高くする（踵の高い靴を履く）ことで，下腿近位部は前方に押され，膝関節が屈曲しやすくなる（図18a）.

　プラスチック AFO には，膝折れ予防のために考案された SKA 装具（図19a）やKU（熊本大学）式 AFO（図19b）がある[4].

気をつけよう！
脳卒中などで下腿三頭筋の痙性が強く尖足位になっている人に対して，プラスチック AFO を製作した場合，痙性に負けてプラスチック装具も尖足位をとってしまうことが多い. そのような状態で歩行を続ければ，膝関節は反張膝変形をきたしてしまうため，装具の種類の選択には十分な注意が必要である.

SKA 装具（supracondylar knee ankle orthosis）

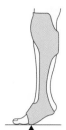

a. SKA装具

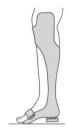

b. KU式AFO

図19 膝折れ予防のための プラスチック AFO

（渡辺英夫：リハビリテーション 医学 1981；18（1）：47[4]）

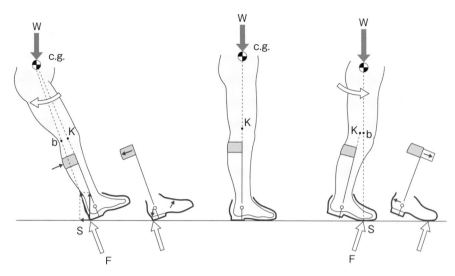

図20 歩行時に短下肢装具にかかる前後方向の力

K：膝軸中心．b：体重心（c.g.）から床面支持点（S）に至る直線と膝との交点．F：床反力．
踵接地期では，c.g. からSの直線は，Kよりも後方に位置するため，膝関節は回転モーメントF・Kbの力で屈曲しようとする．この膝折れを防ぐためには大腿四頭筋か装具の力が必要であり，足継手に底屈制限が付けられていると，AFOには靴の足背と半月・踵に力がかかる．踏み切り時には，体重心から床面支持点までの直線が膝軸中心よりも前方に位置するため，回転モーメントは膝関節を伸展しようとする．このとき，AFOにはカフベルトと月形しんに力がかかることになる．

（加倉井周一ほか編：新編装具治療マニュアル．医歯薬出版；2000．p.18[5] をもとに作成）

7. 歩行時に短下肢装具にかかる力

　下肢装具は体重を支えたり，関節を固定・矯正したりと，上肢装具よりも大きな力がかかる．しかも歩行動作が加わると，床反力との関係やモーメント作用が発生し，さらに大きな力が加わることになる．下肢装具は，その力に耐えられるように作製されなければならない．

　歩行時にAFOにかかる力について**図20**[5] に示す．

　尖足が強く，よく歩行し活動性の高い人には金属支柱付きAFOが処方される．しかし，その活動性の高さゆえに，あぶみとふまずしんの結合部分がよく破損する（**図21**）．できるだけ破損を防ぐために，あぶみとふまずしんの結合を補強するトラス構造を用いることがある（**図22**）．しかし，装具が重くなり外観もよくないので，使用に際しては十分に検討する必要がある．

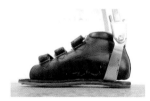

図21 強い尖足により破損したAFO

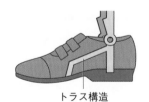

トラス構造

図22 あぶみとふまずしんをつなげるトラス構造

■引用文献

1）大石暁一，高嶋孝倫：脳卒中対応の下肢装具．MB Med Reha 2004；48：11-8.
2）日本義肢装具学会監：装具学，第3版．医歯薬出版；2003．p.63-72.
3）日本整形外科学会，日本リハビリテーション医学会監：義肢装具のチェックポイント，第5版．医学書院；1998．p.209.
4）渡辺英夫：プラスチック下肢装具のデザインと機能．リハ医 1981；18（1）：47.
5）加倉井周一ほか編：新編装具治療マニュアル─疾患別・症状別適応．医歯薬出版；2000．p.18.

■参考文献

1）川村次郎ほか編：義肢装具学，第4版．医学書院；2009.
2）加倉井周一ほか編：新編装具治療マニュアル─疾患別・症状別適応．医歯薬出版；2000.

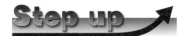

1. 足継手付きプラスチック短下肢装具のデザイン

　プラスチックAFOのデザインは多数発表されている．渡辺は，これらを足継手が固定であるか，それとも可撓性があるかで分類した．さらに，支柱の位置で，後面・前面・側方・らせん型と分類した．

　プラスチックAFOに足継手を付けたタイプは，解剖学的な足関節軸に近いため，歩行しやすいという利点がある．それにもかかわらず，プラスチックAFOが考案された1980年代には，耐久性などに問題があったことから普及しなかった．その後，技術の進歩に伴って，軽量で外観がよいというプラスチック装具の特長を活かしたさまざまなタイプのプラスチックAFOが考案されてきている．

　足継手の材質として，樹脂製（ウレタン，ポリプロピレンなど），金属製（ステンレス，アルミニウムなど）などが主に使用される．機能的にみると，継手軸があるものと軸のないたわみ式に分けられる．たわみ式には，側方支柱を工夫したSagaプラスチックAFO（図1）がある．たわみ式の足継手には，ジレット（Gillette）（図2）やタマラック（Tamarack）（図3）などがあり，ポリウレタンなどの弾性素材でできている．可動域制限の機能はないが，モーションコントロールリミッター（motion control limiter）を取り付けることで底屈制限が可能となる．継手軸のあるものは，そのほとんどが単軸の機械軸をもつ．可動域制限の機能がないものとして，ポリプロピレン製のオクラホマ（Oklahoma）（図4）やステンレス製のギャフニー継手（Gaffney hinge kit）（図5）があり，ゴム製のギャフニー背屈ストラップ（Gaffney flexor strap）を装着すると背屈補助力が得られる．COD（Center for Orthotic Design）self aligning ankle joint（図6）は，足部のボールジョイントと支柱部のターンバックル構造により，内がえし・外がえしの角度を変更することができる．

　底背屈をコントロールする足継手として，PDC（Plantar/Dorsiflexion Control）（図7）がある．これは，金属製のダブルクレンザック足継手をプラスチックAFOに取り付けたもので，近代装具史に残る傑作ともいわれている．セレクト（select）（図8）は，数種類のアルミニウム製カムを入れ替えること，足関節の可動域を固定から底背屈30°までコントロールすることができる．ドリーム・ブレース（dream brace）（図9）に用いられているドリーム継手は，2枚重ねのヒンジ継手構造をもつ．底屈方向へは摩擦制動されるが，背屈方向へは抵抗なく動く．同じ機能をもつ継手には，DACSや油圧ダンパーを用いたものがある（Lecture 2 Step up 参照）．

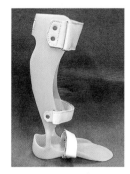 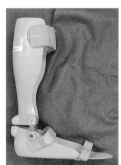 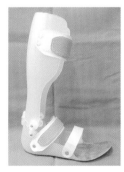 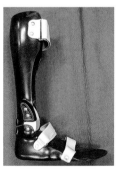 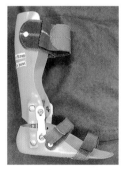

図1　SagaプラスチックAFO　　図2　ジレット モーションコントロールリミッター付き　　図3　タマラック　　図4　オクラホマ　　図5　ギャフニー継手 ギャフニー背屈ストラップ付き

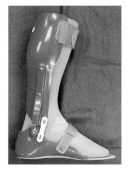 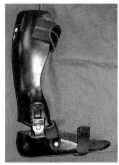 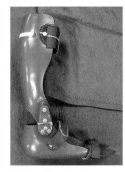 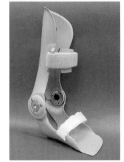

図6　COD　　図7　PDC　　図8　セレクト　　図9　ドリーム・ブレース

2. 短下肢装具の装着方法

　短下肢装具（AFO）を日常で使いこなすには，使用者が一人で装着できるようにならなければならない．そのために，理学療法士は，下肢装具の装着方法を指導する．しかし，AFO の装着方法には決まった方法があるわけではなく，実際には，装具の種類や使用者の身体機能・能力に合わせて，いくつかの方法を試し，最適な方法を選択している．以下に，脳卒中片麻痺者における基本的な装着方法について紹介したい．

　脳卒中片麻痺者や尖足のある人には，まず装具の中に踵をきちんと収めることが大事である．そして踵が浮かないように，最初に足関節近くにあるベルトをしっかりと締める（図10）．次に，足背と下腿のベルトを締めることで，装具が遊ぶことなく，しっかりと下腿・足部に装着される．金属支柱付き靴型 AFO では，はじめに爪先を靴の中に入れてから踵を収め，ベルトを締める（図11）．踵を先に収めると，爪先が靴の中に入らなくなってしまう（皆さんも，靴を履くときは爪先から靴の中に入れることを思い出してください）．

　装着するときの姿勢や肢位について，まずほとんどの人は端座位での装着となる．しかし，装着する側の下肢をどうするかについては，迷うことが多い．そこで我々は，AFO に慣れた片麻痺者が実際にどのように装着しているか，それはなぜなのかを調査し，まとめた（表）[9]．AFO の装着方法について，ほとんどの使用者が，装具を床に立てて装着を開始する方法（以下，立型）と，麻痺側下肢を組んで装着する方法（以下，組型）の2種類で行っていた（図12）．装具の種類については，金属支柱付靴型 AFO は立型で，オルトップ AFO は組型で装着し，明確に分かれていた．靴べら型 AFO は，立型で人数が多かったが組型もみられた．身体機能・能力の比較では，立型は感覚と体幹屈曲機能が高い一方で，組型は下肢筋力，座位バランス，歩行能力が高い結果を示した．AFO の装着方法は，試行しながら決めることがよくあるが，本結果が装着方法を指導する際の一助になればと思う．

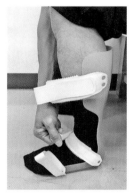

図 10　AFO の基本的な装着方法
はじめに足関節周囲のベルトを締め，踵をしっかりと収める．

■参考文献

1) 日本義肢装具学会監：装具学. 医歯薬出版；1987.
2) 日本義肢装具学会監：装具学, 第3版. 医歯薬出版；2003.
3) 日本整形外科学会, 日本リハビリテーション医学会 監：義肢装具のチェックポイント, 第5版. 医学書院；1998.
4) 加倉井周一ほか編：新編装具治療マニュアル―疾患別・症状別適応. 医歯薬出版；2000.
5) 牧野健一郎：継手付きプラスチック短下肢装具の位置づけ. MB MED Reha 2004；48：33-9.
6) 大石暁一, 高嶋孝倫：脳卒中対応の下肢装具. MB MED Reha 2004；48：11-8.
7) 島津尚子, 畠中泰司：プラスチック AFO の開発変遷. PT ジャーナル 2008；42（3）：695-703.
8) 早川康之：プラスチック短下肢装具用足継手. 総合リハ 2003；31（8）：745-51.
9) 佐々木紀葉, 佐竹將宏ほか：脳卒中片麻痺者の短下肢装具の装着方法について―装具の種類および身体機能・バランス能力との関係. 日本義肢装具学会誌 2019；35（3）：219-24.

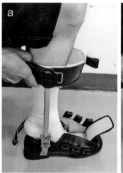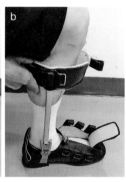

図 11　金属支柱付き靴型 AFO の装着方法
爪先を靴の中に入れてから（a），踵を収める（b）

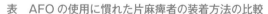

表　AFO の使用に慣れた片麻痺者の装着方法の比較

	立型	組型
AFO の種類	両側金属支柱付き靴型 AFO 靴べら型 AFO	靴べら型 AFO オルトップ AFO
感覚（表在・深部）	高い	低い
体幹屈曲機能	高い	低い
下肢筋力	弱い	強い
座位バランス	低い	高い
歩行能力	低い	高い

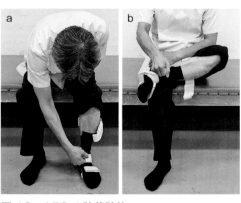

図 12　AFO の装着肢位
a：装具を床に立て装着, b：足を組み装着

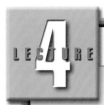

長下肢装具・股装具・膝装具

到達目標

- 長下肢装具の目的・種類・機能について理解する.
- 股装具の目的・種類・機能について理解する.
- 膝装具の目的・種類・機能について理解する.

この講義を理解するために

　長下肢装具は下肢全体を覆い，理学療法の目的である立位や歩行などの基本的動作能力の回復・維持のために用いられます．股装具や膝装具は，それぞれの関節のみに障害がある場合に用いられます．

　以下の項目をあらかじめ学習しておきましょう．

- □ 下肢帯と下肢の構造，機能，運動学について学習しておく.
- □ 下肢にかかわる疾患や障害について学習しておく.
- □ 下肢の機能や障害に関する評価について学習しておく.
- □ 下肢装具で用いられる各部品やそれぞれの機能について学習しておく.
- □ 各種関節継手の構造と機能について学習しておく.
- □ 下肢装具に取り付けられる付属品について学習しておく.

講義を終えて確認すること

- □ 長下肢装具の目的と適応疾患について理解できた.
- □ 長下肢装具の種類と機能について説明できる.
- □ 股装具の目的と適応疾患について理解できた.
- □ 股装具の種類と機能について説明できる.
- □ 膝装具の目的と適応疾患について理解できた.
- □ 膝装具の種類と機能について説明できる.

長下肢装具

1. 長下肢装具の目的と対象疾患

長下肢装具（knee ankle foot orthosis：KAFO. 以前は long leg brace：LLB）

短下肢装具（ankle foot orthosis：AFO. 以前は short leg brace：SLB）

長下肢装具（KAFO）は，大腿部と下腿と足部を覆い，膝関節と足関節をコントロールする装具である．

対象は，膝折れ，反張膝，内反膝，外反膝，下肢荷重障害などの膝関節障害に，短下肢装具（AFO）の対象となる足関節と足部の障害を併せもつ場合である（**図1**）．

2. 長下肢装具における3点固定の原理

KAFO は，膝関節と足関節の障害を併せもつ人に処方されるため，KAFO における3点固定の原理を考える場合，膝関節と足関節への両方の対応を考えなければならない．下肢の弛緩性麻痺の場合，膝折れと下垂足に対応できるそれぞれの3点固定を考える．

ここがポイント！
長下肢装具における3点固定の原理.

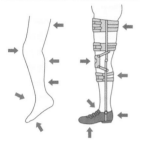

← 膝折れに対する力の方向
← 下垂足に対する力の方向

3. 主な長下肢装具の種類

1）金属支柱付き長下肢装具

金属製の支柱をもつ KAFO である．大腿支柱，下腿支柱，大腿半月，下腿半月，膝継手，足継手，足部，膝当てなどからなる（**図2**）．

本装具は両側支柱が一般的であるが，小児などでは片側支柱とすることもある．足部は整形靴が一般的であるが，使用場所が室内に限定される場合には，足部覆いが適用されることもある．プラスチック足部を用いた KAFO は室内外，いずれでも使用できる（**図3**）．

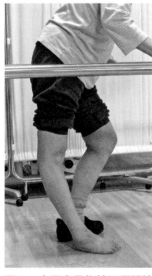

図1 内反尖足拘縮に反張膝を呈した症例

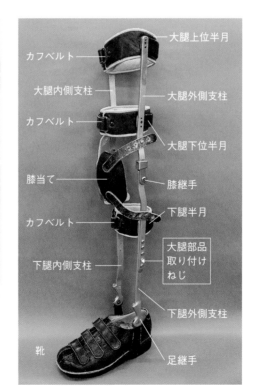

大腿上位半月
カフベルト
大腿内側支柱 ── 大腿外側支柱
カフベルト
大腿下位半月
膝当て
膝継手
下腿半月
カフベルト
大腿部品取り付けねじ
下腿内側支柱
下腿外側支柱
靴
足継手

図2 金属支柱付き靴型 KAFO（大腿部品のねじどめあり）

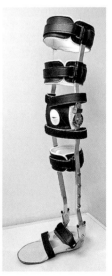

図3 金属支柱付き KAFO（プラスチック足部）

LECTURE 4

支柱には，治療により膝関節のコントロールや変形矯正ができるようになった際に大腿部の部品を取りはずせるように，ねじどめの工夫をすることもある（図2）．

膝継手や足継手には，目的に応じた機能をもつ継手が使用される．

膝関節に外反膝や内反膝がある場合には，膝パッドや膝ストラップを取り付けて矯正することができる（Lecture 2 図22参照）．

2) プラスチック長下肢装具

下腿部，大腿部，支柱すべてがプラスチックでできている．**図4a**は継手の部品にのみ金属が用いられている．

プラスチックAFOにプラスチック製の大腿カフを用い，支柱と膝継手は金属製のものや，プラスチックAFOに金属製の大腿カフ，支柱，膝継手を取り付けたものなどがある（ハイブリッドKAFOともいう，**図4b**）．本装具はいずれも足関節周囲には大きな力がかかるので，足部周囲のプラスチックの幅を広くしたり，使用するプラスチックを厚くしたりするなど，破損しにくいような工夫が必要である．

3) 徳大式ばね付き長下肢装具

大腿前側面に取り付けたばねの力によって膝伸展を補助するKAFOである（**図5a**）．筋ジストロフィーによる膝伸筋の弱化の症例に対して適応となる．

膝継手は約25°屈曲位とし，足継手は90°後方制動とする．大腿上位半月は体重を支持するため，幅は約10 cmと広い．取り付けばねの太さは16 mmで，踵は約3 cm補高する．

体幹の安定性が悪いときは伸展補助ばね付きの脊椎装具をつけることもある．

4) UCLA式機能的長下肢装具

ストローム（Strohm）によって1963年に発表された．四辺形ソケット，オフセット膝継手，下腿前面シェル（pretibial shell），足背屈に強い抵抗のかかる油圧シリンダー付き足継手などからできている（**図5b**）．

適応は，一側下肢の弛緩性麻痺で，股・膝・足関節に拘縮が少なく，股関節伸展筋力がある程度残っている症例がよい．日本ではあまり処方されていない．

MEMO
膝継手，足継手の種類については Lecture 2 を参照．

プラスチック長下肢装具
（plastic KAFO）

UCLA式機能的長下肢装具
（UCLA functional long leg brace）

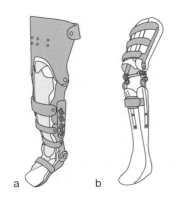

図4　プラスチックKAFO（a）とハイブリッドKAFO（b）
（a/森中義広ほか：独自開発のプラスチック長下肢装具．日本義肢装具学会誌 29（1）：2013：28-34[1] より作成）

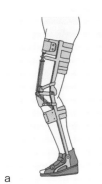 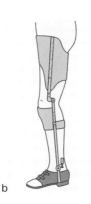 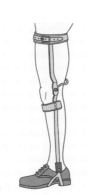 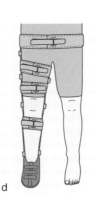

a　　　　b　　　　c　　　　d

図5　主な長下肢装具
a：徳大式ばね付きKAFO，b：UCLA式機能的KAFO，c：スコット・クレイグKAFO，d：骨盤帯付きKAFO

スコット・クレイグ長下肢装具
（Scott-Craig KAFO）

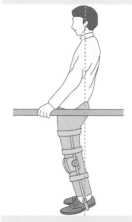

股関節を伸展し，重心線よりも
前に位置させることで立位を保
持する姿勢.

骨盤帯付き長下肢装具（hip
knee ankle foot orthosis：
HKAFO）

坐骨支持長下肢装具（ischial
weight-bearing knee ankle
foot orthosis）

5）スコット・クレイグ長下肢装具

スコット（Scott）によって米国のコロラドにあるクレイグ・リハビリテーション病院で開発された両側金属支柱付き KAFO（図 5c）である.

オフセット式膝継手（スイスロック付き），大腿半月は後方に 1 つ，前方下腿半月，ダブルクレンザック足継手，サッチヒール，頑丈な足板とあぶみなどから構成されている. 着脱が容易で，軽量であり，外観もよい.

適応は脊髄損傷などの対麻痺者である. 立位時のバランスは，足関節 10° 背屈位で，股関節は代償的に過伸展位（C ポスチャー）で保持する.

4. 骨盤帯付き長下肢装具

骨盤帯付き KAFO（図 5d）は，骨盤から足部全体を覆い，股関節，膝関節，足関節をコントロールする. KAFO に股継手と骨盤帯が加わったもので，KAFO の適応に加えて，股関節の不安定な症例が対象となる. 股関節の回旋運動をコントロールする力が大きい.

5. 坐骨支持長下肢装具

坐骨結節で体重を支える下肢全体の免荷装具である（Lecture 12 参照）.

6. 長下肢装具にかかる力

膝折れのある症例に KAFO を装着して膝関節伸展位固定で歩行した場合，KAFO には次のような力がかかる（図 6）.

踵接地期，重心線は膝関節の後方を通るので膝は屈曲しようとする. よって，このとき KAFO には膝折れが起きないように，膝当てと大腿上位半月，靴の月形芯に力がかかる.

立脚中期付近では，重心は踵から爪先方向へ移動し，これに合わせて重心線は膝関節の後方から前方へ移動していく. 重心線が膝関節の前方を通るようになると膝関節は伸展しようとするので，KAFO には反張膝を防止するような力がかかる. 前面では大腿上位半月のカフベルトと靴の足背部，後面では大腿下位半月と下腿半月に力がかかる.

KAFO の踵が浮き上がる踵離地期には，今度は膝折れが生じようとするため，KAFO には膝折れが起きないように力がかかる.

このように，歩行時には矢状面において，力のかかり具合が絶えず変化しているの

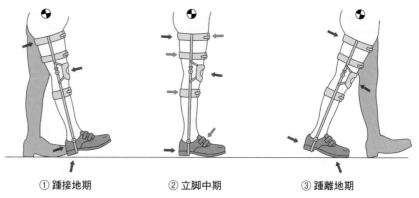

① 踵接地期   ② 立脚中期   ③ 踵離地期

図 6 長下肢装具にかかる力
矢印は力のかかる位置を示す. 立脚中期では重心線が膝関節の前方へ移動するに従って ⬅ から ⬅ へ力のかかる位置が変化する.

で，KAFO の不適合は不快感や傷が生じたり，歩容を悪化させたりする．留意点として，これらの力のかかり方は，足継手の固定角度やまたは可動範囲に影響されることが重要である．

股装具

股装具（hip orthosis：HO）

1．股装具の目的と対象疾患

　股装具は，股関節をはさんで，骨盤と大腿を覆い，股関節をコントロールする装具である．

　股装具の主な目的は，① 股関節の安静保持・固定，② 股関節の運動コントロール，③ 股関節部の免荷，④ 股関節周囲筋の筋力補助，である．

　成人の股関節にみられる代表的疾患は，変形性股関節症，大腿骨骨頭壊死症などである．これら疾患の治療目的は，安静，固定，免荷である．また，大腿骨頸部骨折は高齢者に多い．これらの治療過程においては装具だけではなく，歩行補助具（杖，歩行器など）も用いられる（Lecture 10 参照）．人工股関節置換術後には脱臼予防として股装具が用いられることもある．

　小児で股装具の対象となる主な疾患は，先天性股関節脱臼とペルテス病である．また，脳性麻痺にみられるようなはさみ足変形も股装具の適応となる．

MEMO
小児の股装具については Lecture 14 を参照．

2．股装具の構造

　基本的な股装具は，骨盤帯，股継手，支柱，大腿半月からなる（**図 7**）．

1）骨盤帯（**図 8**）[2]

　骨盤帯は，股関節の屈伸，内外転，内外旋をコントロールするために，骨盤を保持する．腹部や胸部に圧迫を与えてはならない．構造的には，一重骨盤帯（**図 8a**）と，固定をより強固にするための二重骨盤帯（**図 8b**）がある．股関節に屈曲拘縮や骨盤の前傾があるとき，または肥満の人には，バタフライ（**図 8c**）を取り付ける．

　股関節の屈伸は，二重骨盤帯でほとんどコントロールできるが，内外転，内外旋を十分にコントロールするためには，反対側にも股継手，支柱，大腿半月を取り付けたほうがよい．また，一般的に骨盤帯による骨盤の固定保持力は十分ではないので，脊椎装具と組み合わせて用いることも少なくない．

　骨盤帯の位置は，上前腸骨棘と大転子との中間の高さで，前端は上前腸骨棘のやや内側，後方は殿部の最突出部のやや上を通るようにする．二重骨盤帯の場

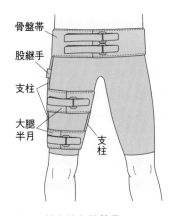

図 7　基本的な股装具

（図中ラベル：骨盤帯，股継手，支柱，大腿半月，支柱）

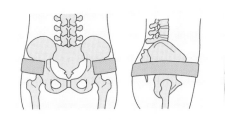
a. 一重骨盤帯

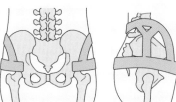
b. 二重骨盤帯

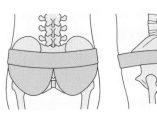
c. バタフライ

図 8　骨盤帯
一重骨盤帯は固定されにくく，ずれやすいので，これを防ぐために二重骨盤帯では腸骨稜の上に 1 本かけている．バタフライは骨盤帯の安定性も高める．
（JIS T 1010 をもとに作成）

合，上部の骨盤帯は腸骨稜の上にかかるようにする．

2）股継手

股継手には屈曲・伸展のみを行う一軸性のものと，屈曲・伸展に外転・内転が可能な二軸性のものがある（Lecture 2 参照）．また，回旋の矯正にはツイスターが用いられる（Lecture 14 参照）．

3．主な股装具の種類

1）股関節の安静・固定用装具 （図 9）

（1）ヒップサポーター（図 9a）

弾力性の布を巻いたもので，目的は股関節の安静保持である．軽いが固定力は弱いため，側方に可撓性の芯を取り付けて補強することが多い．股関節部の捻挫・打撲，早期の股関節症，大腿骨頭壊死などに用いられる．

（2）股継手なしの股装具（図 9b）

股関節を固定するための装具で，股継手がなく，皮革とプラスチックで製作される．股関節固定術後や骨頭骨折，臼蓋骨折などで用いられる．

2）股関節の運動をコントロールする装具

股継手を付けることによって，制限したい股関節の運動方向を抑制することができる．

内外転や回旋は制限したいが屈曲・伸展はさせたい場合には，遊動式継手のほか輪止め付き伸展制限付き継手，ダイヤルロック継手，Lerman 継手などがある（図10）[2]．

内転位と回旋を抑制し，屈曲・伸展と外転ができる継手には，外転蝶番付き股継手がある（図 10）[2]．また，和歌山医大式股関節用 S-splint（図 11）[2] は，変形性股関節症の前期や初期に対して，立脚時に大転子を圧迫して外偏を防ぎ，股関節に加わる圧を減じて骨頭内圧を低下させる効果があり，一定の成果をあげている．

3）股関節免荷装具

（1）大腿骨顆部支持式免荷装具（図 12）

坐骨で荷重を受け，大腿骨顆部で支える装具である．約 40％ の免荷が可能である．早期の変形性股関節症や大腿骨頭壊死などが適応となる．

LECTURE 4

MEMO
高齢者の大腿骨近位部骨折の予防としてヒッププロテクターがある．基本的な構造は，下着にポケットを付け（写真①），その中に衝撃分散素材（シェルタイプ）または衝撃吸収素材（ジェルタイプ）を入れてある（写真②）．転倒時の大転子への衝撃を和らげるものである．

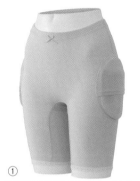
①

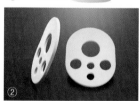
②

（写真提供：株式会社カネカ）

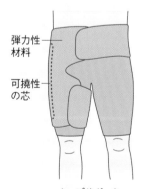

弾力性材料
可撓性の芯

a. ヒップサポーター　　b. 継手なしの固定用股装具

図 9 股関節の安静・固定用装具

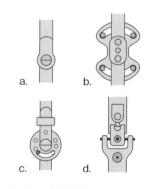

a.　b.

c.　d.

図 10　各種股継手
a：遊動式継手，b：Lerman 継手，c：ダイヤルロック継手，d：外転蝶番付き継手
（加倉井周一ほか編：新編装具治療マニュアル―疾患・症状別適応．医歯薬出版；2000．p.240[2] をもとに作成）

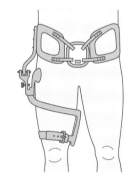

図 11　和歌山医大式股関節用 S-splint
大転子の外偏を防ぎ，股関節に加わる圧を減じる
（加倉井周一ほか編：新編装具治療マニュアル―疾患・症状別適応．医歯薬出版；2000．p.240[2]）

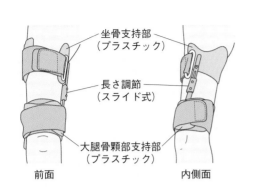

坐骨支持部
（プラスチック）

長さ調節
（スライド式）

大腿骨顆部支持部
（プラスチック）

前面　　　　　　内側面

図12　大腿骨顆部支持式免荷装具

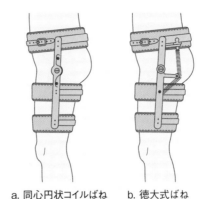

a. 同心円状コイルばね　　b. 徳大式ばね

図13　股装具の伸展補助機構

（2）坐骨支持長下肢装具

　大腿義足と同じ四辺形ソケットの坐骨棚で荷重を受け，股関節や下肢にかかる荷重を免荷する装具である．詳細は Lecture 12 参照．

**　4）股関節周囲筋の筋力を補助する装具**

　股継手の周りにばねやゴムバンドを取り付けて，股関節の動きを補助する仕組みである．特に，対麻痺や筋ジストロフィーなどで，股関節伸展筋力が弱い症例に対してこのような工夫をすることがある．

　伸展補助の機構としては，徳大式ばねを用いる方法，同心円状コイルばねを用いる方法（**図13**），ゴムバンドを用いる方法がある．しかし，一般的に十分な伸展力を得ることは難しい．

膝装具

1．膝装具の目的と対象疾患

　膝装具は，膝関節をはさんで，大腿と下腿部を覆い，膝関節をコントロールする装具である．

　対象となる疾患には，変形性関節症，関節炎，靱帯損傷，半月板損傷，骨折などがあり，障害としては，内反膝，外反膝，不安定膝，膝折れ，反張膝，拘縮などがある．

　膝装具には，歩行中にずり落ちたり，回旋したりする問題がある．それを防ぐために，さまざまな工夫がある（**図14**）[3]．

2．膝装具の種類

**　1）金属支柱付き膝装具**

　基本的な膝装具であり，両側金属支柱に膝継手，大腿半月，下腿半月が付いている（**図15**）．膝を強力にコントロールしたい場合には，支柱を延ばし，大腿半月，下腿半月を2個ずつ付ける．また，膝継手や膝当てを工夫することで，さまざまな膝の障害に対応できる．

　膝継手のない両側の支柱に，半月と膝当てを付けた膝装具をニーケイジという（**図16**）．シンプルな構造で，3点固定の原理により膝折れや反張膝を防ぐ．

　本装具の適応は，膝折れ，反張膝，内外反膝変形など応用範囲が広い．膝折れに対して通常は，膝当てと輪止め（リングロック）により膝を固定するが，膝伸展補助装

膝装具（knee orthosis：KO）

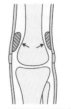

a. 大腿骨顆部固定

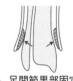

b. 足関節果部固定

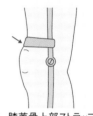

c. 膝蓋骨上部ストラップ

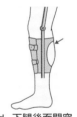

d. 下腿後面開窓

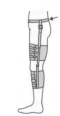

e. 腰ベルト

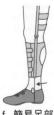

f. 簡易足部

図14　膝装具がずり落ちないようにするための工夫

（川村次郎ほか編：義肢装具学．医学書院：1992．p.238[3]）

ニーケイジ（knee cage）

37

置付きの膝継手（**図17**）であれば，膝を固定することなく歩行時の膝折れを防ぐことができる．このとき，膝は遊動なので歩行時のエネルギー消費は少なくてすむ．

　内反膝・外反膝の変形に対しては，ストラップやパッドを付けて矯正する（Lecture 2 図22 参照）．膝関節の拘縮に対しては，ダイヤルロックを取り付けたり，強度の拘縮であれば，ターンバックル装置（**図18**）を取り付けたりして矯正する．

2) プラスチック膝装具

　半月，支柱，継手などの構成要素がプラスチックで作られている膝装具である．すべての要素がプラスチックで一体構造で作られている膝装具もあるが，継手の一部に金属部品が使われているものもある．

　プラスチックの特性として，外見がよく軽量で，ある程度の硬度と弾力性がある．したがって，プラスチック装具には，硬度を活かした支持性と弾力性を活かした矯正力を期待することができる．

　プラスチック膝装具も，膝折れ，反張膝，不安定膝など各目的に応じたさまざまな形状の膝装具が作られている．また，反張膝だけでなく側方不安定膝も防止できるなどの目的を併せもつ膝装具も多い．反張膝にはSK装具（SK式膝装具），HRC膝装具など，不安定膝にはキャスバン（Cassvan）膝装具，プラスチックH型膝装具などが

プラスチック膝装具
(plastic knee orthosis)

LECTURE
4

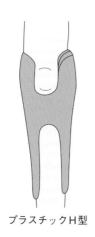

プラスチックH型

MEMO
プラスチック膝装具も，膝折れ，反張膝，不安定膝など，各目的に対応した様々な形状の膝装具が作られている．反張膝に対するプラスチック膝装具はLecture 12 に示した．その他，不安定膝には Cassvan 膝装具（次ページMEMO 参照），プラスチックH型膝装具（膝の側方不安定に適応があり，大腿骨内側上顆にくさびを差し込むことで，懸垂と矯正の効果を向上させる）などがある．

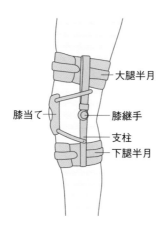

大腿半月
膝当て
膝継手
支柱
下腿半月

図15　基本的な膝装具

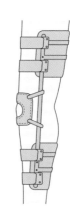

図16　ニーケイジ

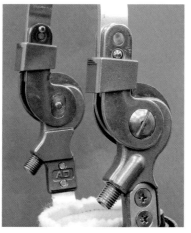

図17　膝伸展補助継手（SPEX 膝継手）

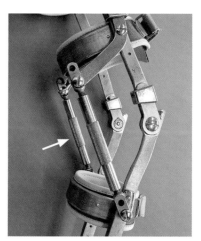

図18　ターンバックル
矢印の支柱を回すことで，膝角度を調節する．

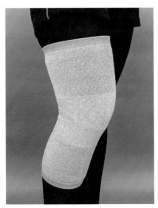

a. 膝サポーター

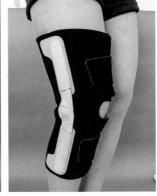

b. 膝サポーター(ステイ付き)

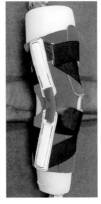

c. 膝サポーター(ス
テイ,回旋ストラ
ップ付き)

図19 軟性膝装具

ある.

3) 軟性膝装具 (図19)

　圧迫を目的とした伸縮性のある素材でできた弾性の膝サポーター(**図19a**)が主である.膝サポーターには,ねじれやずれを防ぐために,膝の両側にプラスチックや軽金属でできたヒンジ継手付きのステイ(stay;支柱)を取り付けたものもある(**図19b**).また1～2本の回旋ストラップを用いて,側方や前後方向の不安定性を防止しているものもある(**図19c**).

　一般的に固定性は不十分であるが,皮膚や筋への圧迫刺激の効果や保温効果,心理的な安心感が得られる.

■引用文献

1) 森中義広ほか:独自開発のプラスチック長下肢装具.日本義肢装具学会誌 2013;29(1):28-34.
2) 加倉井周一ほか編:新編装具治療マニュアル—疾患別・症状別適応.医歯薬出版;2000.p.239-55.
3) 川村次郎ほか編:義肢装具学.医学書院;1992.p.238.

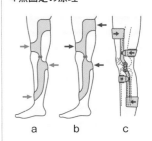

MEMO
4点固定の原理

a　　b　　c

a,bは,不安定膝に対するCassvan膝装具を示す.この膝装具は,aでは膝蓋骨上部と膝窩下部,下腿前面の3点で,膝の過伸展を防止し,bの膝蓋骨上部と膝窩下部,大腿後面の3点で,膝折れを防止している.これら2組の3点固定によって,大腿と下腿は前後方向への運動が制限され,特に下腿は後方への移動が抑制されている.

cは力方向を逆にした4点固定の膝装具で,下腿に関しては,前方への移動防止となる.

(加倉井周一ほか編:新編装具治療マニュアル.医歯薬出版;2000.p.251[2])

LECTURE 4

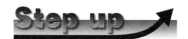

歩行評価で用いられる検査表

　下肢装具を装着して，その効果の確認には，歩行分析が不可欠である．運動学的に，歩行周期に合わせた各関節の運動方向や関節角度で歩行分析を行うことが基本的である．その他，ADL 評価に，歩行能力の評価項目が含まれているものもある．ここでは，複数の歩行評価表について，紹介する．

1) 膝関節の動きによる歩行パターン分類

　ド・ケルバン（De Quervain）ら[2]は，片麻痺者の歩行を麻痺側立脚相の膝関節の動きで分類した（図）．臨床でよくみられる現象であり，歩容を言い表すには有用な表現である．

2) Functional Ambulation Categories (FAC)

　脳卒中片麻痺者の歩行能力を，介助量と歩行環境で，0〜5 の 6 段階で評価している（表1）．

3) Functional Independence Measure (FIM)：機能的自立評価法

　ADL（日常生活活動）の評価指標であり，「運動 ADL」13 項目と「認知 ADL」5 項目で構成され，各 1〜7 点の 7 段階評価である．運動項目の移動として表2のように評価することができる．

4) そのほか

　NIHSS の上肢の運動，下肢の運動も利用されている（Lecture 11 参照）．

■引用文献

1) 田中惣治，山本澄子：片麻痺者の歩行パターンの違いによる歩行時の筋電図・運動力学的特徴．バイオメカニズム学会編：バイオメカニズム 23―身体制御機能の探求―．慶應義塾大学出版会；2016．p.p.107-17.
2) De Quervain IA, et al：Gait pattern in the early recovery period after stroke. J Bone Joint Surg Am 1996；78（10）：1506-14.

■参考文献

1) Holden MK, et al. Clinical gait assessment in the neurologically impaired. Reliability and meaningfulness. Phys Ther 1984；64（1）：35-40.
2) Mehrholz J, et al. Predictive validity and responsiveness of the Functional Ambulation Category in hemiparetic patients after stroke. Arch Phys Med Rehabil 2007；88（10）：1314-9.

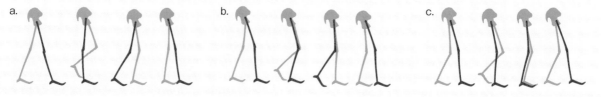

図　膝関節の動きによる歩行パターン分類
a：膝が過剰に伸展するパターン（extension thrust pattern），b：膝が過剰に屈曲するパターン（buckling knee pattern），c：膝屈曲位を歩行周期で維持するパターン（stiff knee pattern）
（田中惣治，山本澄子：片麻痺者の歩行パターンの違いによる歩行時の筋電図・運動力学的特徴．バイオメカニズム学会編：バイオメカニズム 23―身体制御機能の探求―．慶應義塾大学出版会；2016．p.p.107-17[1]／De Quervain IA, et al：Gait pattern in the early recovery period after stroke. J Bone Joint Surg Am 1996；78（10）：1506-14[2]）

表1　FAC

0	歩行不能，または 2 人以上の介助か必要
1	歩行可能であるが，常に介助が必要（介助レベルⅡ）
2	歩行可能であるが，常にまたは時々介助が必要（介助レベルⅠ）
3	監視または口頭指示が必要
4	平地では自立して歩行可能だが，階段や斜面などでは監視が必要
5	階段を含め，どこでも自立して歩行可能

表2　FIM

7 点	完全自立	50 m を補助具なしで自立（3 分以内）
6 点	修正自立	50 m を補装具等を使用して自立（3 分以上）
5 点	監視・準備	50 m 歩行に監視・指示・促しが必要
4 点	最小介助（75％以上自立）	手を添える程度の介助で 50 m 歩行可能
3 点	中等度介助（50％以上，75％未満自立）	介助にて 50 m 歩行可能
2 点	最大介助（25％以上，50％未満自立）	介助にて 15 m 以上歩行可能
1 点	全介助（25％未満自立）	介助しても 15 m 歩けない

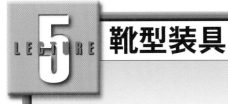

靴型装具

LECTURE 5

到達目標

● 靴の基本構造について理解する.
● 靴型装具に用いられる各補正とその目的について理解する.
● 靴インサートとふまず支えについて理解する.

この講義を理解するために

　靴型装具は，足部への治療だけではなく，下肢装具と組み合わせて使用されることも多くあります．足部や足趾の変形に対しては，積極的な装具治療を行わないこともありますが，足部や足趾での問題は，下肢や全身にも影響を及ぼすことがあるため，靴型装具は重要な装具です．

　以下の項目をあらかじめ学習しておきましょう．

　　□ 足関節，足部，足趾の構造と機能，および運動学について学習しておく.
　　□ 足関節，足部，足趾にかかわる疾患や障害について学習しておく.
　　□ 足関節，足部，足趾の機能や障害に関する評価について学習しておく.
　　□ 一般的な履物について，どのような種類や工夫があるのかを調べておく.

講義を終えて確認すること

　　□ 靴の基本構造について理解できた.
　　□ ふまずしんと月形しんの機能について説明できる.
　　□ 靴の踵に対する補正についてその種類と目的を説明できる.
　　□ 靴底に対する補正についてその種類と目的を説明できる.
　　□ 靴の内部の補正についてその種類と目的を説明できる.
　　□ 靴インサートとふまず支えの目的について理解できた.

LECTURE
5

1. 靴型装具の目的

靴型装具とは，足部の変形の予防・矯正，脚長差，足長の補正，疼痛部の保護，免荷などのために，医師の処方に基づいて作られた靴をいう．靴型装具は，患者に合わせて処方，採型，作製される．一方，靴の補正とは，既製靴を用いて種々の補正を行うことをいう[1,2]．

2. 靴型装具の適応となる疾患

靴型装具は，主に足関節から足趾に至るまでの疾患を対象とする．靴型装具の適応を以下に示す．

① 足関節：関節炎，強直，不安定性など．
② 足部：外反足，内反足，扁平足，凹足，開帳足，踵骨棘など．
③ 足趾：外反母趾，槌指，足趾の巻き込みなど．
④ 足関節や足部を構成する骨の骨折など．

3. 足の構造と機能

足には，縦アーチ（内側と外側）と横アーチがあり，衝撃吸収とスプリング作用がある（図1）[1]．これらのアーチがくずれると立位や歩行時に疼痛や炎症が生じる．

足趾の形状には，母趾がほかの趾より長い「エジプト型」，第2趾が母趾より長い「ギリシャ型」，足趾がほぼ同じ長さの「スクエア型（角型）」の3つのタイプがある（図2）．日本人にはエジプト型が多いといわれているが，最近ではギリシャ型も増えている．

両足で均等に体重を支えた場合の足底での荷重割合を図3[3]に示す．また，マルクワルト（Marquardt）は足部における荷重支持構造を図4[3]のように示した．

4. 足の測定

適合した靴を製作するためには，まず，足の大きさや形を正しく測定しなければならない．足の測定方法について図5[4]，6に示す．

MEMO
靴型装具を，JIS用語では整形靴（orthopaedic shoes, corrective shoes）という．

靴の補正（shoe modification）

ここがポイント！
足根骨には主に体重を支える働きがあり，中足骨には衝撃の吸収とばねの働きがある．足趾部には身体のバランスをとり，地面をつかみ，蹴る働きがある．

MEMO
巻き上げ機構
（windlass mechanism）
中足趾節関節が背屈すると足底腱膜が巻き上げられ，足のアーチは増強する．これを巻き上げ機構という．

MP関節が伸展すると，第1〜5基節骨に付着している足底腱膜が巻き上げられる．これにより縦のアーチが増強する．

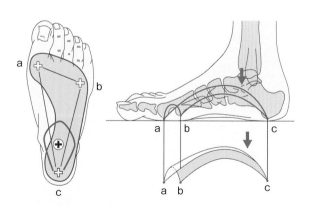

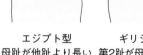

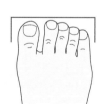

エジプト型	ギリシャ型	スクエア型
母趾が他趾より長い	第2趾が母趾より長い	足趾の長さがほぼ同じ

図2　足趾の形態

図1　足のアーチ構造
a：第1中足骨頭．b：第5中足骨頭．c：踵骨隆起．ab：前方横アーチ．ac：内側縦アーチ．bc：外側縦アーチ
（Kapandji IA 著，塩田悦仁訳：カラー版カパンジー機能解剖学　Ⅱ下肢．原著第6版．医歯薬出版；2010．p.235[1]）

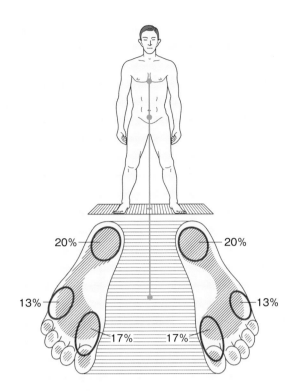

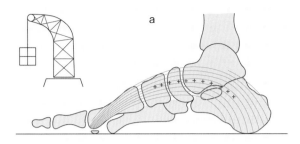

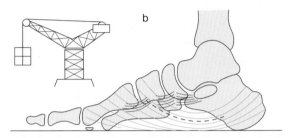

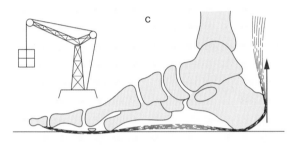

図3　足底での荷重割合
（加倉井周一訳：靴型装具のすべて―理論と実際. パシフィックサプラ
イ社：1983. p.39[3]）

図4　足部の荷重支持構造
a：MP 関節から踵骨へと走る骨構造が，関節を越えて荷重を支
　える.
b：足底の靱帯の牽引力が，荷重を支える.
c：足底にある腱・筋の力が，荷重を支える.
（加倉井周一訳：靴型装具のすべて―理論と実際. パシフィックサプラ
イ社：1983. p.43[3]）

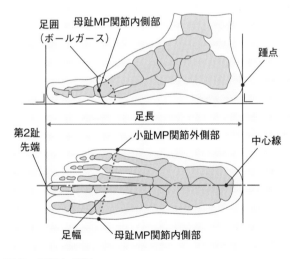

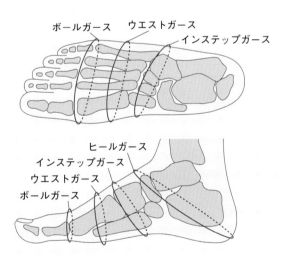

図5　足長と足幅
足長：両足を平行に開き，体重を平均にかけた立位姿勢のとき
の，踵の後端「踵点」から最も長い足趾の先端までの距離.
足幅：足長を測定するときの姿勢で，母趾 MP 関節内側部（イ
ンサイド・ボール）と小趾 MP 関節外側部（アウトサイド・ボー
ル）との最も幅の広いところの距離. 第1と5の MP 関節を結
ぶ線をボール・ジョイント線という.
足囲：足長を測定するときの姿勢で，母趾 MP 関節部と小趾
MP 関節部を取り巻く最も幅の広いところの周径. ボールガー
スともいう（**図6参照**）.
（JIS S 5037 をもとに作成）

図6　足の周径測定
足の周径を測る場所として，ボールガース（MP 関節部での周
径），ウエストガース（第1～5中足骨の骨幹部中央での周径），
インステップガース（第1～5中足骨底での周径），ヒールガー
ス（踵後端部〈踵点〉から足背部への周径）がある.
（ガース〈girth〉；周囲の長さ，胴回り）

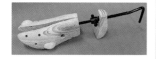

多くの靴は木型（ラスト；last）をもとに作られる．健常人の靴はJIS規格をもとにした標準の木型で作られる．しかし，靴型装具はさまざまな補正を木型に施して作製される．

より正確な足底の形状を採型するには，「トリッシャム」と呼ばれる，サクサクしたスポンジのようなものでできた足型採型フォームが用いられる．ちょうど新しく積もった雪の上に足を乗せ，少し体重をかけると足型ができるような感じである．その凹んだところに石膏を流し込むと，正確な足底の形ができあがる．

近年は3Dスキャナーを用いて採型し，3Dプリンターにて足底板や部品などを作製する方法も始まっている．

5. 靴の構造と機能

1）靴の基本構造

靴の製造方法はさまざまである．最も一般的なグッドイヤー・ウェルト式製靴法による靴の基本構造を**図7**に示す．

靴はアッパー（甲革，甲部）とボトム（靴底，底部）に分かれる．アッパーは，飾革（かざりかわ），爪革（つまかわ），腰革（こしかわ），べろ（舌革）などからできている（**図8**）．

靴には次の3つの「しん」があり，足を保護したり機能性を高めたりなどしている．

(1) ふまずしん

ふまずしんは足部の中心線から外側にあって，外側縦アーチの支持を行う（**図9**）[5]．

長さは，踵の中心から第1と第5中足骨骨頭を結ぶ線（ボールジョイント線）の近位（2～3 cm）までとし，足趾の踏み返し（MP関節の伸展）を妨げないようにする．ふまずしんは薄い金属の板でできていて，破損すると靴の安定性，支持性がなくなり，形が崩れる．

強直母趾など，MP関節が伸展することで痛みが生じる場合は，ふまずしんを遠位まで延長し，MP関節の動きを保護する．

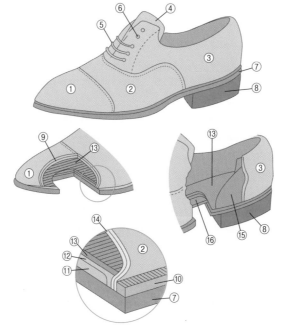

福祉関連機器用語〔義肢・装具学部門〕	対応英名
① 飾革	toe cap
② 爪革	vamp
③ 腰革	quarter
④ べろ（舌革）	tongue
⑤ 靴ひも	lace
⑥ はとめ	eyelet
⑦ 表底	outsole
⑧ かかと	heel
⑨ 先しん	toe box
⑩ ウェルト（細革）	welt
⑪ 中物	filler
⑫ 中底	insole
⑬ 中敷	sock
⑭ 裏革	lining leather
⑮ 月形しん	counter
⑯ ふまずしん	shank

図7　靴の基本構造（グッドイヤー・ウェルト式製靴法）
アッパー（upper；甲革または甲部）は，靴の背面全体をいう．
靴底は，ボトム（bottom；底部）ともいい，靴の底面全体をいう．

MEMO
靴のサイズ
JIS規格（日本産業規格）では靴のサイズについて，男性用，女性用，子ども用（原則として11歳以下の男児と女児）に分け，足長と足囲または足幅で表している（JIS S 5037[4]）．足囲・足幅は，A，B，C，D，E，EE，EEE，EEEE，F，G（男性用だけ）の分類があり，Aが狭く，Gが広い．

ここがポイント！
靴型装具は，短下肢装具や長下肢装具に取り付けられるものも含めて，その多くが専門の靴製作所で作られる．下肢装具の処方により，義肢装具製作所の義肢装具士が採型するが，靴は専門の靴製作所に依頼することが多く，そのため，靴型装具の製作には時間がかかる場合が多い．

MEMO
できあがった靴型装具が部分的に足の骨突起部に当たる場合，図のような器具（シューズストレッチャー）で，当たる場所を広げることができる．当たる部分に革を軟らかくする液を塗り，本器具を使って広げれば，2～3日で履けるようになる．もちろん，初めから当たらないようにできあがってくるのがベストである．この器具は市販の靴にも使うことができる．

（2）月形しん

月形しんは靴の踵部分にあって，靴の型くずれを防ぐほかに，足を入れやすくしたり，踵をずれないようにしたりする役割がある（**図10**）．通常，踵の前面から0.5〜1 cm前方までの長さである．

（3）先しん

指先を覆うように作られており，爪先を保護する役割がある．また，靴の形状を保つ役割もある．安全靴では爪先を保護するため，その強度が決められている．

2）トウスプリングとヒールピッチ（図11）

トウスプリングは爪先上がりともいい，靴底の前面が床面から上がっている角度をいう．踏み返しを容易にするために付けられる．ヒールピッチは踵の高さで決まる．

トウスプリング（toe spring）

ヒールピッチ（heel pitch）

3）爪先の形状

主な爪先の形状を**図12**[2]に示す．装具に用いられる靴には，爪先の横幅が広いラウンドトウまたはスクエアトウが適している．

4）ヒールの種類

主なヒールの種類を**図13**[2]に示す．アーミーヒールは，上下の幅が同じで安定がよく，男性の革靴に使われている．キューバンヒールは，上から下へ次第に細くなっ

LECTURE **5**

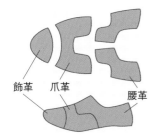

飾革　爪革　腰革

図8　アッパー（甲部）の構造
型紙から，革を上段のような形に切り取る．型紙から切り取った革を木型に合わせて縫い合わせると，アッパー部分ができあがる（下段）．

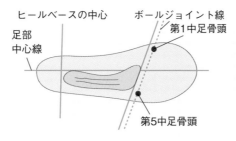

ヒールベースの中心　ボールジョイント線
足部中心線　第1中足骨頭
第5中足骨頭
ボールジョイント線
ふまずしん

図9　ふまずしんの位置
ふまずしんは，基本的には足の縦アーチを支持するために取り付けられる．裸足と違って，靴にヒール高が付けられると第5中足骨は持ち上げられて，外側縦アーチを保持するための距離が不足し，体重を支えられなくなってしまう．そのために第5中足骨骨幹部の補助的な支持としてふまずしんは必要で，できるだけ外側に置くようにする．
（加倉井周一訳：靴型装具製作マニュアル．パシフィックサプライ社：1984. p.13[5]をもとに作成）

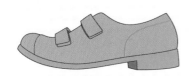

図10　月形しん
右は月形しんの延長．

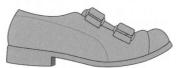

a b

図11　トウスプリング（a）とヒールピッチ（b）

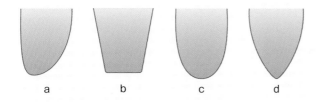

a　b　c　d

図12　爪先の形状
a. オブリークトウ，b. スクエアトウ，c. ラウンドトウ，d. ポインテッドトウ
（岸本　孝：靴の事典―下駄をはいた？．文園社；2000. p.131[2]をもとに作成）

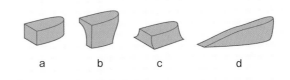

a　b　c　d

図13　ヒールの種類
a. アーミーヒール，b. キューバンヒール，c. フレアーヒール，d. ウェッジヒール
（岸本　孝：靴の事典―下駄をはいた？．文園社；2000. p.131[2]をもとに作成）

ており，女性の靴に多い．フレアーヒールは，下が広がっており，安定性がよい．ウェッジヒールは，前方が低く後方が高い楔形をしており，運動靴などに用いられている．足部全体を支えているため，ふまずしんは不要である．

5) 靴の高さ

腰革の高さにより，次のような名称がある（**図14**）．

短靴（low quarter shoes／Oxford shoes）
チャッカ靴（chukka shoes）

① **短靴**：腰革の高さが果部から 2〜3 cm 下にあるもの．

② **チャッカ靴**：腰革の高さがほぼ果部までのもの．短靴よりも靴のピストン運動が少なく，足部を外力から守り，かつ防寒用にも用いられる．しかし，果部と腰革との摩擦が大きく，痛みが出ることもある．

半長靴／編み上げ靴（high quarter shoes／hightop shoes）

③ **半長靴**（編み上げ靴）：腰革の高さが果部から 2〜4 cm 上までのもの．果部を覆うため，足部を外傷から守り，防寒用としても用いられる．足部を安定させるだけの強さはない．

長靴（boots）

④ **長靴**：腰革の高さが下腿 2/3 くらいまであるもの．

超深靴（extra depth shoes）

⑤ **超深靴**：補正を加えた中敷や靴インサートなどを挿入して使用するために，靴の内部を深くした靴である．通常 1/4〜3/8 インチ（6〜10 mm）ほど深くする．

6) 靴の開き

靴ひもを締める部分の開き方により，次のように分類される（**図15**）．靴型装具では，靴ひもの代わりに面ファスナーを用いることが多い．

バルモラル（Balmoral）

① **バルモラル（内羽根式）**：羽根とは，靴ひもを通す穴（はと目）が空いている皮の部分のことをいう．バルモラルはこの羽根が一体化し，V 字型に開いている．「枠付き」ともいう．

ブラッチャー（Blucher）

② **ブラッチャー（外羽根式）**：羽根が離れていて，両側に大きく開いたもの．「とんび」ともいう．靴型装具には，バルモラルよりもこちらをよく用いる．

③ **外科開き**：靴の開きが爪先の飾革まで開いているもの．足部の術後や足関節強直

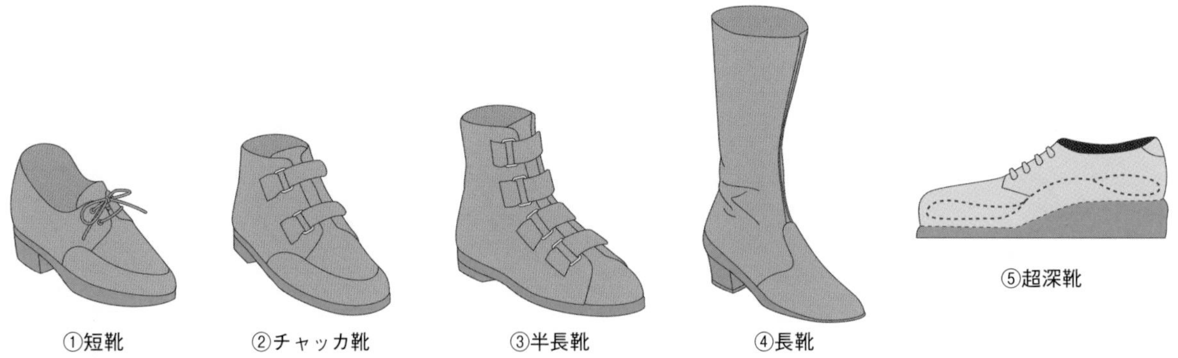

図 14　腰革の高さ

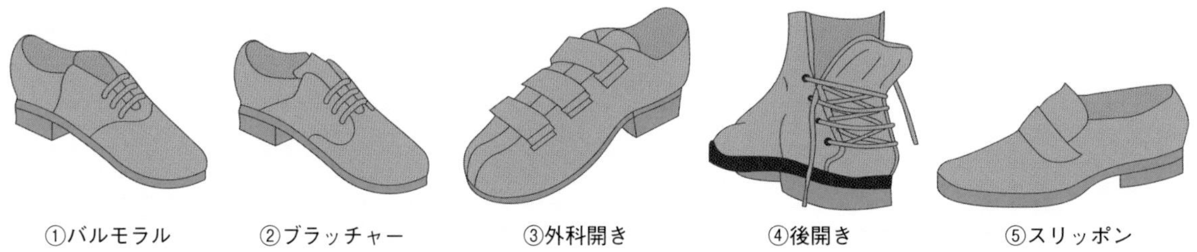

図 15　靴の開き

などの場合に用いる．また，足趾の状態を目で見て確認することができるので，感覚障害のある足には適応になる．

④ **後開き**：靴の開きが後方にあるもの．足関節が固定されていたり，下肢装具を併用したりする場合に有用である．

⑤ **スリッポン式**：靴ひもなど履き口を締め上げる部品がなく，足を滑り込ませるだけで簡単に履ける靴をいう．代表的なスタイルにローファーがある．

6．靴の補正

靴の補正とは既製靴や足に適合させて製作した靴に対して，部分的に作り変えたり，素材を変えたりすることをいう．靴底や踵，靴の内部に施される．

1）靴底に対する補正

靴底に対する補正について代表的なものを**表1**に示す．

MEMO
踏み返し（ロッカー動作，Lecture 1 参照）について
足関節や足趾に拘縮があると，歩行時立脚相での体重の前方移動がスムーズにいかないため，跛行となる．このとき，ロッカーバーやカットオフヒールなどの工夫を施し，靴底全体をロッカーボトム（船底型）とすることで，踏み返し（ロッカー動作）を代償し，体重のスムーズな前方移動ができるようになる．AFO や KAFO で，足継手を固定した際にも適用できる．

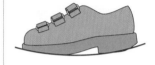

表1 靴底に対する補正

種類	構造・特徴	適応と機能
ソールウェッジ（sole wedge）	・厚さ1mm程度の楔（ウェッジ）を内側または外側に取り付ける	・内側ソールウェッジ：小趾球側への荷重．外反足，X脚に適応 ・外側ソールウェッジ：母趾球側への荷重．内反足やO脚に適応 ・ウェッジヒールやフレアヒールと同時に用いると効果的
メタタルザルバー（metatarsal bar）	・第1〜5中足骨頭のやや後方に，1.5〜2cm幅で取り付ける	・中足骨頭の免荷 ・踏み返し（フォアフットロッカー）を容易にする ・足関節の可動域制限・疼痛があるときに保護を目的として使用 ・同じ中足骨頭の免荷を目的とするものに，デンバーバー，メイヨーバー，トーマスバーがある
ハウザーバー（Hauser bar，comma bar）	・腎臓形で，頭部（中央部）は厚さ約6mm，内側への延長部分はそれよりも1〜2mm薄い ・靴底の最も幅の広い部分より6〜7mm後方に取り付ける	・内側縦アーチの支持 ・前足部の回内防止 ・第1〜3中足骨頭の免荷 ・通常トーマスヒールや内側ウェッジと併用
蝶型踏み返し（butterfly shaped rocker）	・蝶型のくぼみに第2・3または第3・4中足骨頭がくるようにする	・第2・3または第3・4中足骨頭の免荷
ロッカーバー（rocker bar）	・靴底よりも5〜10mm高くして，中足骨頭の直下に置く	・踏み返し（フォアフットロッカー）を容易にする ・足関節の炎症や強直，中足骨頭の免荷，中足骨骨幹部骨折，知覚障害のある足部などに適応

> ⚠ **気をつけよう！**
> 靴の踵の構造で，踵の前縁を前方に延長して，靴底全体を平らにした踵も，ウェッジヒール（wedge heel）という.

2）靴の踵に対する補正

靴の踵に対する補正について代表的なものを**表2**に示す.

3）靴の内部での補正

靴の内部での補正を**表3**[3.5.6)] に示す.

表2　靴の踵に対する補正

種類	構造・特徴	適応と機能
サッチヒール（SACH heel）	・踵の後ろにクッション性のある材質（スポンジ・クレープゴム）が挿入されている	・踵接地時の衝撃吸収 ・足関節の底背屈（距腿関節）を代償することで踏み返しが容易になる ・足関節の強直または拘縮に適応
カットオフヒール（cutoff heel）	・踵の後縁が斜めに削られている	・足関節の底背屈（距腿関節）を代償することで踏み返しが容易になる ・足関節の強直または拘縮に適応 ・ロッカーバーとの併用が多い（舟底になる）
キールヒール（keel heel）	・踵の中心線上に硬い素材を残したまま，両側に楔状のスポンジゴムを挿入したもの	・足関節の内外反（距骨下関節）を代償することで踏み返しが容易になる ・足関節の強直または拘縮に適応
トーマスヒール（Thomas heel） 外　内	・踵の内側前面を舟状骨直下まで約1.5cm延長	・内側縦アーチの支持性を高める ・主な適応は扁平足，外反扁平足 ・踵の外側前面を延長したものを逆トーマスヒールといい，内反足，内反尖足に適応
ウェッジヒール（wedge heel）	・踵の内側または外側にウェッジを取り付ける	・外側または内側に荷重がより多くかかる ・内側のウェッジヒールは外反扁平足に，外側のウェッジヒールは内反尖足や凹足に適応 ・フレアーヒールと併せて使用することで，安定性が増し，より効果的となる
フレアーヒール（flare heel）	・踵の内側または外側に最大1cmのフレアーを取り付ける	・踵接地時に内反や外反がみられるときには，内側や外側または両側に取り付ける ・ウェッジや補高を付けると踵が高くなる．このとき踵を安定させるために取り付ける
踵の補高	・踵を最適な高さに補高する	・脚長差があるとき，また，対側下肢の振り出しを容易にするときに取り付ける

表3　靴の内部での補正

種類	構造・特徴	適応と機能
a. 舟状骨パッド (scaphoid pad, navicular pad, cookie insole) 第1中足骨頭　ヒールの中心 13 mm 材質としては、フェルト、スポンジ、ゴムなどがある 舟状骨パッドの形状	・中足骨頭のやや後方から踵の中心までかかる ・最高部が距舟関節部にある ・アーチ・クッキーともいう ・さまざまな大きさ、形状、材質があり、市販もされている	・扁平足で内側縦アーチが低い ・凹足で内側縦アーチが高い
b. 中足骨パッド（metatarsal pad） メタタルザル・パッド　　ダンサー・パッド	・パッドの厚さと足部の状態に応じて中足骨頭の後方 3/16 インチ（4.8 mm）〜 1/4 インチ（6.3 mm）に置く ・さまざまな大きさ、形状、材質があり、市販されている ・舟状骨パッドといっしょに取り付けられることが多い ・ダンサー・パッドは通常の中足骨パッドよりも厚く幅広いものをいい、個々の中足骨頭に合わせて面取りがされている	・開帳足に対して、横アーチを保持するため（中足骨の支持） ・中足骨頭に痛みがある場合の免荷 ・踵の高い靴を履いた場合、足部の前方へのずれを抑える
c. ヒール・パッド	・踵に弾力性のある馬蹄形のスポンジ、ゴム、フェルトなどを取り付ける ・骨棘がある場合、骨棘の部位を確認して、パッドを凹ませ、圧が集中しないように工夫する	・踵骨棘、足底腱膜炎
d. 踵のくり抜き ヒール・パッド 踵のくり抜き	・骨棘の当たる部位を確認し、踵にドリルで深めの穴（約2.5 cm）を開ける。穴を開けた後、軟らかめの発泡剤で穴を塞ぎ、その上にヒール・パッドを敷く	・踵骨棘
e. フェルト・クッション（楔状またはドーナツ状） ドーナツ 楔状	・靴と接触し、圧痛が生じる場所に用いる ・特に母趾球、小趾球、第5中足骨基底部粗面などの骨突起部は当たりやすい。痛みのあるときは、楔状のフェルト・クッションを免荷部位のすぐ後方に取り付けるか、ドーナツ状のフェルト・クッションを免荷部位を取り囲むように取り付ける	・踵骨棘、中足骨頭痛、外反母趾、足背隆起部など

（加倉井周一訳：靴型装具製作マニュアル．パシフィックサプライ社；1984．p.29，p.31，p.52[5]，American Academy of Orthopaedic Surgeons：Orthopaedic Appliances Atlas, Vol.1. Edwards JW-Ann Arbor；1952．p.467[6]，加倉井周一訳：靴型装具のすべて―理論と実際．パシフィックサプライ社；1983．p.79[3] をもとに作成）

7. 靴インサートとふまず支え

1）靴インサート

靴インサートは、靴の内側に差し込む装具である（**図16**）。ギプス採型したり型紙を作ったりして、一人ひとりの患者に適合させる。プラスチックや皮革などでできている。外反扁平足に対してはUCBLインサートがよく用いられる。

靴インサート（shoe insert）

 MEMO

UCBL インサート
米国のUniversity of California Berkeleyで開発されたプラスチック製の靴インサートのこと。

LECTURE
5

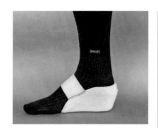

a. 靴インサート

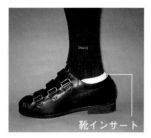

靴インサート

b. 靴インサートを付けて靴を履いたところ

図16　靴インサート

アーチサポート (arch support)

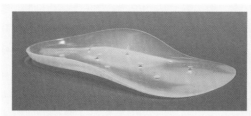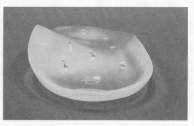

図17　シリコーンゴム製のアーチサポート（中村ブレイス株式会社）
内側縦アーチと横アーチの支えが付いている.

表4　靴の内部と外部での補正の特徴

項　目	靴内部での補正	靴外部での補正
効果	機械的な効率がよい	機械的な効率はあまりよくない
既製靴の利用	サイズをやや大きくしなければならない	同一サイズの靴がそのまま利用できる
着脱性	良好	やや不便，前開き（時には後開き）
耐久性	やや不良	良好
メインテナンス	やや不良	良好（摩耗部分の交換が容易）
外観	良好	不良

（日本義肢装具学会監：装具学，第3版. 医歯薬出版；2003，p.29[7])）

2) ふまず支え

　ふまず支えは足部のアーチを支持するための装具で，足底挿板，アーチサポートとも呼ばれる．踵は固定しない．足部の変形に対する予防および治療として用いられ，シリコーンゴムでできた既製品などもある（図17）.

　靴インサート，ふまず支えともに，直接足部に装着することもできるので，靴を脱いだ室内でも使用することが可能である.

8. 靴の内部補正と外部補正との比較

　靴内部と外部での補正の特徴を表4[7])に示す.

■引用文献

1) Kapandji AI 著，塩田悦仁訳：カラー版カパンジー機能解剖学　II下肢，原著第6版. 医歯薬出版；2010．p.235.
2) 岸本　孝：靴の事典―下駄をはいた？. 文園社；2000．p.131.
3) Marquardt W：Die theoretischen Grundlagen der Orthopadie Schuhmacherei．/加倉井周一訳：靴型装具のすべて―理論と実際. パシフィックサプライ社；1983．p.13-43，p.79.
4) JIS S 5037.
5) Edwards CA：A Manual of Orthopedic Shoe Technology．/加倉井周一訳：靴型装具製作マニュアル. パシフィックサプライ社；1984．p.13，p.29，p.31，p.52-79.
6) American Academy of Orthopaedic Surgeons：Orthopaedic Appliances Atlas, Vol.1. Edwards JW-Ann Arbor；1952. p.467.
7) 日本義肢装具学会監：装具学. 第3版. 医歯薬出版；2003．p.29.

■参考文献

1) 日本義肢装具学会監：装具学. 第4版. 医歯薬出版；2013.
2) 川村次郎ほか編：義肢装具学，第4版. 医学書院；2009.
3) 日本整形外科学会，日本リハビリテーション医学会監：義肢装具のチェックポイント，第8版. 医学書院；2014.
4) 加倉井周一ほか編：新編装具治療マニュアル―疾患・症状別適応. 医歯薬出版；2000.
5) 荻島秀男監訳：カパンディ関節の生理学　II下肢. 医歯薬出版；1986.
6) Edwards CA：A Manual of Orthopedic Shoe Technology．/加倉井周一訳：靴型装具製作マニュアル. パシフィックサプライ社；1984.
7) 石神重信ほか. 片麻痺患者への装具処方―急性期の処方の実際. 総合リハ 1988；16 (10)：765-71.

LECTURE 5

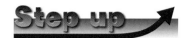

1. 足関節および足部の問題に対する靴型装具の補正内容

足関節および足部の問題に対する靴型装具の補正内容について，表1にまとめた．

表1　足関節・足部の問題に対する靴型装具の補正一覧

症状・障害, 適応	補 正			症状・障害, 適応	補 正		
	踵	ソール（足底）	内部		踵	ソール（足底）	内部
外反膝（X脚）	（月形しんの内側を延長）	内側ソールウェッジ	舟状骨パッド	凹足	外側ウェッジヒール		舟状骨パッド
内反膝（O脚）	（月形しんの外側を延長）	外側ソールウェッジ		脚長差	踵の補高両側フレアヒール	ロッカーバー	中敷
足関節の拘縮・強直	サッチヒールカットオフヒールキールヒール	メタタルザルバーロッカーバー		中足骨骨頭の免荷		メタタルザルバーデンバーバーメイヨーバートーマスバーハウザーバー（第1〜3）ロッカーバー蝶型踏み返し（第2〜4）	メタタルザルパッドダンサーパッド
足関節炎	サッチヒールカットオフヒールキールヒール	ロッカーバー					
踵骨棘	サッチヒールカットオフヒールキールヒール		ヒール・パッド踵のくり抜き踵				
外反扁平足	内側フレアヒール内側ウェッジヒールトーマスヒール（月形しんの内側を延長）	内側ソールウェッジハウザーバー（前足部の回内防止）	舟状骨パッド	足部横アーチの支持		デンバーバーメイヨーバートーマスバー	メタタルザルパッドダンサーパッド
内反尖足	外側フレアヒール外側ウェッジヒール逆トーマスヒール（月形しんの外側を延長）	外側ソールウェッジ		内側縦アーチの支持	トーマスヒール	ハウザーバー	
				外側縦アーチの支持	逆トーマスヒール	（ふまずしん）	

2. 感覚障害のある足への靴の工夫

末梢神経障害による感覚障害のある足部は，創ができても気づかないことが多い．よって，創ができていないかどうかを頻繁にチェックしなければならない．特に糖尿病を患っている人であれば，創をそのままにしておくと，瞬く間に壊疽になってしまう．早急な治療が必要であるとともに，足部への負担が少なく，創をつくらない靴にするための工夫も大切である．

感覚障害のある足部に対しては，深靴をもとにした工夫が紹介されている（図1）[1]．

① 靴の長さは最も長い趾よりも 10〜15 mm 長くする．

② 靴の高さは半長靴か，またはピローバック（pillow back）を取り付ける．

③ 靴の開きは外羽根式（ブラッチャータイプ）．

④ 先しん（トウボックス）には縫い目を作らない．

⑤ 靴底は，踵の後ろを斜めに切り落した舟底型（ロッカーボトム）とし，外側フレアーを取り付ける．

3. 除圧サンダル，免荷靴

近年，糖尿病などの循環障害による下肢切断が急増しており，外傷による切断者数を上回っている．特に糖尿病による足の潰瘍や壊疽は切断になるきっかけとなるが，足部に潰瘍や壊疽があることで，悪化を恐れ，日中はほとんど横になって過ごしている人も多い．結果的に下肢関節の拘縮も起きてしまう．しかし，潰瘍や壊疽の部分を除

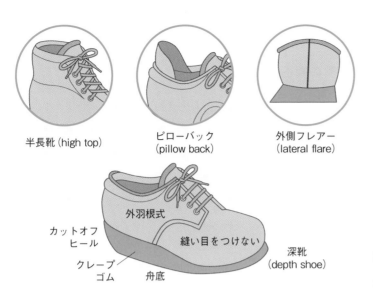

半長靴 (high top)　　ピローバック (pillow back)　　外側フレアー (lateral flare)

外羽根式

カットオフ
ヒール

クレープ
ゴム　　舟底

縫い目をつけない

深靴 (depth shoe)

図1　感覚障害のある人への深靴の工夫
（Goldberg B, eds：Atlas of Orthotics and Assistive Devices. 3rd edition. Mosby-Year Book；1997. p.443[1]）

LECTURE
5

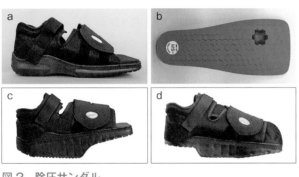

図2　除圧サンダル
a. 足背部のベルトは軟らかい素材でできており，足先まで全開できる．また，トウスプリングが大きく設定されており，爪先への負荷を軽減している．bのインソールと組み合わせて使用される．
b. 免荷サンダル用のインソール．インソール全体にハニカム状の切り込みが入っており，免荷したい部位を自由に切り取ることができる．
c. 足底の前足部が大きく切り取られた免荷サンダル．足趾や前足部の免荷ができる．bのインソールと組み合わせて使用される．
d. 足底の踵部が大きく切り取られた免荷サンダル．踵部の足底圧を軽減できる．bのインソールと組み合わせて使用される．
（c，d：DARCO「Heel Wedge」カタログより）

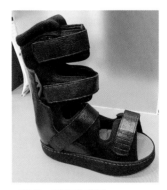

図3　足底免荷靴
3枚のインソールの加工・組み合わせにより適切な除圧・免荷ができる．また，足底はロッカーソールとなっており，スムーズな歩行が可能である．

圧・免荷することで，日常の歩行も可能となる．リハビリテーションの見地から，寝かせるのではなく，積極的に身体を動かすことで，ADLの維持やQOLを高めることを考えていきたい．

　通常の工夫として，足の形に合わせた中敷きに，潰瘍や壊疽の部分が当たらないように穴をあけ，併せて軟らかい素材を使用することで，歩行ができるようになる．また，除圧サンダル（図2）や免荷を目的とした靴（図3）も市販されている．これらの装具を積極的に用いることで歩行を維持していくことが望まれる．

■引用文献

1）Goldberg B, eds：Atlas of Orthotics and Assistive Devices, AAOS. 3rd edition. Mosby-Year Book；1997. p.443.

■参考文献

1）日本義肢装具学会監：装具学．第4版．医歯薬出版；2013.
2）日本整形外科学会，日本リハビリテーション医学会監：義肢装具のチェックポイント．第8版．医学書院；2014.

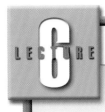

下肢装具のチェックアウト

到達目標

- 下肢装具の各関節継手の位置について理解する.
- 金属支柱付き下肢装具のチェックアウト項目について理解する.
- 靴型装具のチェックアウト項目について理解する.
- プラスチック下肢装具のチェックアウト項目について理解する.

この講義を理解するために

　製作されてきた下肢装具が, 患者や治療目的に合っているかどうかを確認することも, 理学療法士としては重要な仕事の一つです. 理学療法士は装具を用いた治療を行うわけですから, 患者に適合しない装具や治療目的に合っていない装具では, 十分な装具療法ができません. 場合によっては, 適合していないために患者を傷つけることもあります.

　必要なチェックアウト項目を学習するために, 今までに学んだことを十分に学習しておきましょう.

　　□ 下肢および下肢関節の構造と機能, および運動学について学習しておく.

　　□ 3点固定の原理について学習しておく.

　　□ 短下肢装具, 長下肢装具, 靴型装具の構造と機能について学習しておく.

　　□ 金属支柱付き装具とプラスチック装具の特徴について学習しておく.

講義を終えて確認すること

　　□ 股継手, 膝継手, 足継手の位置を説明できる.

　　□ 金属支柱付き下肢装具および靴型装具の立位でのチェックアウト項目を説明できる.

　　□ プラスチック下肢装具のチェックアウト項目について説明できる.

　　□ 下肢装具を装着しての異常歩行のチェックアウト項目を説明できる.

　　□ 下肢装具を取りはずした後のチェックアウト項目について説明できる.

1. 下肢関節の解剖学的特徴と装具継手

下肢装具を製作する際には，生体の関節軸と装具の機械軸を一致させる必要がある．この軸位が一致していなければ，歩行や座位で関節を動かした際に，下肢の動きと装具の動きが合わなくなる．その結果，歩容が悪くなったり，ずれや局部の圧迫といった問題が生じる．しかし実際には，生体の関節軸は股関節，膝関節，足関節ともに単純ではない．したがって，単純な構造である装具の継手と完全に一致させることは困難である．

装具の継手軸は，前額面，矢状面，水平面の解剖学的基本面上でとらえ，前額面上では高さおよび床との関係，矢状面では前後の位置，水平面では進行方向との関係をみる．基本的に継手軸は床面に平行で，進行方向に直交する．

2. 股関節の運動軸と継手軸

1）股関節運動軸

股関節は球関節（臼状関節）であり，運動軸は屈曲・伸展，外転・内転，外旋・内旋の多軸性である．運動中心は大腿骨骨頭中心である．

大腿骨頸部の長軸は，斜め上方かつ内前方に向いている．大腿骨頸部の長軸が大腿骨体の長軸となす角度（頸体角）は120～130°であり，水平面においては内前方へ10～30°の角度をなす（前捻角）（図1）．

2）股継手軸

装具の股継手が，生理的な股関節の動きをすべて再現することは不可能であり，多くの継手で屈曲・伸展の動きだけを実現する．内外転，内外旋方向へは可動しない．

軸心を決める際には，大腿骨骨頭の中心位置を把握しなければならない．しかし，体表からの触知は不可能なので，大転子との位置関係から決定する．

股継手軸は原則的に，次の位置におく（図1）．
① 前額面では，大転子から2cm上方で，床面に平行．
② 矢状面では，大転子から1～2cm前方．
③ 水平面では，大転子から1～2cm前方で，進行方向に直交．

LECTURE
6

📖 調べてみよう
股関節の運動学について復習しておこう．

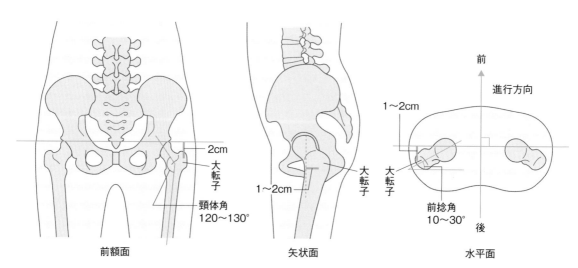

図1 機能解剖学的股関節軸と装具股継手軸

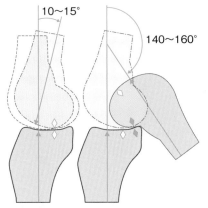

図2　膝関節の屈曲・伸展運動
（内側顆の動き）
▲は膝関節完全伸展位での大腿骨と脛骨の関節軟骨の接点，◇は膝関節10～15°屈曲位での接点，◆は膝関節完全屈曲位での接点.
（Kapandji IA 原著，塩田悦仁訳：カラー版 カパンジー機能解剖学II 下肢，原著第6版，医歯薬出版；2010．p.89[1]）をもとに作成）

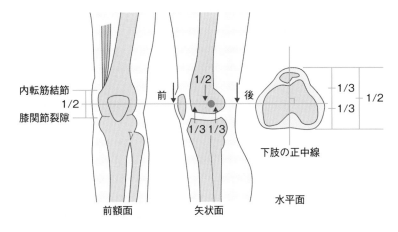

図3　機能解剖学的膝関節軸と装具膝継手軸
（日本義肢装具学会監：装具学，第3版．医歯薬出版；2003．p.56[3]）をもとに作成）

3. 膝関節の運動軸と継手軸

1）膝関節運動軸

　膝関節（大腿脛骨関節）は，屈曲と伸展が主な運動であり，構造的には顆状関節（らせん関節），機能的には蝶番関節に分類される．しかし，運動学的には複雑で，ころがり運動とすべり運動，終末強制回旋運動などがみられる（図2）[1]．したがって，運動軸は一点に定まらず，フランケル（Frankel）[2]によれば，矢状面からみて逆Cの字状に偏位しているという．

2）膝継手軸

　膝関節は，前述のようにその運動の軸が一点に定まらない．膝装具などでは特殊な機構をもつ継手を使用することもあるが，単軸のヒンジ継手を使用する場合，膝継手軸は原則的に次の位置におく（図3）[3]．
　① 前額面では，内転筋結節と膝関節裂隙の中間点を通り，床面に平行.
　② 矢状面では，膝の前後径の1/2の点と後方1/3の点の中間点.
　③ 水平面では，膝の正中線に直交.
　膝関節の場合，股関節の外旋などにより膝が外側に向いていることがあるので，膝の正中線（前後面）が矢状面（進行方向）と必ずしも一致しない．矢状面を膝の前後面としてもよい.

4. 足関節の運動軸と継手軸

1）足関節運動軸

　足関節は，距腿関節が蝶番関節（らせん関節）で背屈・底屈運動を行う．また，距骨下関節は顆状関節で，距踵舟関節と一緒に動いて，内反・外反運動を行う.
　距腿関節の運動軸についてイスマンとインマン（Isman & Inman）[4]は，前額面では外側下方，水平面では内側前に傾き（図4）[4-6]，さらに個人差も大きいという．よって，背屈時には足底はやや外側を，底屈時にはやや内側を向く．距骨下関節の運動軸も，床面とは41°，足の長軸とは23°の角度をなす（図5）[4].

📖 調べてみよう
膝関節の運動学について学習しておこう.

📝 MEMO
ころがり運動（rolling）とすべり運動（sliding）
大腿顆部表面の長さに比べて，脛骨上関節面の長さが短いため（約1/2），屈曲・伸展の運動の際には，ころがり運動とすべり運動が生じている．膝関節が伸展0°から屈曲していく場合，内側顆では10～15°，外側顆では20°まで，ころがり運動だけが起きている．その後徐々にすべり運動の要素が加わり，屈曲の終わりにはすべり運動だけとなる（図2）[1].

📝 MEMO
終末強制回旋運動（screw-home movement）
屈曲位から完全伸展する直前に，脛骨は大腿骨に対して自動的に外旋する．また，完全伸展位から屈曲を始めるときは，脛骨は逆に内旋する．このメカニズムには，大腿骨内側顆の形状，前十字靱帯の緊張，大腿四頭筋の牽引角度がかかわっている.

正中線（mid sagittal plane）

📖 調べてみよう
足関節の運動学について学習しておこう.

距腿関節（talocrural joint）

距骨下関節（subtalar joint）

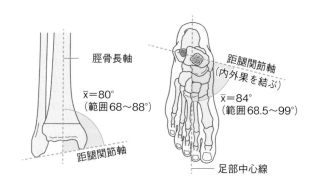

図4　距腿関節の運動軸
(Isman RE, Inman VT. Bull Prosthet Res 1969：97-129[4]), Magee DJ：
Orthopedic Physical Assessment, 5th edition. Saunders；2007[5]), Magee
DJ 原著，陶山哲夫ほか監訳：運動器リハビリテーションの機能評価Ⅱ,
原著第4版．エルゼビアジャパン；2006[6]))

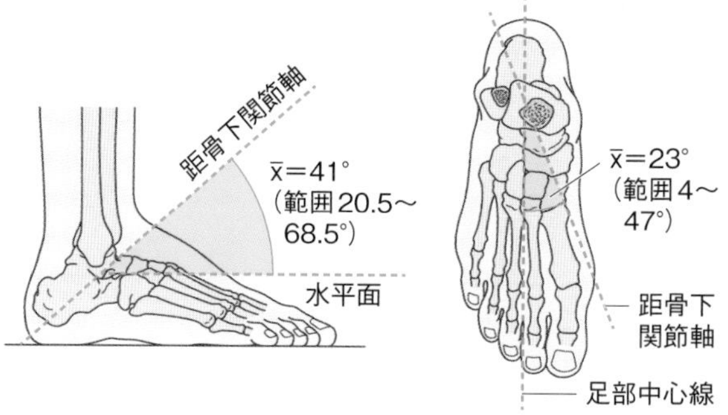

図5　距骨下関節の運動軸
(Isman RE, Inman VT. Bull Prosthet Res 1969：97-129[4]), Magee DJ：
Orthopedic Physical Assessment, 5th edition. Saunders；2007[5]), Magee
DJ 原著，陶山哲夫ほか監訳：運動器リハビリテーションの機能評価Ⅱ,
原著第4版．エルゼビアジャパン；2006[6]))

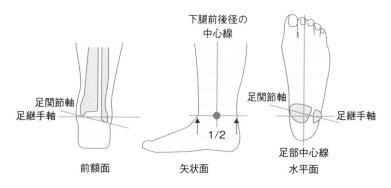

図6　機能解剖学的足関節軸と装具足継手軸
(日本整形外科学会，日本リハビリテーション医学会監：義肢装具のチェックポイント，
第7版．医学書院；2007. p.232[5])改変)

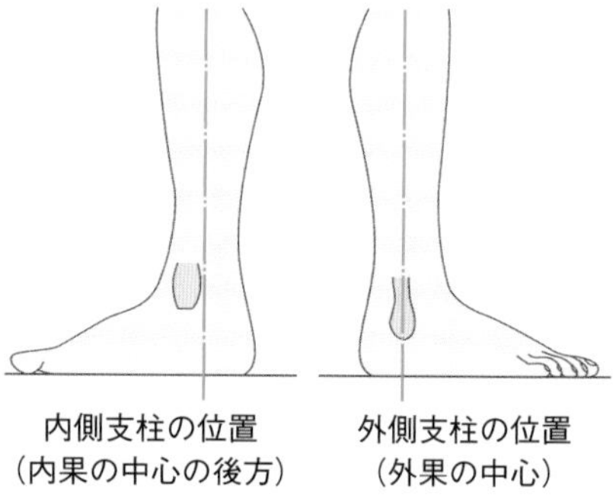

図7　骨指標からみた下腿支柱の前後径の位置

MEMO
距骨下関節の運動
距骨下関節では，その他の足根骨と一体となった回旋運動が生じ，①前額面に投影されると回内・回外運動，②水平面に投影されると内転・外転運動，③矢状面に投影されると背屈・底屈運動となる．臨床でいう「内がえし」はこの距骨下関節の動きに距腿関節の底屈が組み合わさったもの，「外がえし」は，距腿関節の背屈が組み合わさったものである．

内がえし
(inversion；回外・内転・底屈)

外がえし
(eversion；回内・外転・背屈)

脛骨捻転 (tibial torsion)

KAFO (knee ankle foot orthosis；長下肢装具)

2) 足継手軸

原則的な足継手軸を次に示す（**図6**）[5]．

① 前額面では，内果の下端と外果の中心点を通り，床面に平行．

② 矢状面では，下腿部前後径の中心線上にある（±2 mm）．この線は内側から見た場合は内果の中心よりも後方，外側から見た場合は外果の中心を通る（**図7**）．

③ 水平面では，足部中心線（踵中心から第2趾と第3趾の間に引いた線）に直交し，外果中央を通る．

足継手軸において，リーナイス（Lehneis）の脛骨捻転法のように，生理的な関節軸に一致させようという試みが存在するが，一般的ではない．

5. 下肢装具のチェックアウト

ここでは，両側金属支柱付き靴型 KAFO のチェックアウトについて記載する（短下肢装具や靴型装具では，該当する部分を行う）．

慣れないうちは2人で行い，1人がチェックアウト項目の読みあげと記録を，もう1人が判定を行うとよい．また，装具装着者が転倒しないように，安全性には十分に配慮しなければならない．

1) 処方通りに作られているか

すべての装具に共通する事項である．

処方通りに下肢装具ができあがってきたか，装着する前に処方箋と照らし合わせて

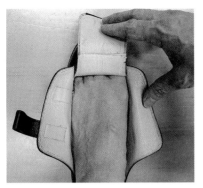

図8　足趾や中足骨頭の圧迫の有無を目で確認
開きやべろを広げて，足趾や中足骨頭が圧迫されていないか，爪先のゆとりは適切か，傷ができていないかどうかなどを直に目で確認することが大切である．

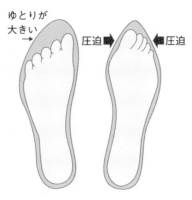

図9　足部の形と靴の形
左：足幅および足趾の圧迫がなく，ちょうどよい靴型．ただし，足趾の形状と靴の爪先の形状が合わないので，爪先部分のゆとりが大きくなる．
右：足趾の幅にゆとりがなく，母趾・小趾ともに外側から圧迫されている．
（American Academy of Orthopaedic Surgeons：Orthopaedic Appliances Atlas, Vol. 1. Edwards JW-Ann Arbor；1952[8]）

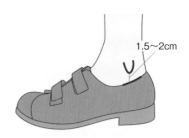

図10　腰革上縁と内果，外果下縁との距離

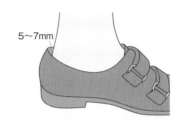

図11　踵と月形とのすき間

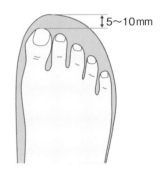

図12　爪先のゆとり（捨て寸）

LECTURE **6**

確認する．処方と違う装具であったり，違う部品が使われていたら，製作者に確認をとり，処方通りに作りなおす．

2）立位でのチェックアウト

装具を装着し，両足を約10cm幅で開き，楽な姿勢で立つ．1人で立位保持ができないような重症者であれば，安全性に配慮して平行棒の利用や介助者を頼み，手早くチェックアウトを行う．

（1）靴

① 靴底が床と平らに着いているか（内側または外側に体重がかかりすぎていないか）．
  ・靴底を前後左右から見て確認する（目線をできるだけ床と平行にする）．
  ・紙1枚を用意し，靴底や踵の下に滑り込ませてみるとよい．
② 母趾がMP関節から過度に内転していないか．
  ・なるべく大きく開きやべろを広げて，母趾の状態を目で見て確認する（図8）．
  ・足趾の感覚が正常であれば，母趾の圧迫状態を尋ねてみてもよい．
③ 前足部の幅（ボール部や足趾）はきつくないか．
  ・第1および第5中足骨頭，母趾および小趾の圧迫状態を開きやべろを広げて，目で見て確認する．
  ・足趾の感覚が正常であれば，圧迫状態を尋ねてみてもよい．
④ 靴のボール部に第1および第5中足骨頭の位置が一致しているか[7]（図9）．
  ・開きやべろを広げて，目で見て確認する．
⑤ 短靴の場合，腰革の上縁と内果および外果の下縁との距離が2cm程度あるか（図10）．
⑥ 月形の形が踵に適合しているか．
⑦ 踵と月形（靴の後部）とのすき間が5〜7mm程度あるか（図11）．
  ・靴の中で足を前方に移動させて確認する．
⑧ 爪先と靴の先端とのゆとり（捨て寸）が5〜10mm程度あるか（図12）．
  ・靴の中で足を後方に移動させて確認する．

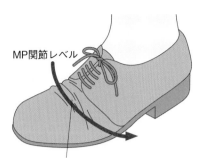

MP関節レベル

できるだけ一直線の横じわがよい

図13　甲革のしわの形状

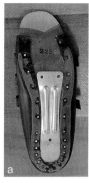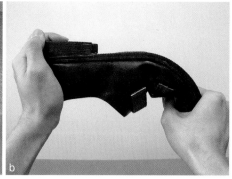

図14　ふまずしんの硬度
a. 靴底へのふまずしんの挿入例.
b. ふまずしんが入っているかどうかを確認するには，図のように，靴底を曲げてみる．ふまずしんが入っていれば，踵と靴底の角度が維持される.

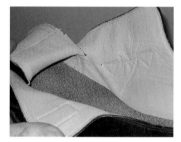

図15　靴の仕上がりを目で見たり手で触ったりして確認
革の継ぎ目や縫い目がなめらかに仕上がっているかどうかを目で見たり，手で触ったりして確認.

MEMO
靴の「捨て寸」について
足長と同じ長さの靴を履くと窮屈で歩けない．立脚後期で踵が浮き始め，同時にボールジョイント部が曲がり始めると，MP関節も伸展するので，足趾は靴の中を前方に動くことになる．よって，少なくとも，その移動分の余裕は必要である．それを捨て寸という．捨て寸は2～3cmと書かれた書物もあるが，整形靴では，足趾に合わせたオブリークトウやラウンドトウが用いられ，また，足幅や甲の高さも使用者に合わせるので，1cmもあれば十分と思われる.

ここがポイント！
靴型装具の場合，近年は脱着のしやすさから，靴ひもではなく面ファスナーを用いることが多い．面ファスナーでは，その素材の境目（フック面とループ面との境目）に折り返し部分がくるように作られる.

・可能であれば，先しんの中に指を入れて確認することもできる.

・足趾の形状と先しんの形状が一致していれば5～10mmでよいが，先が細い場合はもっと必要になる.

⑨ 踏み返したときに，MP関節レベルで甲革に一直線のしわができるか（**図13**）.

⑩ 靴ひもまたはベルトの長さは十分か．また，ベルトの折り返し位置は適切か．以下は，装具をはずしたときに確認する.

⑪ ふまずしんの硬さは十分か（靴底を曲げたときに，踵の前縁と靴底の角度が変わるようであれば，ふまずしんが入っていないか，強度が不十分ということになる（**図14**）.

⑫ 内張り革が滑らかであるか.

・特にボール部付近で内張り革のつなぎ目がきていたり，縫い目があったりすると，傷ができやすい（**図15**）.

(2) 足部

① 足継手の位置は合っているか.

② 内果および外果と継手のすき間は，体重をかけたときに6mm程度あるか（離れすぎていれば外観が悪く，反対側の下肢とぶつかる．接触していれば傷ができる）.

③ ストラップが効いているか（ストラップを一度緩め，締めなおしたときに，内反または外反変形が矯正されているかどうかをみる）.

④ ストラップが接するところに不快感はないか.

(3) 膝

① 膝継手の位置は合っているか.

② 内側上顆および外側上顆と膝継手のすき間は，体重をかけたときに6mm程度あるか.

③ 膝ロックの動きはスムーズか.

④ 膝ロックしたときに，膝継手にがたつきがないか.

⑤ 膝当てまたは膝ストラップが，効果的に機能しているか.

(4) 支柱（**図16**）

① 内側支柱上縁と会陰部との間隔は2.5cmあるか.

② 外側支柱上縁と大転子下縁との間隔は2.5cmあるか.

③ 体重をかけたとき，皮膚とのすき間は6mmあるか.

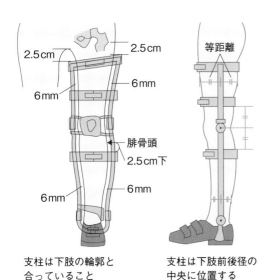

支柱は下肢の輪郭と
合っていること

図16　支柱の位置

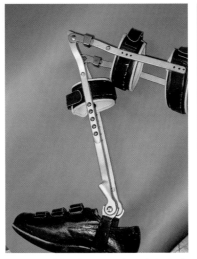

支柱は下肢前後径の
中央に位置する

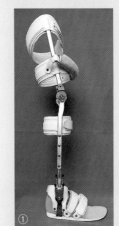

**図17　膝継手と下腿半月上縁と大
腿下位半月下縁の距離は屈
曲させて確認**

④ 前面から見たとき，支柱は両側とも下肢の輪郭と合っているか．

⑤ 側面から見たとき，支柱は両側とも下肢前後径の中央に位置しているか．

(5) 半月とカフベルト（図16）

① 半月の深さは側面の1/2になっているか．半月が浅いと，支柱は後方に位置することになる．

② 金属製の場合，半月の幅は通常4cm．

③ 半月の形と大腿および下腿後面のふくらみがほぼ一致しているか．

④ 大腿上位半月上縁の内側と会陰部との間隔は約2.5cm，外側と大転子との間隔は2.5cmあるか（支柱の高さと同じ）．

⑤ 下腿半月の上縁は，腓骨頭下縁から2.5cm離れているか．

⑥ 下腿半月上縁と大腿下位半月下縁は，膝継手からそれぞれ等距離になっているか．

・膝継手を屈曲させて確認（図17）．

・距離が等しくない場合，膝を曲げたときに皮膚を挟み傷ができる．

⑦ カフベルトの長さは十分か．また，ベルトの折り返し位置は適切か．

・面ファスナーが使われていれば，その素材の境目に折り返し部分がきているか．

⑧ 不快感はないか尋ねる．

・感覚障害がある場合，装具をはずした後に発赤や傷がないか確認する．

(6) その他

① 安定して立っていられるか．

② 不快感はないか．

3）歩行時のチェックアウト

歩行が可能であれば，しばらく歩いてもらい，その際，前後，側面からチェックアウトを行う．歩行が不安定であれば，ほかの人に見守りまたは介助してもらい，安全性に配慮して行う．歩行時のチェックポイントを以下に示す．

① 立脚期に靴底が片寄らずに床に着いているか．

・後方から，目線を床と平行にして靴底を観察する．

② 歩行中，継手や支柱が皮膚に接触していないか．また，半月が皮膚を強く圧迫していないか．

・半月や支柱が皮膚に強く接触していると傷ができやすいので，歩行をすぐに中

ここがポイント！

膝屈曲位でのアライメント調整
長下肢装具では，膝継手を屈曲位で使用することも多い．その場合，足継手を底背屈0°で設定すると，大腿部が後方に倒れ，立位バランスが取れなくなってしまう（写真①）．膝継手を屈曲位で使用するときには，足継手も背屈位に設定する．そうすることで立位バランスもとれるようになる（写真②）．また，背屈角度が足らないと，歩行の際，踵接地ができなくなったり，踵が浮きやすくなったりする．背屈角度が取れない症例には，踵部を補高することで背屈を代償し，バランスがとれるようになる．

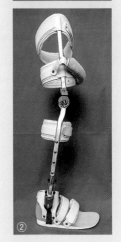

MEMO
大腿上位半月上縁と内側支柱，外側支柱の高さは同じ．

MEMO
大腿骨内側上顆は外側上顆よりも飛び出している．

表1　主な異常歩行

・装具装着側の下肢を振り出すとき，爪先が引っかかったり，引きずったりすることがある．これを防ぐために，伸び上がり歩行，分回し歩行，体幹の側屈，体幹の過度な前後屈などを行う．
・立脚初期に踵から接地するのではなく，全足底接地または爪先から先に接地する．
・立脚中期に膝がロッキングまたは過伸展する．
・立脚中期に膝折れが起きる．
・歩幅が左右で異なるなど，一定しない．
・その他，装具による痛みがあれば，それを避けるような歩容となる．

ここがポイント！

継手を動かしたとき，少しでも抵抗を感じたら，左右の継手軸が一致していない（ずれている，ゆがんでいる）ことになる．軸がきちんと合っていれば，継手は何の抵抗もなく動くので，必ず確認していただきたい．

靴べら式短下肢装具
（shoe horn type AFO）

AFO（ankle foot orthosis；短下肢装具）

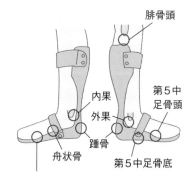

図18　プラスチック装具で注意しなければならない骨突起部の圧迫部位

腓骨頭
内果
外果
第5中足骨頭
踵骨
舟状骨
第5中足骨底
第1中足骨頭

止すること．

③ 継手が抵抗なく動き，雑音がないか．

④ 歩行中，内側または外側ストラップが効果的に働いているか．

⑤ 装具の硬さは十分か．

・歩行中，装具がゆがんだり，目的とした矯正ができたりしていなければ，硬さが不十分ということになる．

・あぶみと靴の固定が不十分な場合は，靴がはずれてしまう．

⑥ 不快感や痛みがないか．

⑦ 異常歩行が起きていないか．

ⅰ 装具が原因で起きているのか，そうでないのかを見分ける必要がある．

ⅱ 装具による矯正を期待したにもかかわらず，矯正が不十分であれば，その原因を考え，修正する．

ⅲ 主な異常歩行を**表1**に示す．

4）座位時のチェック

椅子に座り，膝を90〜120°屈曲したときに痛みや不快感があるかを確認する．

5）装具を取りはずした後のチェックアウト

装具を取りはずし，下肢の状態と，装具自体に問題がないかどうかを確認する．

① 皮膚に装具による圧迫や刺激の跡がないか．

・ズボンをたくし上げたり靴下を脱がせて，必ず肌を露出させてチェックする．

② 膝継手，足継手およびロック機構は抵抗なく，雑音なく動くか．

③ 膝をロックしたときに，膝継手にがたつきがないか．

④ 靴はしっかりと装具に付いているか．

⑤ ふまずしんやあぶみには，十分な長さや硬さがあるか．

⑥ 膝継手や足継手に可動制限があるとき，それらの可動域が処方通りであるか．

⑦ 装具の金属部分や革の細工は，きれいに仕上がっているか．

6. プラスチック装具のチェックアウト

靴べら式AFOのチェックアウト項目を以下に示す．

1）処方通りに作られているか

装具の形状，可撓性の有無，足関節角度，ベルトの取り付け位置や折り返しの有無など，処方と合っているか確認する．

2）立位でのチェックアウト

座位にて安全に装着した後，立位にてチェックアウトを行う．立位バランスが悪い場合は，転倒に十分注意する必要がある．

① 足底は平らで安定よく床と接しているか．

② 足部および下腿の外形とプラスチックの形状が適合しているか（皮膚に全体的に接触しており，凹凸や局所的に圧迫の強い部分がないか確認する）．

③ 装具の外周（へり）が皮膚に食い込んでいないか，または離れすぎていないか．

④ 装具の外周（へり）はなめらかに仕上がっているか．

⑤ 装具上縁が，腓骨頭下縁から少なくとも2.5 cm，離れているか．

⑥ 骨突起部を圧迫していないか（内果，外果，踵骨後部〈踵骨隆起〉，舟状骨粗面，第5中足骨底，第1・第5中足骨頭など，**図18**）

⑦ 腓腹筋筋腹やアキレス腱などの軟部組織を強く圧迫していないか．

⑧　各ベルトの長さは十分あるか．折り返しの位置は適切か．

⑨　各ベルトによる固定は十分か．

3）歩行時のチェックアウト

立位よりも荷重がかかるためプラスチックが変形しやすい．可能であれば必ず行う．歩行バランスが悪い場合は，転倒に十分注意すること．

①　立脚時，骨突起部や軟部組織を強く圧迫していないか．

・歩行により足関節周辺のたわみが変化するため，圧迫部位が変わったり，過剰に圧迫が加わったりすることがある．

②　立脚時，反張膝や過度な膝伸展固定，逆に膝折れがみられないか．

③　立脚初期では，踵から接地しているか．

④　遊脚時，爪先が引っかからないか．

・歩行により立位時よりも痙性が強くなり，その痙性の強さに装具が負けてしまい，尖足となってしまうことがある．

・歩容の問題として，爪先が引っかかったり，分回しになったりする．

4）装具を取りはずした後のチェックアウト

①　装具をはずした後，皮膚に圧迫による発赤や傷がないか．

・靴下を脱ぐなど，必ず肌を露出させて，入念にチェックする．

②　装具を手に持ち，手で背屈させたとき，左右に極端に曲がることなくまっすぐに背屈するか（可撓性のある場合）．

③　その他，装具を装着した足に，楽に靴を履くことができるか．

7.　装具を使わないとき

装具を使わないとき，ベルトをはずしっぱなしにして置いてあるのをよく見かける（**図19a**）．ベルトをはずしたままにしておくと，知らぬ間に綿ゴミや糸くずなどが面ファスナーに付いてしまい，固定力が弱まってしまう．装具を使わないときは，ベルトを合わせておくことで，ゴミの付着を防ぐことができる（**図19b**）．ゴミが付いたらこまめに取り除くことが重要である．

■引用文献

1）Kapandji IA 原著，塩田悦仁訳：カラー版 カパンジー機能解剖学Ⅱ 下肢，原著第6版．医歯薬出版；2010．p.89.
2）Frankel VH, Burstein AH, et al：Biomechanics of internal derangement of the knee. Pathomechanics as determined by analysis of the instant centers of motion. J Bone Joint Surg Am 1971；53（5）：945-62.
3）日本義肢装具学会監：装具学，第3版．医歯薬出版；2003．p.56.
4）Isman RE, Inman VT：Anthropometric studies of the human foot and ankle. Bull Prosthet Res 1969；10（11）：97-129.
5）Magee DJ：Orthopedic Physical Assessment, 5th edition. Saunders；2007.
6）Magee DJ 原著，陶山哲夫ほか監訳：運動器リハビリテーションの機能評価Ⅱ，原著第4版．エルゼビアジャパン；2006.
7）日本整形外科学会，日本リハビリテーション医学会監：義肢装具のチェックポイント，第7版．医学書院；2007．p.232-3.
8）American Academy of Orthopaedic Surgeons. Orthopaedic Appliances Atlas, Vol.1. Edwards JW-Ann Arbor；1952.

■参考文献

1）児玉俊夫監：装具，第3版．医学書院；1996.
2）川村次郎ほか編：義肢装具学．医学書院；1992.
3）日本義肢装具学会監：装具学，第4版．医歯薬出版；2013.
4）嶋田智明編：関節可動障害—その評価と理学療法・作業療法．メディカルプレス；1990.

✎MEMO
立脚時の膝の問題，遊脚時の尖足位，さらに，爪先からの接地がみられるようであれば，そのプラスチック装具は，歩行においては役割を果たしていないと判断できる．

💡ここがポイント！
プラスチック装具では，通常，装着した上から靴を履いて歩行練習などを行う．しかし，健側と同じサイズの靴を履くことが難しい場合も多い．その際には，装具側だけ，サイズの大きい靴を準備してもらうようにする．左右のサイズが異なるわけである．義肢装具士に相談するとよい．

LECTURE 6

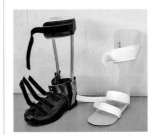

a. ベルトをはずした状態ではゴミが付いてしまう．

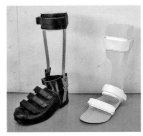

b. ベルトを合わせておくことでゴミの付着を防ぎ，また見た目もよい．

図19　装具の保管

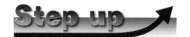

脳卒中片麻痺に対する装具療法のエビデンス

『脳卒中治療ガイドライン 2015』(現在は〔追補 2019〕が出ている) が出版された. 前回の 2009 年度版と比べて, 装具療法については, 大きな変化はないようである. 以下に, 関係する項目を紹介する. なお, 推奨グレードは A～D まであり, A は "行うよう強く勧められる", B は "行うよう勧められる", となっている. また, エビデンスレベルはレベル 1～5 まであり, レベル 1 はランダム化サンプル調査であり横断研究のシステマティックレビューなどに基づいており, 最もエビデンスレベルが高い.

1) 急性期リハビリテーション

・不動・廃用症候群を予防し, 早期の日常生活動作 (ADL) 向上と社会復帰を図るために十分なリスク管理のもとにできるだけ発症後早期から積極的なリハビリテーションを行うことが強く勧められる (グレード A). その内容には, 早期座位・立位, 装具を用いた早期歩行訓練, 摂食・嚥下訓練, セルフケア訓練などが含まれる.

2) 歩行障害に対するリハビリテーション

・脳卒中片麻痺で内反尖足がある患者に歩行の改善のために短下肢装具を用いることが勧められる (グレード B).

・慢性期の脳卒中で下垂足がある患者には機能的電気刺激 (functional electrical stimulation: FES) が勧められるが, 治療効果の持続は短い (グレード B).

・歩行補助ロボットを用いた歩行訓練は発症 3 か月以内の歩行不能例に勧められる (グレード B).

一番目の短下肢装具の使用については, 次のようなエビデンスが記載されている.

支柱付き装具の使用により動的にバランスの良い歩行が可能となり, 麻痺側立位時間が延長し, 振り出しが対称性となり, 麻痺足の安定性が増す. 麻痺側の前脛骨筋の活動は減少したが, 大腿四頭筋の活動は増加した (レベル 4). プラスチック短下肢装具の使用もまた, 歩行速度を上げ安定性を改善した (レベル 2～3).

短下肢装具を使用すると, 装具なしに比べ, 立位バランスの左右対称性, ケイデンス (1 分あたりの歩数) および歩行速度が改善し, 床, カーペット上での歩行が改善した (レベル 4). 歩行困難な患者において歩行速度に有意な改善はないものの Functional Ambulation Categories (Lecture 4, Step up 参照) でみた歩行能力は改善し, 患者の満足度も良好であった (レベル 2).

3) 上肢機能障害に対するリハビリテーション

・中等度の麻痺筋 (手関節背屈筋, 手指伸筋など) には, 電気刺激の使用が勧められる (グレード B).

そのエビデンスとして, 麻痺側手関節の自動伸展運動がみられる程度の中等度の麻痺例では, 運動にトリガーされる電気刺激により, 特に手関節伸展筋の筋力増強, 上肢の運動障害 (impairment) の改善がみられる (レベル 1～2). さらに随意運動介助型電気刺激と手関節装具を併用し 1 日 8 時間の日常生活での使用を促すことで長期, 持続的に上肢機能障害が改善している (レベル 2).

4) 片麻痺側の肩に対するリハビリテーション

・肩関節亜脱臼に伴う肩痛や肩手症候群の予防として, 三角巾や肩関節装具の使用が勧められる (グレード B).

・麻痺側の肩関節可動域と亜脱臼の改善を目的として, FES が勧められるが, 長期間の効果の持続はない (グレード B).

■引用文献

1) 日本脳卒中学会脳卒中ガイドライン委員会編: 脳卒中治療ガイドライン 2015. 協和企画: 2015.

■参考文献

1) 日本脳卒中学会脳卒中ガイドライン委員会編: 脳卒中治療ガイドライン 2015〔追補 2019〕. https://www.jsts.gr.jp/img/guideline2015_tuiho2019_10.pdf

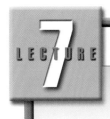

下肢装具のチェックアウト—実習

到達目標

- 金属支柱付き下肢装具のチェックアウトを実施し，記録できる．
- プラスチック装具のチェックアウトを実施し，記録できる．
- 靴型装具のチェックアウトを実施し，記録できる．
- 下肢装具を装着し，装具歩行を体験する．

この講義を理解するために

　この講義（実習）をスムーズに受けるためには，Lecture 6 の「下肢装具のチェックアウト」を十分に理解しておく必要があります．併せて，これまで学んだ下肢装具の名称や機能について十分に復習しておきましょう．装具療法を十分に行うためには，処方に合っているか，使用者の身体に適合しているかを自らの手でチェックすることも大切な仕事であることを再認識してください．

　　□ 金属支柱付き下肢装具のチェックアウト項目を学習しておく．

　　□ プラスチック短下肢装具のチェックアウト項目を学習しておく．

　　□ 装具の各部位の名称や，部品の名称および機能を学習しておく．

講義を終えて確認すること

　　□ 長下肢装具のチェックアウトを実施し，記録できた．

　　□ 短下肢装具のチェックアウトを実施し，記録できた．

　　□ 靴べら式プラスチック短下肢装具のチェックアウトを実施し，記録できた．

　　□ 靴型装具のチェックアウトを実施し，記録できた．

　　□ 下肢装具を装着し，装具歩行を体験した．

1. 実習の目的

　この講義（実習）では，Lecture 6 で学んだ下肢装具のチェックアウト項目を，実際に下肢装具を装着している対象者で確認するとともに，受講者自身が装着体験をすることを目的とする．

　チェックアウトの方法は，臨床の場で行われている方法と同じである．さらに，装具を装着し歩行することで，下肢装具が歩容に与える影響について体験する．

　この講義（実習）では，学校に用意されている下肢装具を学生が装着するため，まったく適合していない場合がある．そのような不適合を少なくするために，装具の大きさに合った体型の学生が装着することが望ましい．臨床の場では，症例に合わせて製作された装具をチェックアウトするので，不具合は少ないことが多い．

2. 実習の流れ

　学生をグループ分けして，その中の 1 人が下肢装具を装着し，残りの学生全員で下肢装具の適合状態を，チェックアウト表に従い確認していく．チェックを終えたら，次の装具に付け替えて，順次，チェックアウトしていく．

　装具歩行の体験は，チェックアウトのとき，またはチェックアウトを終えた後に全員が体験する．

3. 実習時の服装

　ジャージやショートパンツなど下肢装具を装着したときにチェックしやすい服装がよい．装具の適合状態を全員が目で見て確認できるので，可能な限り下肢を露出できる服装がよい．靴下も用意すること．ジーンズやストッキングは，特に取りはずした後の皮膚の圧迫状態をチェックできないので不可とする．

4. 用意する物

KAFO (knee ankle foot orthosis；長下肢装具)

AFO (ankle foot orthosis；短下肢装具)

① 下肢装具（以下の 4 種類．数は適宜）：教員が用意する．
　・金属支柱付き KAFO
　・金属支柱付き AFO
　・靴べら式プラスチック AFO
　・靴型装具
② 記録用紙（後掲）．
③ 文房具（筆記用具，定規）
④ 椅子
⑤ ゴニオメーター
⑥ （必要に応じて）平行棒または杖

MEMO
定規があると，すき間や長さを測ることができる．

5. 具体的な手順

1）教員がチェックアウトのデモンストレーションを行う

● 教員が実際に，どのような手順，姿勢でチェックアウトを行うか，装具を装着した学生に対してデモンストレーションし，学生全員に見本を示すとよい．

● デモンストレーションに時間がかかりすぎると肝心の実習時間が少なくなってしまうので，スムーズに行う．または，Lecture 6 の後に，時間があれば，教員が手本

LECTURE
7

を示しておいてもよい.

2) 1 グループ 4～5 人のグループをつくる

● 1 グループの人数が多すぎると，実習に参加できない学生が出てくるので，少ない
ほうがよい. しかし，最低でも 3 人はいたほうがよい.

3) 各グループに 1 つずつ下肢装具を用意する

● グループの数だけ下肢装具があるとよいが，数が足りなければ装具の数にグループ
数を合わせる.

● KAFO はチェックアウトに時間がかかるため，できればほかの下肢装具よりも多
く用意したほうがよい.

4) チェックアウトを行う

① 装着者は椅子に座り，検査者が装具を装着する. そうすることで，装具装着の手
順や難しさを体験できる. 装具をはずすときも検査者が行う.

② 次に立位をとる (KAFO であれば膝継手を固定してから立位をとる).

③ Lecture 6 で学んだ下肢装具のチェックポイントに従ってチェックアウトを行い，そ
の結果を下肢装具チェックアウト用紙 (後掲) に記入していく. グループ内でチェッ
クする人，記入する人など役割を決めておけば，スムーズにチェックアウトができる.

④ 靴底や継手の位置などを確認する際には，検査者は腰をかがめ，床に手や膝をつ
くなどして，視線を床と水平にして確認するように心がける.

⑤ 次に歩行し，歩行時のチェックアウトを行う.

⑥ 1 つの装具が終わったら，次の装具にてチェックアウトを行う. 装着者は，順次，
交代するほうがよい.

6. チェックアウト記録用紙

　金属支柱付き KAFO，金属支柱付き AFO，靴べら式プラスチック AFO，靴型装
具の 4 種類の下肢装具チェックアウト用紙を後掲した.

　金属支柱付き KAFO と金属支柱付き AFO では，下肢装具チェックアウト用紙の
左列にあげられたチェックポイントに対して，どのような問題点があるかを具体的に
書き入れるとともに，どのように修正したらよいかを具体的に記入する.

　靴べら式プラスチック AFO では，問題点の部位を名称で表現することが難しかっ
たり，文字ではわかりにくいことがあるので，図に直接引き出し線を引いて，問題点
や修正方法を具体的に記入する.

7. 装具歩行の体験

　チェックアウト実習用に準備された装具や，その他の装具を装着して，実際に装具
装着歩行の体験をする.

　歩行体験をする場合，単なる平地歩行だけではなく，平行棒内でつかまりながら歩
行をしたり，杖をついて歩いてみるなど，臨床場面で行われる状況を想定して実施す
るとよい. 装具装着による動きにくさや歩きにくさなどを体験することができる.

8. 装具チェックアウト実習風景

　写真は，授業での下肢装具チェックアウト実習風景である. ここでは，少人数グ
ループに分かれ，チェックアウトを実施する際のチェックポイントが書かれた資料や
テキストを見て，グループのメンバーと確認し合いながら実施している. チェックア
ウトの結果は，チェックアウト用紙に一人ひとりが記入する.

　各グループに下肢装具が 1 つしか準備できない場合，チェックアウトが先に終わっ

LECTURE
7

🗲**MEMO**

下肢装具は，初めて装着する患
者にとって，「こんなものを着けな
ければ歩くこともできないのか」と
いうマイナス要因にとらえられるこ
とも多い. そこで，理学療法士が
装具の目的や効果を具体的にわ
かりやすく説明し，同意を得なが
ら患者を支えていくことが大切で
ある. 場合によっては，使用して
いる装具をお借りして実際に装着
し動いてみることで，使用者の不
自由な動きがわかり，共感するこ
とでよい理学療法ができるように
なる.

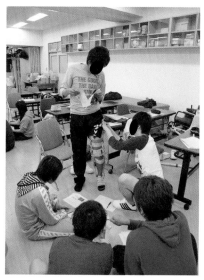

写真 1
KAFO の外側支柱の高さは，大転子の位置
を確認してチェック.

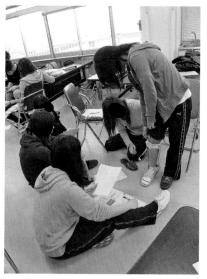

写真 2
AFO 下腿カフの高さは，腓骨頭を確認して
チェック.

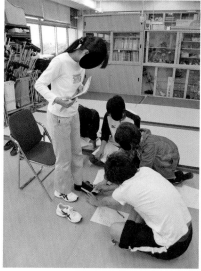

写真 3
靴の中の足趾の状態は，靴を開いてチェッ
ク.

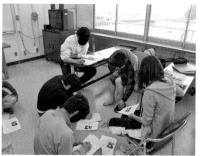

写真 4
チェックアウト結果を用紙に記入．各人が
行う.

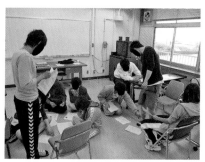

写真 5
グループ内での話し合い.

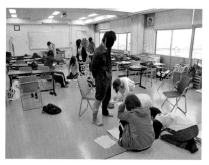

写真 6
装具装着の体験.

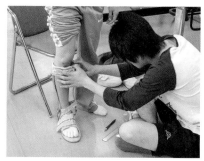

写真 7
下腿カフの適合性は，目線を近づけてチェッ
ク.

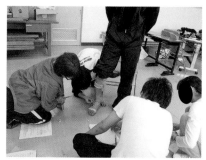

写真 8
プラスチック装具の足部ベルトの状態は，
目線を下げてチェック.

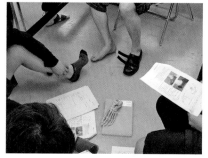

写真 9
骨標本を見ながら骨突起部などを確認.

たグループは，ほかのグループのチェックアウトが終わるまでのあいだ，実際に装具
を装着して歩行体験をする時間に当てるとよい.

9. チェックアウト用紙と感想の提出

実習で記入したチェックアウト用紙と，装具装着歩行体験を含めた本実習の感想を
書き，提出する.

■**参考資料**

1）防衛医科大学校病院リハビリテーション部．下肢装具のチェックアウト・シート.

下肢装具チェックアウト用紙（金属支柱付き長下肢装具）－記載例

日付： ○○　年　△△月　□□日

装着者：　○○　△△△　　　　検査者：　□□　○○○

（ 右・左 ）	問題点（具体的に）	修正方法（具体的に）
《装着時》☑ 大腿上位カフ	● 浅い	● カフを1cm深くする
☑ 大腿下位カフ	● カフベルトが短い	● カフベルトを2cm長くして，折り返しの位置も合わせる
☑ 大腿支柱	● 外側支柱が後方1cmにある● 外側支柱が膝継手部分で1.5cm膝と離れている	● 外側支柱を1cm前方へ● 外側継手部分を約1cm近づける
☑ 膝継手	● 内外側ともに継手の位置が0.5cm高い	● 両側とも0.5cm下げて，膝関節裂隙と内転筋結節との中間点に合わせる
☑ 下腿カフ	● 上縁と腓骨頭との距離が1cmしかない	● カフの高さを，あと1.5cm下げる
☑ 下腿支柱	● 歩行時立脚相において，外側支柱の上1/2のところで皮膚と接触する	● 外側支柱の上1/2の形を，下腿の輪郭に合わせ，やや広げる
☑ 足継手	● 内側外側ともに，0.5cm高い● 歩行時足底接地の直後，外側の継手から「カチッ」と音がする	● 両側の高さを0.5cmずつ下げる● 継手の底屈制限角度を内側と外側で確認し，ずれていたら合わせる
☑ 足部と靴	● 第1中足骨頭部の圧迫が強い	● ボール部を広げる
《脱着後》☑ 装着者自身	● 下腿外側支柱部と第1中足骨頭部に接触による発赤がみられた	● 当たっているところを広げる
☑ 装具自体	● 膝継手の屈伸の動きに抵抗あり● 足継手底屈制限角が内外側で違う● 下腿カフと大腿下位カフの位置がずれる（膝継手から等距離にない）	● 両側の膝継手軸の方向を合わせる● 底屈制限角度を内外側同じにする● 下腿カフの高さを修正後，再確認して，膝継手からの距離を合わせる
《その他》	● 膝当ての位置が膝蓋骨に合っておらず，1cmほど高い	● 膝当ての位置が膝蓋骨に合うように，1cmほど下げる

LECTURE
7

下肢装具チェックアウト用紙（金属支柱付き短下肢装具）−記載例

日付：　○○　年　△△月　□□日

装着者：　○○　△△△　　　　検査者：　□□　○○○

（右・左）	問題点（具体的に）	修正方法（具体的に）
《装着時》 ☑ 下腿カフ	●高さはOK ●内側が皮膚に食い込んでいる ●内側で8mmほど短い（支柱が後方に位置している）	●内側を広げる ●内側を8mmほど長くする
☑ 下腿支柱	●内側支柱が，上から下まで，全体的に後方に位置している ●内果部分が広がりすぎている	●下腿の前後径の中心に支柱を合わせる（8mmほど前方に移動） ●内果部分を内果に当たらない程度に中に入れる
☑ 足継手	●内側足継手の高さが内果中央にある．また，前後径ではやや後方にある ●外側足継手の位置はOK	●内側足継手の高さを，内果下端まで下げる ●前後径の位置は，下腿中央線上にまで前方に移動させる
☑ 足部と靴	●足部を前方に移動させたとき，踵と月形とのあいだが1cmほど開く ●靴のベルト（面テープ）の長さが短い	●踵と月形との距離を数mm短くする ●ベルト（面テープ）の長さを長くする
《脱着後》 ☑ 装着者自身	●下腿カフの内側部分に発赤あり	●下腿カフの内側が食い込んでいるので広げる
☑ 装具自体	●内張りの革で，第1中足骨頭部分の縫い目に段差ができていて，傷つける可能性がある	●縫い目の段差をなくす
《その他》	●内反矯正用の外側ストラップの位置が下方すぎて，外果を十分に圧迫できていない	●外側ストラップの位置を1cm高くする

LECTURE
7

下肢装具チェックアウト用紙（プラスチック短下肢装具）－記載例

日付： ○○ 年 △△月 □□日

装着者： ○○ △△△　　　検査者： □□ ○○○

（右・左 ）	問題点（具体的に）	修正方法（具体的に）
《装着時》 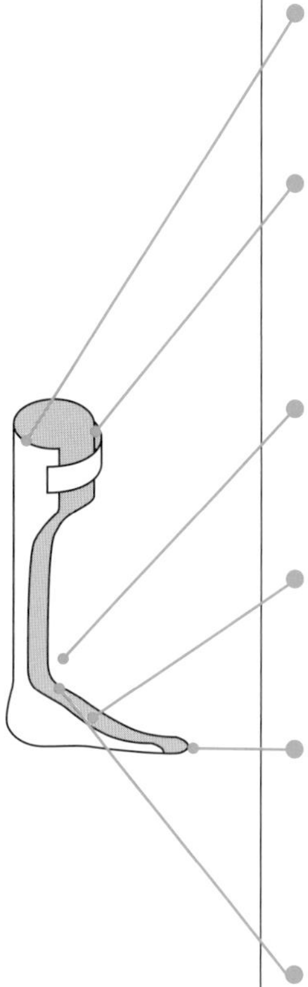	●上縁と腓骨頭との距離が1cm	●上縁をあと1.5cmほどカットする
	●カフ前面のカットラインが両側とも長く，皮膚から浮いている	●両側を約1cmずつ削る
	●内果後部に当たっている	●当たらないように削る
	●第5中足骨頭に当たり圧迫している	●当たらないように広げる
	●足底面の長さが，足趾よりも長く出っ張っている	●足趾の長さに合わせてカットする
	●歩行時，舟状骨粗面の圧迫が強くなっている	●舟状骨粗面に当たらないように削り，広げる
《脱着後》 ☑ 装着者自身	●内果後部，舟状骨粗面，第5中足骨頭に圧迫による発赤あり	●当たっている部位を広げる，または削る
☑ 装具自体	●後ろから見た場合，アキレス腱部から腓腹筋部にかけてのカットラインが，内外側で合っていない	●内側と外側のカットラインを，なるべく対称的に，そろえるようにする
《その他》	●足背部のベルトが厚いので，靴を履きにくい	●足背部のベルトを薄くする

LECTURE
7

下肢装具チェックアウト用紙（靴型装具）－記載例

日付： ○○ 年 △△月 □□日

装着者： ○○ △△△　　検査者： □□ ○○○

（右・左）	問題点（具体的に）	修正方法（具体的に）
《装着時》 ☑ 靴底と床	● しっかり着いている．OK	
☑ 前足部の幅	● MP関節部分で，内側・外側ともにやや圧迫がみられる	● 両側のMP関節部分を広げる
☑ 腰革と内果・外果との距離	● 内果．OK ● 外果はやや当たっている	 ● 外果に当たらないように下げる
☑ 月形と踵の適合	● 踵の形に月形が合っている．OK	
☑ 踵と靴後縁とのすき間	● 5mm程度．OK	
☑ 爪先と靴先端とのゆとり	● どの趾も当たっていない．5～10mmの余裕がある．OK	
☑ 踏み返したときのMP関節部の皺	● ほぼまっすぐな線になる．OK	
☑ 靴ひもの長さ	● 折り返し部分が，面テープのつなぎ目と合っていない ● 長さが2cmほど短い	● 面テープのつなぎ目に折り返しがくるようにする ● 長さを2cm長くする
《脱着後》 ☑ 装着者自身	● 第1および5中足骨頭に，やや発赤がみられる	● 靴のMP関節部分（ボール部）を広げる
☑ 装具自体	● ふまずしん（シャンク）も適切に入っており，長さも十分である	
《その他》	● 中敷きに付いている舟状骨パッドの位置が合わず，やや痛みを訴える	● 舟状骨パッドの頂点の位置を数mm前方に移動

LECTURE 7

下肢装具チェックアウト用紙（　　　　　　　　装具）

日付：　　　年　　月　　日

装着者：　　　　　　　　　　　検査者：

（右・左）	問題点（具体的に）	修正方法（具体的に）

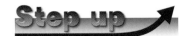

1. 装具装着体験

高齢者の身体機能を疑似体験できる道具（セット）が販売されている．セット品には，関節を拘束し可動範囲を狭くして動きを硬くする部品，円背にする部品，視野を狭くするゴーグル，耳栓，おもりなどが入っている（図1）．この体験道具を装着しての移動は大変難しい．目はよく見えず，耳もよく聞こえない．上下肢も重くて自由に動かせない．歩行や階段ではバランスをとることが難しい．よって，動作は自然と緩慢になってしまい，高齢者とはこんなにも動きづらいものなのかと，実感する．

下肢装具についても，同様である．健常者が装着すれば関節の動きを制限するものとなるため，歩行バランスはとりにくく，段差昇降や不整地歩行も不安定となる．当然，患者が装着しても，同じように実感するであろう．しかし健常者と異なるのは，装具により関節の動きを制限することで，できなかった動きができるようになったり，能力が改善されたりする．つまり，装具とは「関節などの過剰な動きや変形を抑えることで，これまでできなかったことをできるようにするための道具」と，いうことができる．

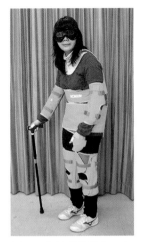

図1　高齢者体験セット

2. 下肢装具を装着してのADL

1) 入浴動作とトイレ動作

脳卒中などの中枢神経疾患などで内反尖足が強い場合，裸足では一人で入浴できず，介助を必要とする場合が多い．そのような場合，入浴用のプラスチック短下肢装具はとても有用である．足底部にすべり止めを取り付けることで，濡れている洗い場内でも安全に移動ができ，また浴槽に入る時にもバランスが保たれ，足部の引っ掛かりもなくなる．入浴は動く範囲は狭いが，短下肢装具の使用によりADL能力を上げ，介助を減らすことにつながることもある．トイレ動作においても，短下肢装具を装着することで下肢の支持性が高まり，トランスファーが安全に安定してできるようになる．立位の安定は下衣の上げ下ろしにも手間がかからず，介助者にとっても安心感が増す．日常歩かない人には下肢装具が不要と思われるかもしれないが，ADL動作には必要な場合が多い．

2) 椅子からの立ちあがりと降段動作

足継手に背屈制限のあるAFOや可撓性のないプラスチックAFOでは，椅子からの立ちあがりが難しい．運動学的には，立ちあがりは足部を手前に引き，足関節を背屈させて行う．患者にはこの動作を指導する．しかし，背屈制限のある足継手では足部を手前に引くと踵が浮いてしまい不安定となる（図2a）．したがって，立ち上がる際には健側下肢の筋力に頼らざるを得ない（図2b）．健側下肢に十分な筋力がないと立ち上がる際にバランスを崩し，転倒する危険性もあるので，十分な注意が必要である．

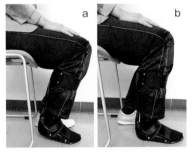

図2　立ちあがりの際の足部の位置

階段や段差の練習では，一般的に，装具側から降段する二足一段を指導する．背屈制限のある足継手や可撓性のないプラスチックAFOであっても，装具から降段する二足一段では，背屈制限はほとんど問題とならない．一方で，一足一段では背屈が求められる．健側下肢を降ろす際，踏み板に装具のつま先まで足部がすべて乗っていると，背屈制限により体重が装具側に残ってしまい，スムーズな降段ができなくなってしまう（図3a）．一足一段を練習するときは，装具のつま先をMP関節程度まで踏み板の先から出すようにすると，背屈制限があっても下腿が前方に倒れやすくなり，体重が残らず降段しやすくなる（図3b）．装具足部を踏み板から出すには，慣れるための練習がある程度必要である．

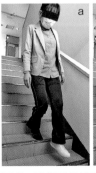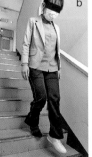

図3　降段時の足部の位置の違い

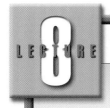

体幹装具，側彎症装具

LECTURE 8

到達目標

- 体幹装具と側彎症装具の特徴について理解する.
- 体幹装具と側彎症装具の種類について理解する.
- 体幹装具と側彎症装具の機能について理解する.

この講義を理解するために

　この講義では，頸部から骨盤に及ぶ体幹に装着する装具について学習します．したがって，脊柱の構造と機能および運動学について，十分に学習しておく必要があります．体幹装具は，これまでに学んだ四肢に装着する装具と構造や部品が異なります．そのため，新たに基本的な構造や部品およびそれらの機能を学習することになります．

　側彎症装具は，体幹装具の一種です．しかし，側彎という脊柱の変形を矯正するために特殊な形状をしているので，この講義では別に見出しを付けました．

　この講義を学ぶために，以下の項目をあらかじめ学習しておきましょう．

- □ 脊柱の構造と機能および運動学について学習しておく.
- □ 脊柱にかかわる疾患や障害について学習しておく.
- □ 脊柱の機能や障害に関する評価について学習しておく.

講義を終えて確認すること

- □ 体幹装具の基本構造と機能について説明できる.
- □ 仙腸装具の種類と機能について説明できる.
- □ 腰仙椎装具の種類と機能について説明できる.
- □ 胸腰仙椎装具の種類と機能について説明できる.
- □ 頸椎装具の種類と機能について説明できる.
- □ 側彎症装具の種類と機能について説明できる.

MEMO
装具装着による副作用
① 長期間にわたる装着は，筋力の低下をきたす可能性がある．
② 固定用装具の場合，関節の拘縮が生じ，脊柱の運動性を阻害する．
③ ある部分を固定することにより，ほかの部分の運動性が代償的に増強し，疼痛など新たな障害が生じる．
④ 装具に対する心理的依存性を与え，装具を手放せなくなる．

MEMO
装具使用時の理学療法
理学療法士は，体幹装具の装着による副作用を最小限に抑え，装具による効果を最大限に引き出さなければならない．
① 運動可能な部位を確認し，最小限の運動制限にとどめる．
② 装具の装着期間は，必要最小限にとどめる．
③ 装具装着期間中も，可動域と筋力の維持に努める．等尺性運動も一方法である．
④ 装具を装着したままでの側彎体操や腰痛体操など指導し，安静による合併症を予防する．
⑤ 装具装着により脊柱運動が制限され，ADL が難しくなる場合があるので，基本動作やADL の指導を行う．
⑥ プラスチック装具は通気性が悪く発汗しやすいため，下着の交換や装具の清拭などの患者教育を行う．

ADL（activities of daily living；日常生活活動）

MEMO
枠型装具
枠型装具とは，主として金属によるフレーム構造の装具をいう．

気をつけよう！
骨盤帯の位置が下方になれば座位が不快になり，上方になれば腰椎前彎が増強する．

LECTURE 8

1. 体幹装具の目的

体幹装具とは，頭部を除く頸部，胸部，腹部，骨盤を一部または全部覆う装具である．
体幹装具の使用目的には，① 脊柱の運動制限，② 脊柱のアライメントの維持および矯正，③ 免荷，④ その他（心理的効果，保温など）があげられる．

2. 体幹装具の適応疾患

体幹装具は，整形外科などの分野で手術後の安静や保存的治療として使用されることが多い．腰痛症，腰部脊柱管狭窄症，腰部変性後彎症，脊椎外傷，脊柱変形（側彎症など），脊椎手術後などが対象となる．

3. 体幹装具の構成部品とチェックポイント

体幹装具の基本は枠型装具である．骨盤帯，支柱，バンド，前当てからなる．

1) 体幹装具の構成部品 （図1）[1]

骨盤帯（pelvic band）は支柱を支える役割をもつ．したがって，骨盤にしっかりと固定されていなければならない．骨盤帯には一重骨盤帯と二重骨盤帯があり，後者のほうがより強固に支持する（p.35 図8 参照）．

支柱には，後方支柱（posterior uprights），側方支柱（lateral uprights），斜め側方支柱（oblique lateral uprights）がある．後方支柱は棘突起をはさんで2本1組で取り付けられる．骨盤から腰椎までの高さのものを腰仙椎後方支柱，胸椎までの高さのものを胸腰仙椎後方支柱という．高さの違いによって脊柱のコントロール範囲が決まる．また，バンドや付属品を取り付ける土台でもある．側方支柱は，体幹の側面に取り付けられ，体幹の側屈を制限する役割をもつ．斜め側方支柱は，体幹の伸展制限と側屈の防止を目的に使用される．

バンドには胸椎バンド（thoracic band）と肩甲間バンド（interscapular band）がある．胸椎バンドは支柱を安定させ，その先には前当てが付く．肩甲間バンドの端には腋窩ストラップが付き，装具が上方にずれたり，体幹が回旋したりするのを防ぐなどする．

前当て（full-front abdominal support）には，腹筋力を補い，腹圧を高めて脊柱を保護する役割がある（図2）．体幹装具のほとんどに前当てが付いている．

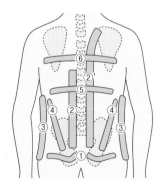

図1 体幹装具の構成部品
①骨盤帯，②腰仙椎後方支柱，②' 胸腰仙椎後方支柱，③側方支柱，④斜め側方支柱，⑤胸椎バンド，⑥肩甲間バンド
（加倉井周一ほか編：新編装具治療マニュアル．医歯薬出版；2000．p.35[1] をもとに作成）

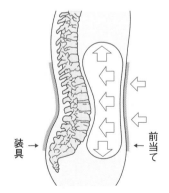

図2 前当ての機能
腹筋力を補い，腹圧を高めて脊柱を保護する．

表1　体幹装具構成部品のチェックポイント

① 骨盤帯
・外側端は大転子と上前腸骨棘とのあいだに位置し，大転子を通る垂線と交わる
・フレームは外側端から殿部の形状に沿って中央部へ伸びる
・中央部は上後腸骨棘と仙骨下縁とのあいだに位置する
② 後方支柱
・下端は骨盤帯の位置にある
・腰仙椎後方支柱は胸椎バンドの高さまで
・胸腰仙椎後方支柱は肩甲棘外側部の高さまで
・後方支柱は2本1組．間隔は脊柱起立筋の膨らみの頂点，あるいは頂点から5.1±1.3 cm
③ 側方支柱
・下端は骨盤帯の位置にある
・腋窩中線に沿って上方端は胸椎バンドまで
④ 斜め側方支柱
・下端は骨盤帯の位置にある
・上端は胸椎バンドの下2.5 cmで，側方と一軸性の関節継手でつながっている
⑤ 胸椎バンド
・肩甲骨の約2.5 cm下（Th9～10レベル）に位置する
・外側端は腋窩中線まで
・床に水平
⑥ 肩甲間バンド
・肩甲骨の下1/3に位置する
・下縁は肩甲骨下角より2.5 cm上
・外側端は腋窩後方縁より4～5 cm内側

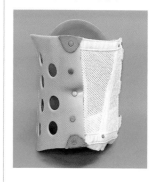

2）体幹装具の各部品のチェックポイント

体幹装具を構成する各部品のチェックポイントを**表1**に示す．

4．体幹装具の分類と主な体幹装具

体幹装具の分類と主な体幹装具を以下に示す．

1）仙腸装具（図3）[2]

仙腸装具は，仙腸関節の運動をコントロールする装具である．仙腸関節の固定，腹圧の上昇などを目的とし，仙腸関節の痛みや機能障害に用いられる．代表的な仙腸装具には，ゴールドスウェイト（Goldthwaite）型（またはオスグッド〈Osgood〉型），仙腸ベルト，大転子ベルトなどがある．仙腸ベルトと大転子ベルトは，仙腸関節および恥骨結合を安定させるために，腸骨稜と大転子のあいだに巻かれる．最近は骨盤ベルトという名称でも市販されている．

2）腰仙椎装具

腰仙椎装具は，腰仙椎の運動をコントロールする装具である．

仙腸装具
（sacroiliac orthosis：SIO）

MEMO
大転子ベルトは仙腸ベルトよりも幅が狭く，上前腸骨棘と大転子のあいだに巻かれる．

腰仙椎装具（lumbo-sacral orthosis：LSO）

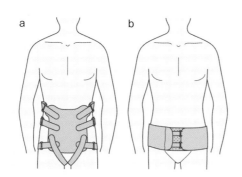

図3　仙腸装具
a．ゴールドスウェイ型（またはオスグッド型）
b．仙腸ベルト

（1）チェアバック（chairback）型（図4）

骨盤帯，腰仙椎後方支柱，胸椎バンド，前当てで構成されている．主に腰椎の屈曲と伸展をコントロールする．

（2）ナイト（Knight）型（図5）

チェアバック型に2本の側方支柱が付いた装具である．腰椎の屈曲，伸展，側屈をコントロールする．

（3）ウィリアムス（Williams）型（図6）

骨盤帯，胸椎バンド，側方支柱，斜め側方支柱，前当てで構成されている．前当てに1点，胸椎バンドと骨盤帯に2点をおく3点固定の装具で，過度の腰椎前彎を矯正している．側方支柱には継手があり，腹部前当てを締めつけると後方のフレームが前方に引き寄せられ腰仙椎を屈曲位に矯正する．腰椎前彎をきたす疾病や脊椎分離症などが適応となる．

本装具の改良型にフレクション・ブレース（flexion brace）がある．側方支柱にクレンザック継手を用い，ばねの圧縮により，腰仙椎の屈曲には補助，伸展には抵抗として働く仕組みとなっている．

（4）腰仙椎コルセット（corset）（図7）

帆布やナイロンメッシュで作られ，キャンバスコルセット（canvas corset）ともいう．支持性を高めるために鋼性のゼンマイばねが入っている．既製品もあるが，オーダーメードで製作することも多い．

腹圧を上昇させ，また，装着による多少の運動制限と暗示効果により，腰痛を軽減したり，腰痛の悪化を予防したりする．

装着位置は，腹側の上縁は剣状突起の下約1.3 cm，下縁は恥骨結合の上1.3〜2.5 cm，背側の上縁は肩甲骨下角から下2.5 cm，下縁は殿部の膨らみのすぐ上である．女性の場合は，殿筋を保持するため下方に置くこともある．

MEMO
コルセットの語源
コルセット（corset）の語源はラテン語で「体幹」を意味するcorpus に由来する．

LECTURE
8

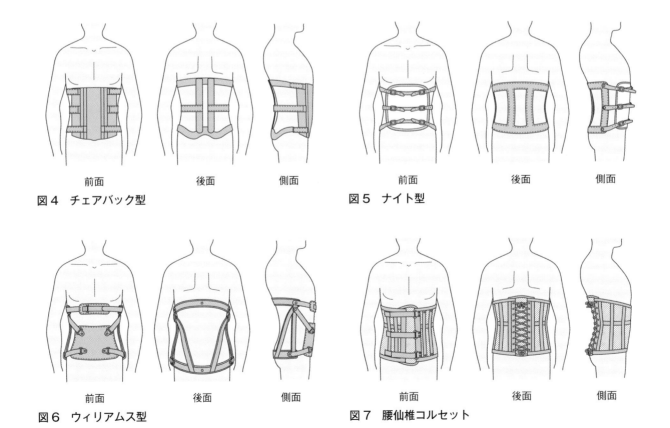

| 前面 | 後面 | 側面 |

図4　チェアバック型

| 前面 | 後面 | 側面 |

図5　ナイト型

| 前面 | 後面 | 側面 |

図6　ウィリアムス型

| 前面 | 後面 | 側面 |

図7　腰仙椎コルセット

3) 胸腰仙椎装具

胸腰仙椎装具は，胸腰仙椎の運動をコントロールする装具である．

（1）テーラー（Taylor）型（図8）

骨盤帯，後方支柱，肩甲間バンド，前当てで構成されている．肩甲間バンドの端には，後方支柱とつながった腋窩ストラップが付いている．胸腰椎の屈曲と伸展を制限する．

（2）ナイト・テーラー（Knight-Taylor）型（図9）

腰仙椎装具のナイト型と胸腰仙椎装具のテーラー型を組み合わせた装具である．胸椎の伸展と腰椎前彎を減少させ，テーラー型と比べて側屈の制限が大きい．

（3）ジュエット（Jewett）型（図10）

前面にある胸骨パッドと恥骨上パッドの2点と，背面にある胸腰椎パッドの1点による典型的な3点固定の装具である．胸腰椎を過伸展位に保持して屈曲を制限する．ただし，過伸展位の保持は腰椎の前彎を増強させるので注意する．

（4）スタインドラー（Steindler）型（図11）

二重骨盤帯，2本の後方支柱，両側にある側方支柱，前面にある2本の支柱などの金属フレームでできている．胸腰椎の確実な固定が可能である．

4) 頸椎装具

頸椎装具は，頸椎の支持や運動をコントロールする装具である（図12〜18）．

（1）頸椎カラー（cervical collar）（図12）

頸に巻く既製の装具で，材質はスポンジ，ポリエチレン，ウレタンなどさまざまである．固定性は乏しく，装着による運動制限を期待する程度である．頸椎捻挫・打撲，頸椎術後の安静を目的に使用される．

（2）フィラデルフィア・カラー（Philadelphia collar）（図13）

市販されている頸椎装具で，材質はポリエチレンでたいへん軽い．ただし機能とし

胸骨パッド（sternal pad）
恥骨上パッド（suprapubic pad）

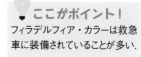
ここがポイント！
フィラデルフィア・カラーは救急車に装備されていることが多い．

LECTURE **8**

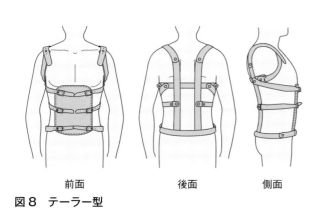

前面　　　　　後面　　　　　側面

図8　テーラー型

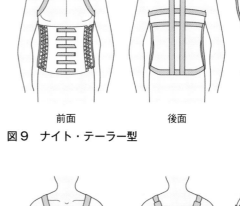

前面　　　　　後面　　　　　側面

図9　ナイト・テーラー型

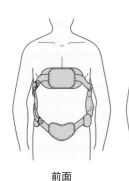

前面　　　　　後面　　　　　側面

図10　ジュエット型

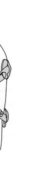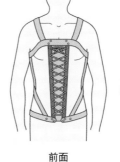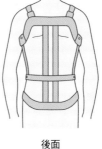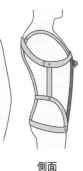

前面　　　　　後面　　　　　側面

図11　スタインドラー型

ては，頸椎カラーよりやや制限力がある程度である．

（3）ソーミー・ブレース（SOMI brace）（図14）

胸骨・後頭骨・下顎骨固定用装具（sterno-occipital-mandibular-immobilizer brace）．頭文字をとってソーミー・ブレースという．金属支柱装具の一種である．前屈，後屈，側屈，回旋をある程度制限できるが，固定性は不十分である．軽量で装具の着脱も容易であり，背部に金属部品が付いていないため背臥位でも快適である．

（4）4本支柱式頸椎装具（cervical orthosis with uprights）（図15）

下顎サポート，胸骨プレート，後頭骨サポート，胸椎プレートからなる既製の装具である．支柱の高さを調節することで頸椎の前屈・後屈・回旋を制限する．4本支柱では側方への制限も可能である．肩で荷重を受けるので頸椎の免荷もできるが，下顎の運動を制限するため限界がある．

（5）モールド式頸椎装具（molded cervical orthosis）（図16）

頸椎の完全な固定や免荷を必要とするときに，ギプス採型を行い，陽性モデルから型取りをして製作される．

5）頸胸椎装具

（1）ハロー式頸胸椎装具（halo type CTO）（図17）

ハローリングを4本の頭蓋ピンで頭蓋骨に直接固定し，このリングと体幹装具（ハローベスト）を4本の支柱で連結した装具である．頭蓋と体幹を固定することで，頸椎の前屈，後屈，側屈，回旋を強固に制限する．固定性が不安定な外傷（骨折，亜脱臼）および頸椎術後に使用される．

装着とその管理は難しく，ピン刺入部の感染，衣服の着替えなどが問題となる．

（2）モールド式頸胸椎装具（molded type CTO）（図18）

ギプスによる型取りをして製作されるので，頸椎および上位胸椎の運動制限は強固

頸胸椎装具（cervico-thoracic orthosis：CTO）

MEMO
ハローリング（halo ring）
頭蓋を固定するリング．重さは約500 g ある．

LECTURE
8

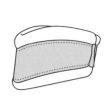
図12　頸椎カラー

図13　フィラデルフィア・カラー

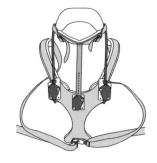
図14　ソーミー・ブレース

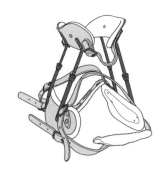
図15　4本支柱式頸椎装具

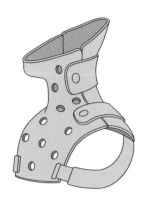
図16　モールド式頸椎装具

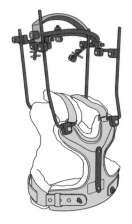
図17　ハロー式頸胸椎装具

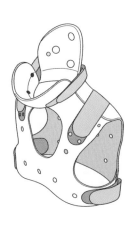
図18　モールド式頸胸椎装具

表2　体幹装具の種類・部品とコントロール作用

装具の種類	骨盤帯	胸椎バンド	肩甲間バンド	後方支柱	側方支柱	斜め側方支柱	前当て	各種ストラップほか	脊椎のコントロール 屈曲	伸展	側屈	回旋
腰仙椎装具												
チェアバック型	○	○		○			○		○	○		
ナイト型	○	○		○	○		○		○	○	○	
ウィリアムス型	○	○			○	○	○			○	○	
胸腰仙椎装具												
テーラー型	○		○	○			○	腋窩ストラップ	○			
ジュエット型								胸骨パッド 背部パッド 恥骨パッド	○			
ナイト・テーラー型	○	○	○	○	○		○	腋窩ストラップ	○	○	○	
スタインドラー型	○		○	○	○			前方支柱 鎖骨上ストラップ	○	○	○	○
モールドジャケット式								体幹の輪郭に合わせてプラスチックなどでモールドしたもの	○	○	○	○

表3　頸椎装具の種類とコントロール

装具名	頸椎のコントロール 前屈	後屈	側屈	回旋	免荷
頸椎カラー	○	△	△	×	×
フィラデルフィア・カラー	○	△	△	×	×
ソーミー・ブレース	◎	○	△	△	△
4本支柱式頸椎装具	◎	○	△	△	○
モールド式頸椎装具	◎	○	○	◎	○
ハロー式頸胸椎装具	◎	○	○	◎	◎
モールド式頸胸椎装具	◎	◎	○	◎	◎

◎：固定
○：制御力あり
△：少し制御力あり
×：まったく効果なし

LECTURE
8

である．外傷後に作ることは難しい．

　体幹装具および頸椎装具の種類とコントロールの一覧表は**表2，3**を参照．

側彎症装具

　側彎（scoliosis）とは，脊柱の前額面上での彎曲変形のことをいう．側彎症では脊柱の側方彎曲だけでなく，脊柱の回旋を伴うことも多いため，肋骨や胸郭の変形もみられる．脊椎の回旋を伴う場合，椎体は側彎の凸の方向に向いており，棘突起は凹の方向に向いている（**図19**）[3]．また，胸椎の後彎と腰椎の前彎が増強することも多い．

1. 装具による側彎への矯正力のかけ方

　側彎症の治療では，主彎曲の矯正をできる限り行う．矯正の方法には，**図20**[4]のように脊柱の長軸方向への牽引，彎曲頂部への圧迫，凸方向への体幹の屈曲，骨盤に対する体幹各部の平行移動，立ち直り姿勢反射の利用などがある．

　45°を超える彎曲には牽引力が，それ以下のものには側方からの力がより矯正効果を高める．したがって，装具治療は40〜45°以下の彎曲で，可撓性のあるものが適応となる．

📖 **調べてみよう**

側彎症の評価に関係して，次の言葉を調べてみよう．
・機能的側彎と構築性側彎
・側彎症のスクリーニング（立位姿勢と前屈試験）
・コブ（Cobb）法
・脊柱回旋度（Nash and Moe 法）
・リッサーサイン（Risser Sign）

側彎症装具 (orthosis for sco-
liosis)

ミルウォーキー・ブレース
(**Milwaukee brace**)
1948 年. 米国ミルウォーキー市
の医師ブロント (Blount WP) ら
によって考案され[5], 側彎症の保
存的療法に大きく貢献した. 頸
胸腰仙椎装具 (CTLSO) に分
類される.

CTLSO (cervico-thoraco-
lumbo-sacral orthosis)

💡 **ここがポイント！**
胸椎パッドは肋骨を介して胸椎
の側彎を矯正する. 肋骨は胸
椎から斜め下に向かっているの
で, 胸椎パッドの位置は頂椎よ
りも 2〜3 横指下になる.

ボストン・ブレース
(Boston brace)

ボストン・ブレースは, 1973 年
頃から Hall らを中心に開発され
た. 胸腰仙椎装具 (TLSO) に
分類される.

TLSO
(thoraco-lumbo sacral ortho-
sis)

2. 側彎症装具

側彎症には数多くの装具が考案されている.

近年広く使用されてきたのは, ミルウォーキー・ブレース (Milwaukee brace) で
ある. これは, 頸部から骨盤部までを固定するいわゆるロング・ブレース (long
brace) である.

また, 外観上などの問題から, 腋窩部以下のいわゆるショート・ブレース (short
brace, またはアンダーアーム・ブレース〈underarm brace〉) が考案され, 広く使用
されるようになってきた. 最近は, 夜間装具 (night brace) も用いられるようになっ
てきている.

1) ミルウォーキー・ブレース

(1) 構造と原理

骨盤帯に前方支柱と 2 本の後方支柱が付いており, 支柱の上端にはネックリングが
付いている. 支柱には, 主彎曲を圧迫矯正する胸椎パッドと腋窩パッド (あるいは肩
リング) が付いている (**図 21**).

本装具における矯正は, 3 点固定の原理に基づいている. 前額面上において, 胸椎
パッドにより主彎曲を圧迫し, そのカウンターとして対側の骨盤帯と腋窩パッド (肩
リング), ネックリングから圧迫する. 胸椎パッドは, 同時に水平面において, 肋骨
を介して, 椎体へ回旋矯正力を加える (**図 22**).

装具を着けたまま仰臥位をとると, 後方支柱がたわみ, ネックリングに付いた後頭
パッドを介して牽引力が生じることから, 夜間就寝時にも装着する.

適応は, 胸椎から腰椎までのすべてのカーブパターンであり, 20〜50° の側彎症に
効果がある.

本装具の最大の欠点は, 構造上 ADL の制限が大きいことと, 装着者の大部分が思
春期の女子であり, ネックリングが見えるなど外観上からくる心理的負担がきわめて
大きいことである.

(2) チェックポイント

本装具のチェックポイントを**図 23**[6,7]に示す.

2) ボストン・ブレース

(1) 構造と原理

ボストン・ブレースは, プラスチックでできた骨盤帯の一側を胸椎 (Th_8 レベル)

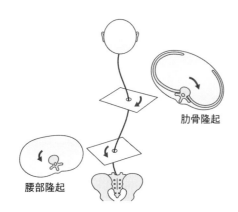

肋骨隆起

腰部隆起

**図 19 側彎変形に伴う脊柱, 肋骨の回旋変
形 (改変)**
(日本整形外科学会編：義肢装具のチェックポイント,
第 4 版. 医学書院；1993. p.170[3])

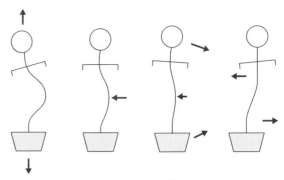

a. 長軸方向 b. 頂部への凸 c. 凸側への体 d. 骨盤に対する
への牽引 側からの圧迫 幹の屈曲 体幹平行移動

図 20 側彎症装具による矯正力のかけ方
(川村次郎ほか編：義肢装具学. 医学書院；1992. p.301[4])

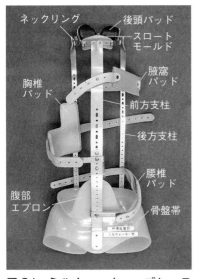

図21　ミルウォーキー・ブレース
　　　の構造

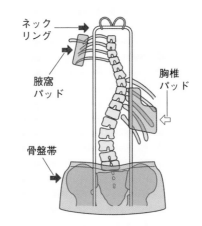

図22　ミルウォーキー・ブレースの原理
3点固定の原理.

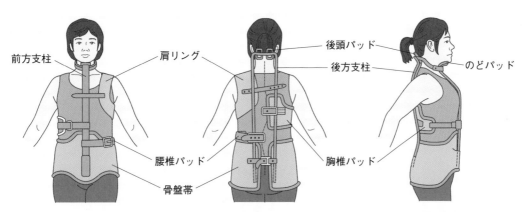

図23　ミルウォーキー・ブレースのチェックポイント
（加倉井周一ほか：リハビリテーション医学講座 第8巻 補装具. 医歯薬出版；1991. p.156[6]）をもとに作成，加倉井周一ほか編：装具治療マニュアル，第2版. 医歯薬出版；1993. p.253[7]）

1.　骨盤帯
① 骨盤帯ストラップは強く締めてあるか
② 腸骨翼を深く，左右対称に包んでいるか
③ 後方開きの間隔は狭くないか
④ 後下方は，深く骨盤を包んでいるか（椅子から2～3cm）
⑤ 前方鼡径部は座っても当たらないか
⑥ 当たって痛いところは，ほかにないか
2.　支柱
a.　前方支柱
① 下腹部を十分押しているか
② 深呼吸時胸壁に当たらない範囲で，

フィットしているか
③ アウトリガーは，体に当たらないか
b.　後方支柱
① 適当な間隔をもっているか
② 垂直，平行に立っているか
③ 深呼吸時，体に当たらない範囲でフィットしているか（凸側は当たってよい）
3.　ネックリング
① 横径は，両側に指1本がやっと入るくらいの余裕があるか
② 後頭パッドは，後頭骨を正確に受けているか
③ 前後径は適当か

④ 傾斜角は20°前後
⑤ スロートモールドと顎の間隔は，指1本入る程度
4.　パッド
a.　胸椎パッド
① 高さは適当か
② 側方の位置は適当か（L字の内縁が凸側後方支柱と一致するのが標準）
③ パッドの大きさ，形は適当か
b.　腰椎パッド
① 形は適当か
② 肋骨に当たっていないか
③ 後方に位置していないか

まで延ばした，代表的なショート・ブレースである（**図24**）.

　適応は，腰椎または胸腰椎移行部に頂椎のある側彎である.

　腰椎パッドによる頂椎への圧迫に対して，対側にある胸椎パッドと骨盤帯で力を受ける3点固定の原理で矯正する（**図25**）.

(2) チェックポイント（図26）[7]

① X線像により矯正の効果を確認するとよい.

② 特に強く当たっているところはないか，座位時に無理なく座れるかなどを確認する.

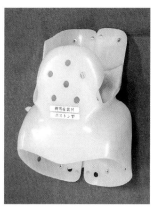

図24 ボストン・ブレース

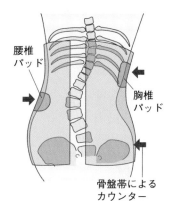

図25 ボストン・ブレースの
3点固定の原理

腰椎パッド
胸椎パッド
骨盤帯によるカウンター

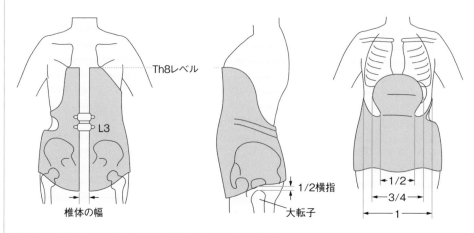

Th8レベル

L3

椎体の幅

1/2横指

大転子

1/2
3/4
1

図26 ボストン・ブレースの形状とチェックポイント
（加倉井周一ほか編：装具治療マニュアル，第2版．医歯薬出版；1993．p.255[7]）

MEMO
OMCブレースとは，大阪医大式装具（Osaka Medical College type brace）の略であり，胸腰仙椎装具（TLSO）である．

3) OMC ブレース

（1）構造と原理

　ボストン・ブレースの一側に支柱を立てて高位胸椎パッドを加えたショート・ブレースである（図27）．

　本装具での矯正のポイントは，骨盤を基準として主彎曲部までの矯正を装具本体で確保し，次いで高位胸椎パッドによって胸椎彎曲の矯正と脊柱バランスの改善を誘発することである．これにより，下部胸椎の側彎（Th$_8$以下）に対しても十分な矯正効果を得ることができる．

（2）チェックポイント

① 良好なバランスが得られているか．

② 腰椎彎曲に対して対応する横突起を正確に押しているか．

③ 胸椎彎曲に対する圧迫が骨盤外縁より内側に位置しているか．

④ 肋骨隆起および腰部隆起の矯正が十分か．

⑤ 腰椎前彎は減少したか．

⑥ 腰椎・胸椎それぞれの彎曲の凹側が十分開放されているか．

⑦ 腹部の押さえ込みによって脊柱への伸展力が働いているか．

⑧ 高位胸椎パッドの高さおよび位置が適当か．

高位胸椎パッド
（high thoracic pad）

4) 夜間装具

夜間装具（night brace）

　学校へ側彎症装具を装着していくことの精神的負担を軽減するために，就寝時のみ

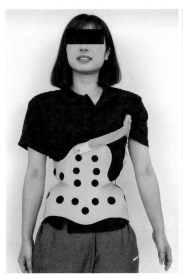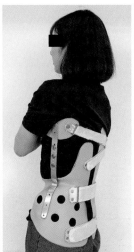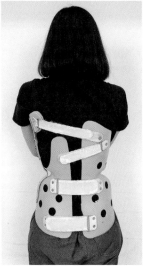

図 27　OMC ブレース

に装着するアンダーアーム型の夜間装具が考案されている．

　チャールストン装具（Charleston bending brace）は臥位で体幹を
強く側屈させ，主彎曲を矯正する装具である．夜間 8 時間の装着で
フルタイム装着の装具と同等の効果があると報告されている．

　Semoto-Nagano 式夜間装具（SNB）は 2008 年に開発された（**図
28**）．側屈だけでなく回旋変形を矯正し，バランスを崩さないよう
に設計された夜間装具で，睡眠時に持続矯正を行う．自重により
矯正力は強いが胸郭や腹部への圧迫が最小限で，装具全体で締め
付けないため就寝しやすいといわれている．25°以下の未熟な側彎
症を適応としている．

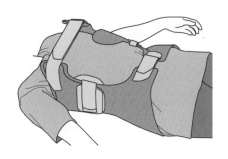

**図 28　Semoto-Nagano 式 夜 間 装 具
（SNB）**
（有限会社永野義肢カタログより作成）

■**引用文献**

1) 加倉井周一ほか編：新編装具治療マニュアル．医歯薬出版；2000．p.35.
2) テクノエイド協会：補装具費支給事務ガイドブック，平成 30 年度版．
3) 日本整形外科学会編：義肢装具のチェックポイント，第 4 版．医学書院；1993．p.170.
4) 川村次郎ほか編：義肢装具学．医学書院；1992．p.301.
5) Blount WP, Moe JH：The Milwaukee Brace. Williams & Wilkins；1973.
6) 加倉井周一，初山泰弘：リハビリテーション医学講座 第 8 巻 補装具．医歯薬出版；1991．
p.156.
7) 加倉井周一ほか編：装具治療マニュアル，第 2 版．医歯薬出版；1993．p.p.251-253，p.255.

■**参考文献**

1) 日本義肢装具学会監：装具学，第 4 版．医歯薬出版；2013.
2) 川村次郎ほか編：義肢装具学．医学書院；1992.
3) 井樋栄二ほか監：標準整形外科学，第 14 版．医学書院；2020.
4) 荻島秀男監訳：カパンディ関節の生理学 III 体幹・脊柱．医歯薬出版；1986.
5) 森於菟ほか：分担解剖学解剖学 1，第 11 版．金原出版；1982.
6) 児玉俊夫監：装具，第 2 版．医学書院；1981.
7) 井原秀俊ほか訳：図説 関節・運動器の機能解剖上巻―上肢・脊柱編．協同医書；1987.
8) 佐藤昭夫ほか：人体の構造と機能，第 2 版．医歯薬出版；2003.
9) American Academy of Orthopaedic Surgeons：Orthopaedic Appliances Atlas. Vol.1. J. W. Edwards；1952.
10) Blount WP, Moe JH：The Milwaukee Brace. Williams & Wilkins；1973.
11) 瀬本喜啓：アンダーアーム型装具― OMC 型，Boston 型等．臨床リハ 2015；24（10）：958-63.
12) 藤原憲太：脊柱側彎症の装具治療．日義肢装具会誌 2018；34（3）：208-15.

LECTURE
8

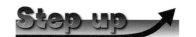

脊柱の可動域と安定性

1）脊柱の可動域

　脊柱は，矢状面では屈曲（前屈）と伸展（後屈），前額面では左右への側屈，水平面では左右への回旋の各運動が可能である．運動自由度は3である．

　脊柱の個々の関節の可動域はきわめて小さいが，関与する多くの関節を統合するとその累積効果は相当に大きい．しかし，脊柱の可動性の分析はかなり困難で，年齢，性別，個人などで非常に異なる．よって可動範囲に関しては研究者間で意見の一致が得られていない．表1に，頸椎，胸椎，腰椎での可動域をまとめた．

2）脊椎の安定性

　脊椎の安定性は，靱帯のほかに胸郭や腹部の筋などによっても保たれており，Morris ら（1961）は次のような報告をしている．体幹前傾約 40°で 200 ポンド（90.7 kg）の物を持ち上げたとき，脊柱が椎体，椎間板，靱帯のみによって支えられているとすれば，支点である第5腰椎（L_5）と第1仙椎（S_1）のあいだには 2,071 ポンド（約 940 kg）の力がかかるという（図 1a）[1]．椎体が支えられる力は 1,000〜1,700 ポンド，椎間板が支えられる力は 1,000〜1,300ポンドといわれているので，椎体の圧迫骨折や椎間板の傷害が容易に生じてしまう．しかし，胸郭や腹腔内圧を高めて脊柱を支えることで，支点である L_5 と S_1 のあいだにかかる力は 1,483 ポンド（約 670 kg）となり，椎体や椎間板の傷害は生じにくくなる（図 1b）[1]．

　このように脊柱の支持性や安定性には胸郭や腹腔の内圧が大きな役割を果たしている．これは，軟性コルセットなどの装着によって腹圧を高めることが脊柱の支持性を増し腰痛の軽減に役立つことの証明となっている．

表1　脊柱の可動域

	屈曲	伸展	側屈（一方向）	回旋（一方向）	備考
頸椎	40	75	35〜45	45〜50	環椎後頭関節では，屈伸各 15°，側屈 8°，回旋 0° 環軸関節では，屈伸 15°，側屈 0°，回旋 25°
胸椎	45	25	20	35	
腰椎	60	35	20	5	屈伸で最も大きな可動域は L_4/L_5 と L_5/S_1 レベル L_5/S_1 での側屈はほぼ 0°
脊柱の全可動域	110	140	75〜85	90〜95	

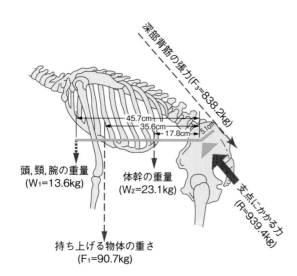

a．腹圧がない場合

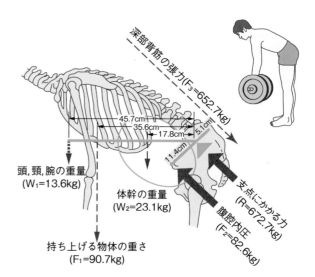

b．腹内を考慮した場合

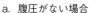

図1　脊椎の安定性
（Morris JM, et al.：J Bone Joint Surg 1961；43A（3）：344-5[1]）

■引用文献

1）Morris JM, et al：Role of the trunk in stability of the spine. J Bone Joint Surg 1961；43A（3）：327-51.

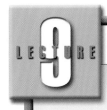

上肢装具と自助具

到達目標

- 上肢装具の分類と名称を理解する.
- 各上肢装具と疾患の適応について理解する.
- 自助具の意味を理解する.
- 代表的な自助具の目的, 使用方法を理解する.
- 各自助具と疾患・障害の適応を理解する.

この講義を理解するために

この講義では, 上肢装具と自助具について学びます. 上肢装具とスプリントでは, その名称や構造, 目的について学び, 適応する疾患や障害を理解することが重要です. また, 自助具ではその特徴について学び, 日常生活活動のどの場面でどのように利用されるのかを理解することが重要です.

自助具は福祉用具に含まれます. 適応疾患や障害について理解しておきましょう. この講義では, 上肢装具や自助具などの「もの」の観点から学習します. 科学的な理解が得られるよう, 解剖学や運動学を復習, 理解しておくことが大切です.

以下の項目をあらかじめ学習しておきましょう.

- □ 上肢の骨, 筋, 神経, 関節構造についてよく学習しておく.
- □ 上肢の各関節の運動と関節可動域について学習しておく.
- □ 装具や自助具の適応となる整形外科疾患, 手の外科疾患, 末梢神経損傷, 脳性麻痺, 関節リウマチ, 脊髄損傷, スポーツ外傷などについて学習しておく.
- □ 骨や筋を触診できるようにしておく.
- □ 上肢装具や自助具の適応となる疾患や障害像を理解しておく

講義を終えて確認すること

- □ 代表的な上肢装具の特徴を理解できる.
- □ 上肢装具の適応となる疾患・障害を説明できる.
- □ 代表的な自助具の目的と機能を理解できる.
- □ 自助具の適応となる疾患を説明できる.

1. 上肢装具とスプリント

上肢装具とは，上肢の機能障害の軽減，改善を目的として使用する装具である．上肢装具の適応には，操作をする手の動きを考慮する必要がある．

スプリント (splint)

上肢装具のなかで，治療上の必要に応じて，その場で各種工夫をしながら製作していく装具をスプリントという．スプリントは，医師，理学療法士，作業療法士で製作することが多いが，義肢装具士と連携していくことも重要である．

2. 上肢装具の目的

以下に上肢装具の目的を示す．
① 固定・保護：関節の炎症，疼痛の回避や治療のために固定する．
② 予防・矯正：関節の変形を予防・矯正する．
③ 機能代償：失った機能を代償する．また，残存機能により新たな機能を獲得する．
④ 訓練補助：筋機能や関節可動域の改善をする．
⑤ その他：自助具類の取り付けのために利用する．

3. 上肢装具の原則

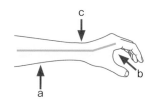

図1 上肢装具での 3点固定
a. 前腕の下部から固定
b. 手掌の固定
c. 手関節部の固定

1) 3点固定

関節固定や支持の場合は，最低限力学的には，**図1**のように3か所で固定される必要がある．**図1**は，手関節の軽度背屈位の良肢位保持を目的とした装具を想定しているが，前腕の下部と手掌から支持して（**図1a**，**b**），手関節部（**図1c**）で伸展位にならないように固定すると保持ができる．

試してみよう
3点固定の原理をほかの装具で確認してみよう．

2) 全面接触の原理

支持は面で行うのがよい．ただし，骨突起部や除圧の必要な箇所では圧迫がないようにする．浮腫や腫脹がある場合は注意する．

MEMO
上肢装具における免荷部位
骨突起部：鎖骨，肩峰，肘頭，内・外側上顆，橈・尺骨茎状突起，手指関節手背部．
除圧の必要な部位：腋窩，上腕二頭筋2/3，前肘部，前腕末梢手掌部，手指関節手掌部．

3) 機能的肢位と手のアーチ

麻痺のある上肢は，病的肢位や変形・拘縮になりやすい．固定する場合は，良肢位や手の動き，機能回復を考慮する．そのときに手掌の中枢横軸アーチ，末梢横軸アーチ，縦軸アーチを確認する（**図2**）．

4. 上肢装具の材料

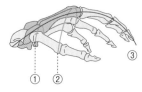

図2 手掌の骨性アーチ
① 中枢横軸アーチ（手根骨アーチ）
② 末梢横軸アーチ（中手骨アーチ）
③ 縦軸アーチ

1) 合成樹脂

スプリントでは，製作しやすい，または扱いやすい素材である低温可塑性（70℃）のポリエステル，アクアプラストなどが利用される．固定や耐久性を考慮する場合は，高温可塑性（150℃前後）のポリエチレン，ポリプロピレンなどの素材を利用する．

2) 金属

支柱部や支持部にアルミニウムや鋼板を利用する．牽引や保護の目的でピアノ線を利用して弾性をもたせることもある．

3) 皮革

牽引部分などに利用する．

MEMO
良肢位（機能肢位）
・手関節中等度背屈・軽度尺屈位．
・母指掌側外転・屈曲位．
・第2〜5指は軽度屈曲位．

4) 布および伸縮材

合成樹脂が皮膚面に接触すると，汗をかきやすく装着感が低下するので，装具の内側に貼り付けて使用する．

5. 上肢装具の適合性に関する解剖学的ポイント

1）皮膚

手掌の皮（膚）線は関節部と一致しているので，装具製作の目安になる．固定や可動性を検討する場合の参考にする．

2）骨突出部

尺骨や橈骨の茎状突起，豆状骨，第1中手骨基部などの骨の突出部は，圧迫により傷つきやすい．装具の部品で圧迫することがないよう骨突起を避けて，装具の接触面積を増やし，パッドなどを利用して圧迫力を減少させるようにする．

3）アーチ

手掌には骨性アーチの，中枢横軸アーチ（手根骨アーチ），末梢横軸アーチ（中手骨アーチ），縦軸アーチがある（図2）．このアーチを減少させる装具は，可動性などを減少させる可能性があるので注意する．

4）中手骨傾角と中手骨下降

中手骨の長さは示指で長く，小指にいくにつれて短くなる（中手骨傾角）．また，手を握った状態で，示指から小指にいくに従って骨頭が下降していく（中手骨下降）（図3）．薬指と小指の下降は握力にも影響する．このことを考慮して装具でも対応する．

5）靱帯

腱や靱帯の位置を確認していく．装具で指を牽引する場合，関節軸に垂直にならないと靱帯を損傷する場合もある．

6）筋

筋の起始・停止と走行を確認する．また，筋力や筋緊張のレベルを把握する．どの筋の作用で関節が固定するのか，動くのかを考慮して装具を製作する．

6. 上肢装具の基本的分類

装具には，機能的に，保持を目的とする静的装具と，関節の動きを制限したり，補助する動的装具がある．状態に応じて機能を考慮していく．

1）指・手部装具

拘縮や変形の予防のために，指関節の動きや固定を補助する装具である．

（1）IP関節固定装具

指関節を伸展位に固定する装具である（図4）．適応疾患となる槌指ではDIP関節を固定，ボタン穴変形ではPIP関節を固定する．

（2）IP関節屈曲補助装具（指用小型ナックルベンダー）

装具につけたゴムバンドの張力で，IP関節の屈曲運動を補助する装具である（図5）．伸展拘縮を矯正するために使用される．

（3）IP関節伸展補助装具（指用小型逆ナックルベンダー）

IP関節屈曲補助装具の逆の働きをする装具である（図6）．屈曲拘縮を矯正するた

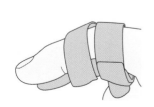

図4 IP関節固定装具

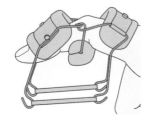

図5 IP関節屈曲補助装具

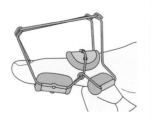

図6 IP関節伸展補助装具

👁️ **覚えよう！**

解剖学で上肢の骨，靱帯，関節，筋，神経を確認して覚えよう．そして，各関節の運動，関節可動域も理解しておこう．

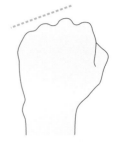

a. 中手骨傾角

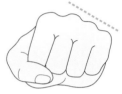

b. 中手骨下降

図3 中手骨傾角と中手骨下降

✊ **試してみよう**

実際に装具を装着して理解しよう．

指装具（finger orthosis：FO）

手部装具（hand orthosis：HO）

📝 **MEMO**

槌指（mallet finger）
外傷などによるPIP関節伸展位，DIP関節屈曲位の変形．
ボタン穴変形（buttonhole deformity）
外傷や関節リウマチなどによるMP関節とDIP関節の過伸展位，PIP関節の屈曲位の変形．

指節間関節
（interphalangeal joint；IP関節）

遠位指節間関節（distal interphalangeal joint；DIP関節）

近位指節間関節（proximal interphalangeal joint；PIP関節）

ナックルベンダー
（knuckle bender）

LECTURE 9

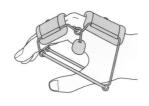

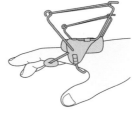

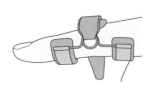

図7 MP 関節屈曲補助装具（ナックルベンダー）　**図8 MP 関節伸展補助装具（逆ナックルベンダー）**　**図9 コイルスプリング**

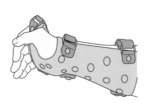

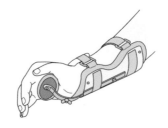

図10 カックアップ・スプリント　**図11 カックアップ・スプリント（バネル型）**

MEMO

尺骨神経麻痺による第4・5指 MP 関節過伸展と IP 関節屈曲に対しては，簡易型尺骨神経麻痺用装具（モバーグ；Moberg）(a) やカーペナー（Capener）型装具 (b) がある.

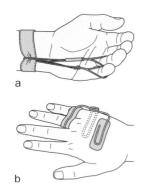

a

b

中手指節関節
（metacarpophalangeal joint：M〈C〉P 関節）

MEMO

鷲手変形（claw hand）
MP 関節が過伸展位，PIP 関節と DIP 関節とが屈曲位となる変形.

手関節装具（wrist hand orthosis：WHO）

カックアップ・スプリント
（cock-up splint）

MEMO

バネル型
（Bunnell dorsal wrist splint）
手関節の角度を背屈・掌屈いずれにも調節できる.

トーマス型懸垂装具
（Thomas suspension splint）

下垂手（drop hand）

めに使用される.

（4）MP 関節屈曲補助装具（ナックルベンダー）

MP 関節の過伸展を抑制し，屈曲運動を補助する装具である（**図7**）. MP 関節の伸展拘縮や尺骨神経麻痺の鷲手変形（鉤爪指）などで利用される.

（5）MP 関節伸展補助装具（逆ナックルベンダー）

MP 関節の屈曲拘縮の予防や伸展運動を補助する装具である（**図8**）.

（6）その他，IP 関節伸展補助装具

コイルスプリング（**図9**）や針金枠式の装具がある.

2）手関節装具

手関節の軽度背屈位での良肢位保持を目的とした装具である. この装具には，関節炎や疼痛の回避，筋緊張の軽減を目的とした静的装具と，末梢神経麻痺などの筋力の脱力や拘縮の予防，手関節にある程度の可動性をもたせる動的装具がある.

装具の前腕部部品の長さは，前腕長の 1/2〜2/3 とする. また，指の動きを妨げないようにする.

（1）カックアップ・スプリント

カックアップ・スプリントは静的装具で，前腕屈側と手掌面から支持して手関節を背屈位に保持する（**図10，11**）. 適応疾患は橈骨神経麻痺，腕神経叢麻痺下位型などである.

（2）手関節背側支持装具

手関節背側支持装具は静的装具で，前腕伸側と手背面から保持して手関節を背屈位に保持する（**図12**）. プラスチックや軟性装具のタイプがある. 軟性装具にはアルミ製の支柱を入れて手関節の背屈保持をすることもある. カプラン型装具やバネル型がある. 適応疾患は関節炎や疼痛回避などである.

（3）トーマス型懸垂装具

トーマス型懸垂装具は動的装具で，前腕背側からピアノ線やゴムの弾力を利用して MP 関節，母指の伸展運動を補助する（**図13**）. 適応疾患は下垂手などである.

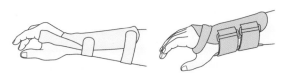

a. プラスチック製装具　　　　b. 軟製装具

図12　手関節背屈支持装具　　　　**図13　トーマス型懸垂装具** 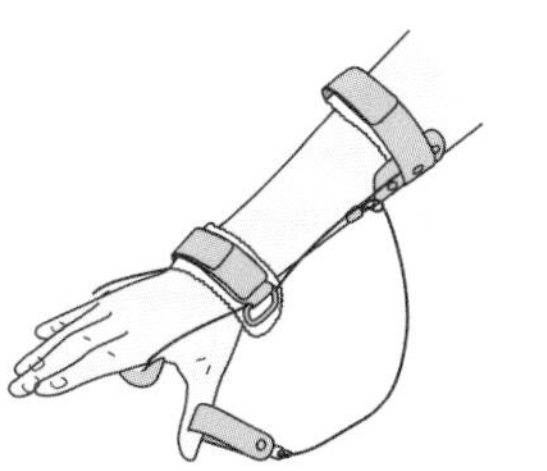　　**図14　オッペンハイマー型装具**

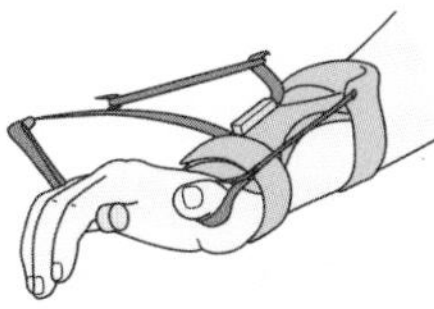

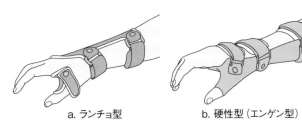

a. ランチョ型　　　　b. 硬性型（エンゲン型）　　　　a. ランチョ型　　　　b. 硬性型（エンゲン型）

図15　長対立装具　　　　　　　　　　**図16　短対立装具**

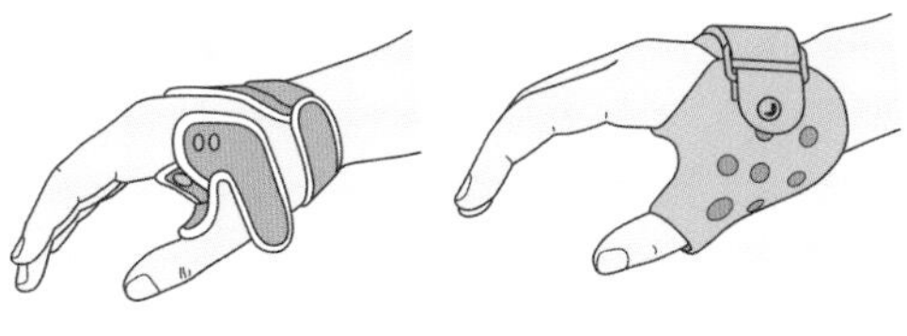

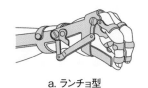

a　　　　b

c

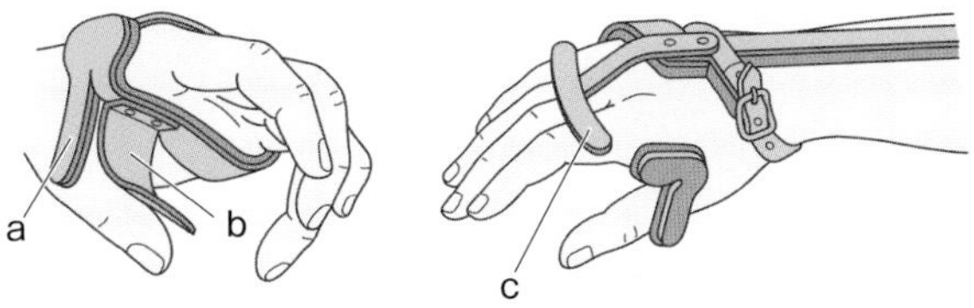

図17　対立装具付属品
a：対立バー，b：Cバー，c：虫様筋バー
（Anderson MH：Upper Extremity Orthotics. Charles C Thomas；
1965[1]）

a. ランチョ型　　　　　　b. エンゲン型

図18　手関節駆動式把持装具
（a/JIS T1010）

（4）オッペンハイマー型装具

　オッペンハイマー型装具は動的装具で，前腕カフからピアノ線でMP関節を支持し，手関節とMP関節を伸展位に保持する（**図14**）．適応疾患は，橈骨神経麻痺，手関節・指伸筋麻痺や断裂などである．

3）対立装具

　母指をほかの4指と対立位に保持する装具である．手関節の固定が必要な場合は，長対立装具が適応である．手関節の固定が必要でない場合は，短対立装具が適応となる．適応は正中神経麻痺などがある．

（1）長対立装具

　手関節を固定し，母指をほかの4指と対立位に保持する装具である．ランチョ型（**図15a**），硬性型（エンゲン型）（**図15b**）がある．

（2）短対立装具

　手関節は固定せずに，母指をほかの4指と対立位に保持する装具である．長対立装具の前腕部を除いたランチョ型（**図16a**），硬性型（エンゲン型）（**図16b**）がある．

（3）対立装具付属品

　対立装具の付属品には，対立バー，Cバー，虫様筋バーなどがある（**図17**）[1]．

4）把持装具

　筋力低下などによりつまむ動作が困難な場合，母指と示指，中指でつまみ動作ができるようにする装具である．力源によって以下の分類がある．

（1）手関節駆動式把持装具

　手関節の背屈により，母指と示指，中指のMP，PIP，DIP関節が屈曲し，つまみ動作をできるようにする装具である．ランチョ型（**図18a**）[2]，エンゲン型（**図18b**）

オッペンハイマー型装具
（Oppenheimer splint）

対立装具
（opponens orthosis）

MEMO
正中神経麻痺
母指球筋の萎縮が著明で，母指対立運動ができない猿手（ape hand）となる．

ランチョ（Rancho）

エンゲン（Engen）

MEMO
対立バー：母指を対立位に保持し，CM関節での伸展と内転を抑える．
Cバー：手掌アーチと母指・示指間の指間空間の保持．
虫様筋バー：基節骨の背側に当てて，MP関節の伸展・過伸展を防ぐ．

把持装具（flexor hinge splint）

などがある．C$_6$レベルの頸髄損傷で，手関節背屈筋力がMMTで4以上ある場合に適応となる．

（2）肩関節駆動式把持装具

手関節の筋力が期待できない場合，肩や肩甲帯の筋を力源とするものである．

（3）体外力源式把持装具

ガス，空圧，電動バッテリーを利用して，つまみ動作を補助する装具である．

肘装具（elbow orthosis：EO）

5）肘装具

肘関節の動きを補助・固定する装具である．

（1）両側支柱付き肘装具

遊動式，伸展制限付きの肘継手などが用いられる．肘の動きを制限し，変形の予防・改善を目的として使用される（**図19**）．

（2）プラスチック製モールド肘装具

上肢の形状を型取りし，プラスチックにて形成した肘装具である．固定・変形の予防を目的に使用される．

6）肩装具

肩関節の動きを制限・固定する装具である．

（1）肩外転装具

肩関節を外転位で保持する装具である（**図20**）．肩腱板損傷，腋窩神経麻痺，肩関節周囲炎，分娩麻痺などで安静・固定を目的に使用される．

（2）肩内旋位保持装具

肩関節内旋位と肘関節屈曲を保持する装具である（**図21**）．肩関節脱臼や痛み，上肢骨折，麻痺性の肩関節亜脱臼の防止などで利用される．アームスリング（arm sling）は，片麻痺で利用されることも多い（**図22**）．外旋位に保持する装具もある．

（3）クラビクルバンド

主に鎖骨骨幹部を骨折した場合に保存療法で使用される．ここでの骨折は手術をしなくても骨の癒合が良好である．鎖骨の骨折で骨がずれると肩甲骨が体の前に移動し，鎖骨がうまく癒合しない．そこで，背当て部から両肩の上と両脇の下にかけて8の字状に胸を張るように姿勢を保つ（**図23**）．両肩や両脇の締め付けが強いと神経圧迫で腕の痺れが起こることもあるので注意する．

7）腕保持用装具

BFO（MAS）などの装具で，前腕と肘を支持し，肩甲帯の動きにより食事動作などを補助するものである（**図24**）．高位頸髄損傷や進行性筋萎縮症など筋力低下が著しい場合に利用される．さらに動きを効果的にするため，スプリングを取り付けて，スプリングの張力と腕の重さが釣り合って，肘の高さを一定に保ち，前後左右に動かすことや肘の屈曲により上方向の動きを支援する装具もある（**図25**）．**図26**は車椅子の取り付けるタイプである．

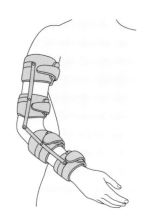

図19　肘装具

肩装具
（shoulder orthosis：SO）

クラビクルバンド
（clavicle band）

BFO（balanced forearm orthosis）または
（ball-bearing feeder-orthosis）

MAS（mobile arm support）

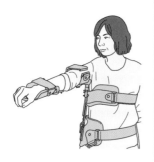

図20　肩外転装具

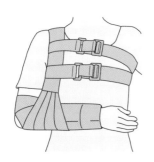

図21　肩内旋位保持装具

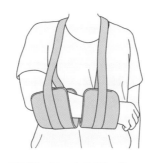

図22　アームスリング

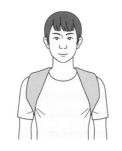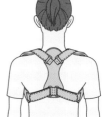

図23　クラビクルバンド

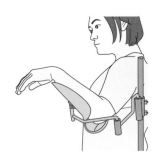

図24　BFO

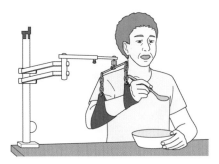

図25　ポータブルスプリングバランサー

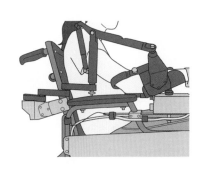

図26　MOMO（テクノツール社製）

肩周囲の機能が低下している場合に適応となる.

7. 自助具

自助具（self help device）

　自助具は福祉用具に含まれるものである. 福祉用具は「心身の機能が低下し, 日常生活を営むのに支障がある老人, または心身障害者の日常生活の便宜を図るための用具, および, これらの者の機能訓練のための用具, ならびに補装具を言う」（福祉用具の研究開発及び普及の促進に関する法律）と定義されている. 欧米ではテクノエイドとも呼ばれている. 最近は, アシスティブテクノロジーという概念で説明されることもある.

　特にそのなかで, 自助具は, 身体が不自由な人が日常の生活動作をより便利, より容易にできるように工夫された小道具である. 筋力低下, 関節可動域制限, 把握動作低下, 巧緻動作低下, 片手動作の補助や代償をするものである.

MEMO
アシスティブテクノロジー（assistive technology：AT；支援技術）障害のある人の生活を支えるために利用される技術をいう. 福祉用具だけでなく, 制度や考え方も含まれている.

LECTURE 9

表1　食事用自助具

柄の形を工夫したスプーン, フォーク	手指筋力低下, 変形などによりスプーンが持ちにくい場合, 握り部を太くしたりする. また, 熱可塑性の素材で, 変形や手掌のカーブに合わせて柄を加工したものもある	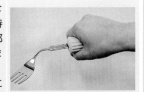　太柄フォーク	縁の高い皿	スプーンやフォークを使用して, 平皿ですくいにくい場合, 皿の縁を高くすることで壁になり, すくいやすくなる	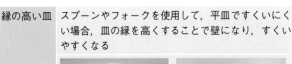　プラスチック製皿　　フードガード
ホルダー（万能カフ）	スプーンやフォークが把持できない場合に, 手掌側を木製固定部とマジックテープで固定する. そして, スプーンを木部とのすき間に差し込んで利用する	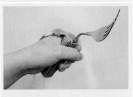　ホルダー	コップホルダー	コップが把持しにくい場合はホルダーを取り付ける	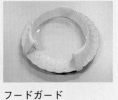
先割れスプーン	スプーンを半分にして, スプーンとしての機能と箸としても利用できるようにしたものである	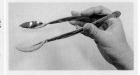　ケンジスプーン	ストローホルダー	ストローの固定が必要な場合, 固定補助自助具を使う	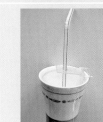
箸補助具	箸を開いたり閉じたりすることができない場合は, 箸の根元部をピンセット型にするとつかみやすくなる	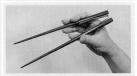　ピンセット型箸			

表2　更衣用自助具

リーチャー	関節可動域制限，筋力低下，痛みなどでリーチの制限があり，物が取れない場合に，マジックハンドでつかむ．棒の先端部にL型の金具を付けたものもある．この型は衣服の着脱で利用される	
ドレッシングエイド	手の届かない部分の衣類に棒を伸ばして，先端部のかぎ状のフックで押し上げたり，引っ張ったりする	
ボタンエイド	手指の巧緻性が低下している場合に利用する．先端の金属製のループをボタンの穴に通してから，ボタンをループに通し，次に引っかけてボタンの穴から引き抜く	
ソックスエイド	股関節可動域制限，足元までのリーチ制限や筋力低下などがある場合，靴下をプラスチック部分にかぶせて，ひもで引っ張って履く	

表3　整容用自助具

長柄ブラシ	上肢の関節可動域制限や筋力低下などで頭に手が届かない場合，柄を長くして，柄の先端部にブラシを付けて利用する	
爪切り固定具	爪切りが持てない，把持できない場合や片手で切る場合に，爪切りを台に固定して使用する	
ホルダー（万能カフ）	歯ブラシの把持ができない場合，木部とのすき間に，歯ブラシの柄の部分を差し込んで利用する	

表4　入浴・排泄用自助具

柄付きスポンジブラシ	上肢の関節可動域制限や筋力低下などで頭に手が届かない場合，柄を長くして，柄の先端部にブラシを付けて利用する	
吸盤付きスポンジブラシ	握力が弱い人や片麻痺の人が健側を洗えるように裏面の吸盤で固定し，手を動かして洗う	
ループ付きタオル	片麻痺や頸髄損傷で，背中も洗う場合，ループに片手でつかみ固定して，別の手で動かしながら洗う	
ペーパーロッド	筋力低下やリーチ制限により，お尻を拭くことができない場合，先にトイレットペーパーを巻きつけて拭く	
坐薬挿入器	脊髄損傷やリウマチなどで，筋力低下やリーチ制限により坐薬挿入ができない人向け	

表5　家事動作自助具

包丁	筋力低下，変形，手関節の痛みなどがある場合，負担を少なくする包丁である	
フライスライサー	手関節変形，痛みなどがある場合，負担を軽減する．また，返しの部分が水平となり，フライパンの中へ入れやすくなっている	
まな板	片手で調理する場合に利用する．くぎの部分は野菜や肉を固定する．コーナーの部分はパンなどにバターなどをぬる場合に利用する	
ボトルオープナー	筋力低下や痛みなどでボトルや瓶の蓋を開けることが困難な場合に使用する．蓋にかぶせて，摩擦力とモーメントの原理を利用することで，弱い力でも開けることができる	

表6　趣味・娯楽用自助具

鉛筆固定具	筋力低下や変形で,鉛筆がつかめない場合に,手掌に適合したホルダーの装具を製作する.鉛筆の固定装置(ここではドアに利用されているローラーキャッチを利用)を取り付ける	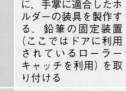
トランプホルダー(カードホルダー)	カードを握れない,手指筋力低下,片手しか利用できない場合に,カードを立てられるようにしたもの	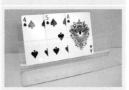
片手編み補助具	片手(主に指のみ)で編み物をする場合に利用する.上部の板に長方形の穴があり,その周りにくぎがある.指で毛糸などをくぎに交互に通して編んでいく.そのほかに棒針を固定して編む装置もある	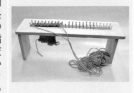

表7　そのほかの自助具

点眼補助具	筋力低下や変形,リーチ制限がある場合に,柄の先端の固定部に目薬の容器を固定する.柄を握ると目薬が出てくる	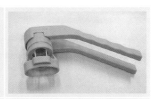
錠剤取り出し補助具	筋力低下,巧緻性低下がある場合,PTPシートのカプセルや錠剤を取り出すのが困難なことがある.プラスチック容器に上部に穴があり,そこにカプセルを置いて,てこの原理を応用して,下に押し出す	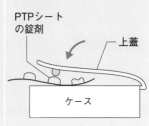
スイッチ	筋力低下などのためナースコールなどのスイッチを押せない場合の自助具である.各種あるが写真のスイッチは,フィルムケースを利用して,手掌で押すスイッチである	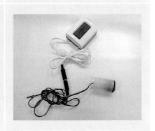

1) 自助具の種類

代表的な自助具を**表1~7**で紹介する.

2) 自助具の利用

　自助具の利用にあたっては,症例の評価を実施し,導入目的を明確にして導入する.そのためには症例の病態や障害の把握とともに,できないことよりもできる能力を把握していくことが大切である.そして,どの活動のどの動作で利用していくのかを検討する.

　導入では最初に一般市販品が利用できないか検討する.普段から日用大工の店などに何があるかを調べておくとよい.その際,材料なども調べると役立つことも多い.

　次に市販福祉用具を検討する.カタログや展示品を見たりして,実際に利用してみることが大事である.これらが利用できない場合には,一般市販品や福祉用具を改良していくことになる.改造していく場合にはPL法(製造物責任法)もあるので,慎重に導入していく.改造しても対応できない場合は,製作する.一人ひとりの症例に合わせていくことが大切である.

　最近はユニバーサルデザインの考え方が普及しており,障害のある人も利用できる物が多くなってきた.しかし,まだ十分とはいえず,障害個々に適合する道具が求められている.

■引用文献

1) Anderson MH : Upper Extremity Orthotics. Charles C Thomas ; 1965.

■参考文献

1) 川村次郎ほか編:義肢装具学,第4版.医学書院;2009.
2) 日本義肢装具学会監:装具学,第4版.医歯薬出版;2013.
3) テクノエイド協会.自助具ハンドブック;2005.
4) テクノエイド協会.福祉用具プランナーテキスト福祉用具の適用技術;1999.

📖 **調べてみよう**
紹介された代表的な自助具が,実際にどのような疾患,障害のある方に使われているか調べてみよう.

LECTURE 9

📖 **試してみよう**
各自助具をさわり,操作を確認しよう.

📖 **調べてみよう**
ユニバーサルデザインとは何かを調べてみよう.

📖 **調べてみよう**
近年は携帯電話やパーソナルコンピューターの発展がめざましく.障害のある方にもとても有用である.コミニュケーション用具について調べてみよう.

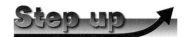

Step up

疾患別による上肢装具の適応

1) 脳卒中片麻痺

脳卒中の病態をよく理解し，筋緊張，感覚障害，脱臼などを把握しておく．肩関節の亜脱臼と痛みの予防ではアームスリングが利用される．手関節や指関節の筋緊張抑制や拘縮予防で手関節指装具が利用されることもある．

2) 頸髄損傷

上肢装具は，頸髄レベルでの残存機能と関係している．ここでの麻痺レベルの分類は残存機能レベルとする．

① C_4 レベル：C_4 レベルの不全損傷では，肩甲帯の挙上，頸の動きが可能なので，残存機能も検討して BFO（balanced forearm orthosis）と環境制御装置（environmental control system：ECS）の適応がある．完全損傷での適応は難しい．

② C_5 レベル：C_5 レベルの損傷では，肩・肘の屈曲が可能なので，把持装具が適応する．食事などでホルダー（万能カフ）付き手関節固定装具の適応もある．BFO と併用されることもある．機能的電気刺激（FES）により装具との併用で把持機能再建も試みられている．

③ C_6 レベル：C_6 レベルの損傷では，肩・肘の屈曲と手関節の伸展が可能となるので，手関節駆動式把持装具が適応である．テノデーシスアクション（tenodesis-action）により把持が可能となる．

④ C_7 レベル：C_7 レベルの損傷では，肩・肘・前腕の筋が残存しているので，短対立装具の適応により把持が可能となる．

⑤ C_8，T_1 レベル：C_8，T_1 レベルの損傷は，上肢装具の適応はほとんどない．

3) 末梢神経損傷

損傷部位や原因，麻痺症状，残存機能をよく把握する．正中神経低位麻痺では，母指の対立の動きが難しいので，短対立装具の適応がある．高位麻痺では，指の屈曲も難しくなるので長対立装具の適応もある．

橈骨神経麻痺では手関節や指の伸展ができなくなり，下垂手になるので手関節背屈保持装具の適応がある．

尺骨神経麻痺では，手指の伸展外転が難しくなり，鉤爪指（鷲手）になることがあるので，ナックルベンダーの適応がある．しかし，サイズが大きい場合は，コイルスプリング（p.88，**図 9**）にしてもよい．

4) 骨・関節疾患

肩関節の脱臼では，肩関節保持装具の適応がある．肩関節の手術後，腱板損傷では，肩外転装具の適応があり，外転角度を調整して対応していく．

5) 手の外科疾患

ハンドセラピー分野として装具療法も重要である．損傷と術式をよく理解して，拘縮予防や機能回復のために動的装具を利用することもできる．固定とともに残存関節の運動のために，上肢装具付属品のアウトリガー（図 1）[1] によりゴムなどで牽引することもある．

6) リウマチ疾患

痛みや変形を把握して，関節の保護，痛みの軽減，補助機能として装具を利用することがある．手関節では尺側偏位予防スプリントの適応もある．指の変形防止や固定で，ナックルベンダー装具，コイル式装具，金属式装具，短対立装具の適応もある．熱可塑性プラスチックで 3 点支持の装具を作製することもある．

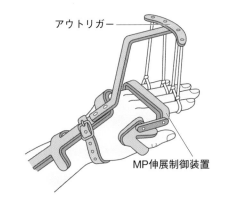

アウトリガー

MP伸展制御装置

図 1　上肢装具付属品のアウトリガー
（Anderson MH：Upper Extremity Orthotics. Charles C Thomas；1965[1]）

■引用文献

1）Anderson MH：Upper Extremity Orthotics. Charles C Thomas；1965.

LECTURE
9

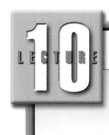

車椅子，歩行補助具

到達目標

● 車椅子の種類と基本構造について理解する．
● 車椅子のチェックポイントについて理解する．
● 歩行補助具の種類について列挙することができる．
● 使用者に合った歩行補助具を選択し，適合することができる．

この講義を理解するために

　車椅子にはさまざまな種類があり，疾患や障害によって使い分けられます．また，障害の程度により，いろいろな付属品を取り付けて，車椅子をより使いやすいものにする工夫がなされます．杖や歩行器などの歩行補助具にも多くの種類があり，疾患や障害の程度によって使い分けられます．一般的に下肢の運動機能障害が重度になるほど，杖には安定性が求められ，杖での支えができなくなれば歩行器の使用となります．

　以下の項目をあらかじめ学習しておきましょう．

　　□ 車椅子の種類について復習しておく．
　　□ 車椅子の操作の仕方について学習しておく．
　　□ 杖や歩行器の種類について復習しておく．
　　□ 杖や歩行器の使い方について学習しておく．

講義を終えて確認すること

　　□ 車椅子の種類について説明できる．
　　□ 車椅子の基本構造について理解できた．
　　□ 手動車椅子の各部分のそれぞれの種類について説明できる．
　　□ 患者に合った車椅子のチェックポイントについて理解できた．
　　□ 杖や歩行器の種類について説明できる．
　　□ 歩行補助具の選択と適合について理解できた．

MEMO
前方大車輪型車椅子
前輪が大径車輪で，駆動輪となっている車椅子を前輪駆動式（トラベラー型，前方大車輪型）という．駆動輪が体幹の前方に位置するので敏速に動かすことができないが，小回りが利く．肩や肘関節に可動域制限のある関節リウマチや両上肢の随意性に乏しい脳性麻痺では駆動しやすい場合がある．歴史的にも前方大車輪型は重要である．

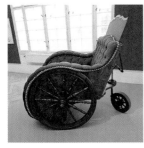

ウィーンの博物館にて

LECTURE
10

車椅子

　車椅子は，基本的には歩行が困難な人の移動の道具である．標準規格品が多く出回っているが，体型や使用目的に合わせて製作される注文生産の車椅子もある．

1. 種類

　車椅子は，JIS 規格により手動車椅子と電動車椅子に分類される．

1）手動車椅子

　手動車椅子には自走用と介助用がある．自走用は，使用者自らが駆動・操作して使用することを，介助用は，介助者が操作することを主目的とした車椅子である．

（1）標準形

　一般的な車椅子で，自走用と介助用がある．自走用は前輪がキャスター，後輪がハンドリムを取り付けた大径車輪で（**図 1**），介助用は前輪がキャスター，後輪が中径車輪以上で構成されている．自走用の場合，駆動輪が体幹近くにあるので動かしやすい．

（2）座位変換形（リクライニング式，ティルト式）

　リクライニング式はバックサポートの傾斜角度が変わるタイプ（**図 2a**），ティルト式はシートとバックサポートとの角度が固定されたまま傾斜角度が変わるタイプ（**図 2b**）をいう．自走用と介助用がある．

（3）スポーツ形

　各種スポーツのために工夫された，スポーツ専用車椅子である．バスケットボール用，レース用，スキー用などがある．

2）電動車椅子

　電動車椅子（**図 3**）は，バッテリーを搭載し，モーターで走行する車椅子である．手動で車椅子を操作できない人の移動に使用される．JIS 規格では，最高速度 6 km/時以下としている．

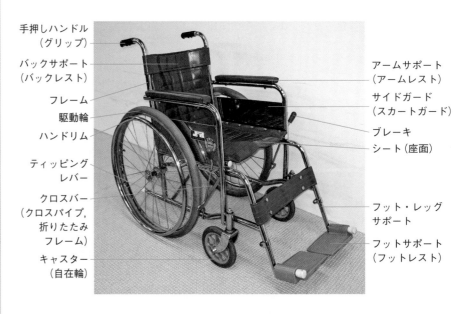

手押しハンドル
（グリップ）
バックサポート
（バックレスト）
フレーム
駆動輪
ハンドリム
ティッピング
レバー
クロスバー
（クロスパイプ，
折りたたみ
フレーム）
キャスター
（自在輪）

アームサポート
（アームレスト）
サイドガード
（スカートガード）
ブレーキ
シート（座面）
フット・レッグ
サポート
フットサポート
（フットレスト）

図 1　自走用手動車椅子の各部の名称（JIS 規格 T9201，2016 より）

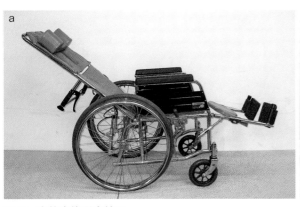
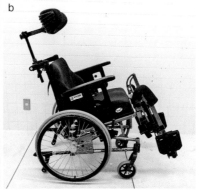

図2　座位変換形車椅子
a. リクライニング式車椅子（背もたれを寝かせたところ），b. ティルト機能の付いた車椅子.

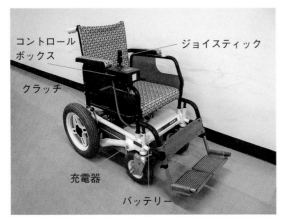

図3　電動車椅子

2. 手動車椅子の基本構造と各部の名称

車椅子の基本構造と各部の名称に関する知識は，リハビリテーション・チームの誰もが知っておくべき共通事項である（**図1**）.

1）フレーム

車椅子の骨格となる部分で，折りたたみ式と固定式がある．折りたたみ式にはダブル・ブレースとシングル・ブレースがある.

2）駆動輪

大車輪ともいう．車軸の位置は通常バックパイプの中心にある．しかし，両大腿切断者など，座ったときに重心の位置が後方にくる場合には，車軸を後方に移動させて倒れないように工夫する.

3）各部品の工夫

ハンドリムやブレーキなど車椅子の各部品には使いやすいようにさまざまな工夫がなされている（**図4～8**）.

4）車椅子用テーブル

付属品の1つに，車椅子用のテーブルがある（**図9**）．車椅子上で食事や作業をするときに使用される.

3. 車椅子のチェックポイント（図10）[1]

義肢装具の場合と同様，車椅子の場合も処方通りにできあがっているかなどをチェックすることも理学療法士の大事な役割である．**表1**の項目に従ってチェックアウトする.

MEMO
ダブル・ブレースは，クロスバーが前後に2か所あり，結合部分の遊びが少なく操作性に優れている．日本製の車椅子に多いタイプである．一方，シングル・ブレースは，クロスバーが1か所で，結合部分がルーズなため地面との四点接地性がよい．外国製の車椅子に多い.

MEMO
キャンバー角（camber angle）
車椅子を後ろ（あるいは正面）から見たときに，駆動輪がハの字型になっている状態の車椅子を「キャンバー角が付いた車椅子」と呼ぶ．自動車のタイヤにも付いているが，自動車の場合は下に狭いVの字型で，車椅子とは逆である．キャンバー角は，自動車工学のほうが先だったので，Vの字型はプラス，ハの字型はマイナス（逆キャンバー，あるいはネガティブ・キャンバー）となる．したがって，車椅子の場合は，「マイナス○度のキャンバー」となる．バスケットボールやテニスなどの競技に使う場合は，キャンバー角を大きくする.

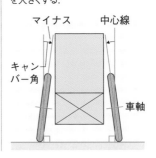

LECTURE
10

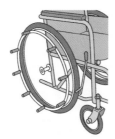 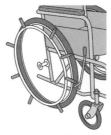 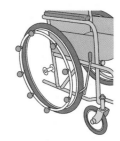

水平ノブ式　　　　　垂直ノブ式　　　　　握り式

図4　ハンドリムの各種ノブ

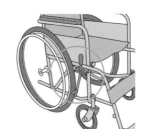 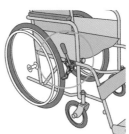 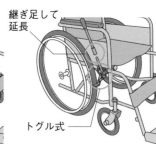

継ぎ足して延長

トグル式

レバーブレーキ　　　トグルブレーキ　　　延長ブレーキ

図5　ブレーキの種類

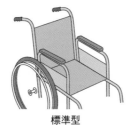 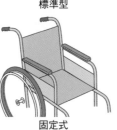 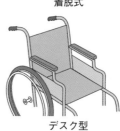

標準型　　　　　　着脱式　　　　　　跳ね上げ式

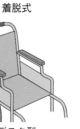 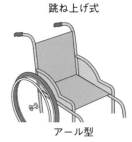

固定式　　　　　　デスク型　　　　　　アール型

図6　アームサポートの構造と種類

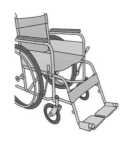 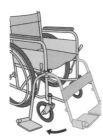 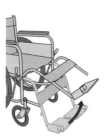 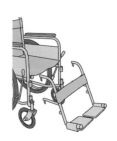

固定式　　　　　開き式　　　　　挙上式　　　　　着脱式

図7　フット・レッグサポートの種類

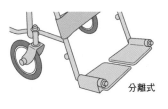
分離式

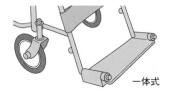
一体式

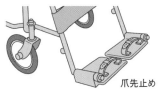
爪先止め

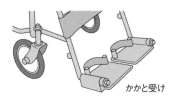
かかと受け

図8　フットサポートの種類

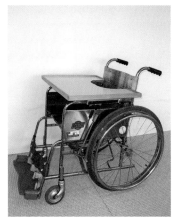

図9　車椅子用テーブル

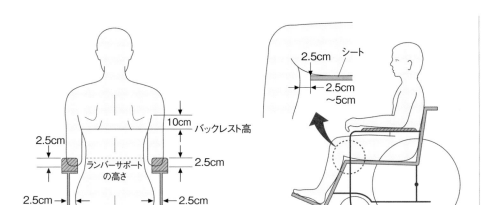

図 10　身体適合のチェックポイント
（日本整形外科学会，日本リハビリテーション医学会監：義肢装具のチェックポイント，第5版．医学書院；1998．p.247[1]）

4. 身体適合のチェックポイント

　車椅子が使用者の体型に合っているかどうかのチェックポイントを**図10**[1]，**表2**に示す．

5. 車椅子の手入れ

　定期的な点検や手入れは，車椅子を長もちさせるだけではなく，利用者の安全を図るうえで重要である．

1）いつまでも心地よく使う秘訣

　① 定期的な手入れ，② 乱暴に扱わない，③ 湿気は禁物，④ から拭きの励行，⑤ 早目の修理．

2）手入れに必要な道具と手入れの要領

　車椅子の手入れには，空気入れ，スパナ，モンキースパナ，ドライバー，布きれ，オイル，油さし，パラフィン，中性洗剤，ワックス（市販の自動車用のもの），バケツ，たわしなどが必要である．

6. 良い車椅子とは

　良い車椅子の条件を以下に示す．（神奈川県総合リハビリテーションセンター発行資料を一部改変）
　① 折りたたみが簡単にできて運搬が楽にできること．

MEMO
手入れの要領

① 空気を入れる
車椅子の車輪には，空気入りタイヤと硬性タイヤ（ソリッド）の2種類がある．空気入りタイヤのほうが一般的である．空気を入れる際には，空気圧が適切か（低すぎないか），左右のタイヤで空気圧が異なっていないか注意する．空気入れは，車椅子に乗ったままでも使える高圧ポンプ式の空気入れがよい．

② 注油する
車椅子で注油が必要な部分は，クロスバーやブレーキレバーの取り付け部（オイル），フットサポート調節ボルト（パラフィン），車輪やキャスター（グリス）などである．

③ ナット，ビスの点検
ナット，ビスがはずれていないか，緩みがないかどうかをチェックする．ナット，ビスがはずれていれば，メーカーに注文する．緩んでいる部分はドライバーでしっかり締める．

④ 拭き上げ
タイヤの泥は，雑巾やたわしで落とし，その後に布でから拭きする．車軸の部分は埃が付きやすいのでよく拭いておく．車軸にハブ毛を巻いておくと埃の付着を防ぐことができる．パイプフレームを磨き，最後に座シート，バックサポートを拭き上げて完了．

LECTURE
10

表1 車椅子のチェックポイント

1. 処方通りにできているか	処方された型式であるか
2. 直進性	使用者が乗った場合と空車の場合に分けてチェックアウトする ・人が乗らない場合：平らな床面において車椅子を後方から左右均等に力をかけて押したとき，左右に片寄ることなくまっすぐに進行し，停止する ・人が乗った場合：平らな床面において，乗った人が左右のハンドリムに均等の力をかけて車椅子を駆動し，その慣性でもって走行させたとき，左右に片寄ることなくまっすぐに進行し，停止する
3. 四輪の接地性	平面な床上において，四輪が平等に床に接地しなければならない．平らな床面に車椅子を置き，ハンドグリップを持って左右へ回旋させたとき，両キャスターが左右むらなく同一に動かなければならない．また，静止時に紙などで，接地性をチェックアウトする
4. ブレーキ性能	ブレーキは使用者の機能に合わせて作られ，スムーズに十分にかかる必要がある．制動性の検査には，勾配10°のスロープ上に人を乗せた車椅子を置き，ブレーキをかけ後ろから押したとき，車椅子が動かないということもチェックアウトの一方法である
5. ハンドリム	表面が滑らかで凹凸がないこと．また，ハンドリムを回転させたとき，波打って回転しない
6. 車輪	空気圧が十分にあること．車軸の固定がしっかりし，位置が正しく，波打って回転しない
7. シート	シートの汚染，破損がないかどうか．シートに座ったときに，アームパイプ*が著しく前すぼみにならないこと（アームパイプ間の変位量は15 mm以下におさえられている）
8. キャスター	キャスターの回転が滑らかか
9. フットサポート	フットサポートの開閉が滑らかか．開いた位置で固定できることが必要で，足が落ちない．フットサポートの高さ調整機構がしっかりと固定できている
10. 部品の検査	各部品の着脱，開閉，上下動，差し込みなどを，使用者がスムーズにできるか．各部品の締め金具は十分に効いているか．脱落しているものはないか
11. 寸法	各車椅子が処方時に設定した寸法値と違いはないか．10 mm以内の誤差におさえることが望ましい
12. 仕上り検査	① 変形，亀裂，溶接ずれはないか　　　　　　　⑨ メッキはきれいか ② 各部のねじの緩みはないか　　　　　　　　　⑩ 操作時に手を傷つけるような箇所はないか ③ ハンドグリップの接着はよいか ④ キャスター，車輪の固定はよいか　　　　　　⑪ キャスターに踵がぶつからないか ⑤ 折りたたみ機構はスムーズか　　　　　　　　⑫ 取りはずし部分に不安定性はないか ⑥ 取りはずし機構はスムーズか　　　　　　　　⑬ 体重の移動で車椅子のバランスがくずれないか ⑦ アームサポートはアームパイプにしっかり固定されているか ⑧ レザーは汚れていないか　　　　　　　　　　⑭ サイドガードの機構は適切か．走行中に衣服などがホイールに当たらないか
13. 乗りごこちがよいか	車椅子の完成後，使用者が乗って操作し，その乗りごこちがよいか否かが最後のポイントになる．機械的に，機能的に，使用者に最もよいと思って作られたものでも，最終的に乗りごこちが悪ければ結果としてはまったく無意味である

＊　アームパイプ：アームサポートを取り付けるパイプ．

表2 身体適合のチェックポイント

1. 座面の高さ	下腿長を目安に高さを決める．クッションなどを使用する場合は，その厚さも考慮する．膝が持ち上がりすぎたり，逆に下がりすぎているときには，フットサポートの高さで，膝の位置を調節する．片足片手で車椅子を操作するときは，足底が床に十分に設置するような，低い座面の車椅子を選択しなければならない
2. 座幅	大転子部の両側にそれぞれ手のひらが入る程度，すなわち，それぞれ2.5～3 cm程度の余裕をもたせる
3. 座奥行（シート前方のゆとり）	適切な座位で膝を屈曲させたとき，シート前方に2.5～5 cmの余裕をもたせる
4. 座角度	0～4°の傾斜がよい（スポーツで使用するときなどは傾斜角度を大きくする場合がある）
5. 背もたれ高	安定性・安楽性を考慮し，腋窩から5～10 cm程度低い所になるようにする
6. 背もたれ角度	安定性・安楽性を考慮し，垂直より後方に5～10°傾斜させる
7. グランドクリアランス	フットサポートと床面のあいだには5 cm以上の余裕をもたせる
8. 肘当て	操舵性の観点から，上腕を自然に下垂させ肘関節を90°屈曲させたとき肘の位置より2.5 cm程度高い位置を上縁とする．ちなみに，デスクタイプでは25 cm以上，肘当ての部分を残す必要がある
9. ハンドリム	駆動輪のリムよりもハンドリムの外周は小さく，すき間は2 cm程度必要である．把持力の弱い場合は，ハンドリムの径を太くするか，つかみやすくするために革やゴムのバンドを巻いたり，波型ハンドリムを用いる

② 外観がよいこと．

③ 修理にあまり出さないですみ，壊れないこと．

④ 身体に合っていること．

⑤ 使用者が楽にこいで進めること．

⑥ 介助者が楽に車椅子を押すことができること．

⑦ 堅牢，強くて，軽く，前進するとき床と車輪がしっかり四輪とも密着していて不安定な揺れがないこと．

⑧ 座っていて疲れないこと．

7．車椅子製作のための身体計測と基本寸法

　使用する人にとって，車椅子は足の代わりとなるものである．そのため，装具や義足と同じように細かい点まで処方をする必要がある．身体に適合した車椅子を製作するには，最初に身体計測を行い，その計測値に一定の数値を加減することで座幅や座長などの基本寸法を決定する（身体計測と基本寸法の決定方法については車椅子に関する論文または成書を参照）．

　基本寸法はあくまで標準的なもので，障害の種類や程度によって随時変更する必要がある．しかし，積極的に変更する条件がない場合には，できるだけ標準値を基本に製作したほうが良好な結果を得られることが多い．

　車椅子の形状と構造的なチェックを知るために，オーダーした車椅子の図面を製図することもある．一度，車椅子の製図を描いてみることを推奨する．

▮▮ 歩行補助具

　歩行補助具は，立位歩行の際に支持面積を広げ，安定を得たり，体重を保持したりして，立位や歩行を補助するために用いられる．具体的な目的として，不安定な歩行のバランス改善，荷重面積の増大・再配置，下肢荷重負荷の軽減，感覚入力の補助，歩行速度の改善があげられる．

　歩行補助具は杖と歩行器に大別され，杖は歩行補助杖と盲人用安全杖に分けることができる．

1．杖

　杖は握り（grip），支柱，杖先から構成される．材質には，木製，金属製，プラスチック製などがある．手のみの一点で支持するものをケイン（cane），手と腋窩や前腕などの二点で支持するものをクラッチ（crutch）という．

1）ケイン（cane，walking stick）

　ケインは手の機能が維持され，体幹機能も安定した立位保持が可能な症例に適応となる．手による一点支持のために，免荷能力は少ない．

（1）T字杖

　杖の形が"T"の字をしたいわゆる一本杖である．L字杖（支柱に対して握りの接点が中央からずれている：functional grip cane），C型杖（C-handle or crook-top cane），オフセットタイプ杖（offset cane）などがT字杖と同類となる（図11）．

　杖先には，滑り止めとしてゴム製のチップが付いている．いろいろな形がある．ゴムはすり減りやすいので，頻繁にチェックし，早めの交換が必要である．寒い地方では，凍った路面でも杖が滑らないように，杖先にスパイクなどの付属品を取り付けることがある（図12）．

ちょっとひと息

"杖"の外国語読みについてはさまざまなものがあるようである．気づいたものをいくつかあげてみたい．

日本では杖のことを洋風に"ステッキ"と言ってきた．高齢の方などは今でもよく使っている．そういえば，チャップリンが持ち，振り回していたものはステッキで歩行補助具というよりも，ファッションで持ち歩く感覚がある．杖はファッションアイテムのひとつとして流行した時代もあった．スキーで使用する杖は"ストック"という．これはドイツ語 Stock からきている．近年は，英語の"スキーポール（ski pole）"も使われるようになってきた．

ウォーキングでは両手に杖を持って歩く人をよく見かけるが，これは足腰が弱いからではなく，上半身も使って運動効果を高めるねらいがある．そこで使う杖を"ウォーキングポール（walking poles）"という．

もう1つ，杖といえば「魔法の杖」．これは魔法をかけるために振るので短い．英語では"ワンド（wand）"という．

LECTURE
10

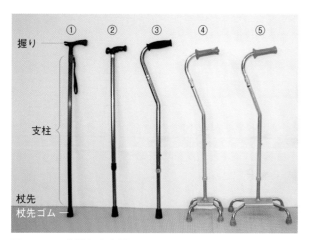

図 11　T字杖と多点杖
①T字杖，②T字杖（アジャスタブルタイプ），③T字杖（オフセットタイプ），④四点杖（ナローベースタイプ），⑤四点杖（ワイドベースタイプ）

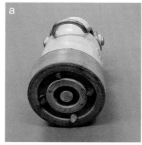

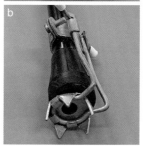

図 12　滑り止め用スパイク（アイスピック）
a：ゴムの中からスパイクが出てくる．b：取り付けタイプ

図 13　ヘミウォーカー

MEMO
盲人用安全杖は，視覚障害者のうち1，2級に対し給付され，白色をしているので白杖（はくじょう）ともいわれる．軽く，杖の先の感触を手指で感じ取り，前方の空間を確認しながら歩行することができる[2]．

hemi-walker（ヘミウォーカー）

MEMO
hemi-walker は，日本語訳では片側歩行器とかウォーカー杖などとあるが，杖なのか歩行器なのか，はっきりしない．しかし，外国での分類を見ると，walker ということで，歩行器の分類のなかで取り扱っている．本書では，使用方法が主に杖のように片手で持って使うので，日本の主たる書籍と同じように，杖の分類に入れた．

（2）多点杖

脚部の数で三点杖（tripod cane），四点杖（quad cane）がある．床の支持面積が広く杖先が重いため，T字杖よりは安定している．しかし，使用場所が限られる．

（3）ヘミウォーカー（hemi-walker）（図 13）

支柱がフレーム構造をした製品で支持面積が広い．名称には hemi-walker のほかに walk-cane，sidestepper（cane あるいは walker）などといわれている．アルミ製で軽い．四点杖よりも圧倒的に安定性がある．

2）クラッチ（crutch）

クラッチには，松葉杖，ロフストランド・クラッチ，プラットホーム・クラッチなどがある（図 14）．

上肢を固定できるので支持性にも優れている．正しく使えば，移動に際して下肢の荷重を完全に免荷できる．

（1）松葉杖（axillary crutch/underarm crutch）

手と腋窩で支持するクラッチであり，立位・歩行の安定と体重の免荷が主な目的である．同じような使い方をするものとして，オルソクラッチ（ortho-crutch）というオフセットタイプのクラッチがある．

（2）ロフストランド・クラッチ（Lofstrand crutch/forearm crutch）

エルボー・クラッチ（elbow crutch）とも呼ばれ，手と前腕で支持する．ほかに握りの部分で曲がらず，丸いカフのなかに前腕を通す Kenny crutch（stick）がある．

（3）プラットホーム・クラッチ（platform crutch）

前腕で支持するクラッチで，前腕支持クラッチ，肘台式ともいう．水平な支持板と握りに支柱が付いている．肘は屈曲角が約 90° となるようにし，最も快適で，歩きやすい高さに調節する[3]．

（4）カナディアン・クラッチ（Canadian crutch）

上腕三頭筋クラッチ（triceps crutch）ともいう．その他，開発された地名からワームスプリングス・クラッチ（米国 Warm Springs 市）ともいう．ポリオ患者のために開発された杖である（図 15）．

LECTURE
10

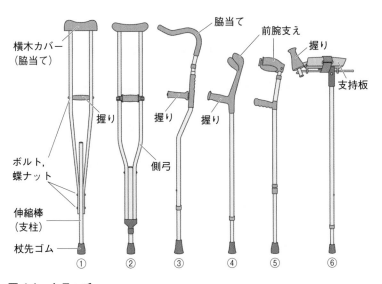

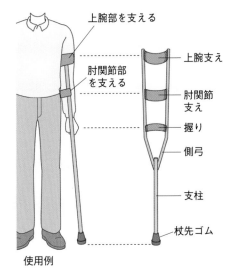

図14　クラッチ
①松葉杖，②松葉杖（プッシュボタン式），③オルソクラッチ，④ロフストランド・クラッチ（カフが開いている），⑤ロフストランド・クラッチ（カフが閉じている），⑥プラットホーム・クラッチ

図15　カナディアン・クラッチ

3) 杖の長さとチェックアウト

(1) T字杖

T字杖の長さを決める方法にはいくつかある．

① 常用の履物または装具を着け，起立した状態で杖先を足小趾から15 cm前外側に置き，杖を持ったときに肘が30°屈曲する長さ（**図16a**）[1,5]．

② 常用の履物または装具を着け，杖を床と垂直に置いたときの大転子の高さ，または手首のしわの高さ[4]．

T字杖も多点杖も基本的には同じように決定する．

(2) 松葉杖

① 常用の履物または装具を着け，起立した状態で杖先を足小趾から15 cm前外側に置く．このとき，握りの位置は，肘が30°屈曲となるように合わせる．脇当ては，腋窩と3横指くらい離す（**図16b，c**）．

② 松葉杖の長さを身長から41 cm（16インチ）引いた長さ[4]や，身長の77%[3]とする方法，握りの位置を大転子に合わせる方法もある（**図16c**）．

③ 仰臥位で合わせるときは，常用の履物または装具を着け，肩を下げた位置で軽く松葉杖を腋窩に当てる．足小趾の前外側15 cmのところで足底に松葉杖の長さを合わせる．握りは，肘が30°屈曲する位置とする[4]．

(3) ロフストランド・クラッチ

常用の履物または装具を着け，起立した状態で，足趾から5〜10 cm外側，15 cm前方に杖先を置く．このとき，肘が15〜30°屈曲する位置に握りの高さを合わせる．両側にクラッチを持ち，両下肢を同時に振り出す歩行を行うときは，もう少し肘の屈曲が必要となる．前腕支え（カフ）の位置は，前腕の近位1/3，肘頭から約2.5〜4 cmのところとする[3]．

(4) 一般的な杖のチェックアウト

① 杖先のゴムはすり減っていないか確認する．溝が浅くなっていたり，ゴムが古くなってひびが入っていたりすると杖が滑りやすくなり，転倒の危険性が高まる．

② アジャスタブルタイプでは，任意の長さに設定した後，杖がガタつかないか，

LECTURE 10

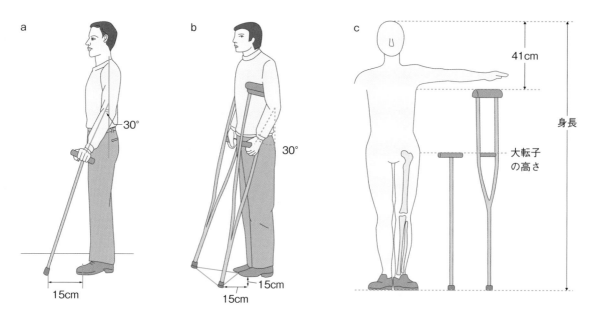

図 16　Ｔ字杖と松葉杖の長さ
（a, b：日本整形外科学会，日本リハビリテーション医学会監：義肢装具のチェックポイント，第 5 版．医学書院；1998．p.269 改変，p.270[1]，c：服部一郎ほか：リハビリテーション技術全書，第 2 版．医学書院；2000．p.406 改変[4]）

💡 ここがポイント！

長すぎる杖をよく見かける．明らかに肘が 30°以上屈曲しているのでよくわかる．また，杖をついて歩いている姿を後ろから観察したときに，杖を持った側の肩が対側よりも挙上していたら，杖が長いと判断できる．筆者の場合，大転子の高さで合わせるよりも，杖に力が入りやすいといわれる肘屈曲 30°の角度で合わせるようにしている．

使用者に杖の長さの良し悪しを聴くと，長いほうがよいという返事が多い．しかし，使用者の意見だからといって安易に同調せず，専門家として適切な判断をすべきである．

杖の長さは入院しているときに院内で合わせることも多い．病院の屋内はほぼ平坦で，靴底も厚くはないが，退院後の屋外歩行を考えると，靴は変わり，路面は斜めであったり凹凸も多い．そういった歩行状況を考慮すると，杖の長さは心持ち長めに設定したほうがよい．

さらに，円背の方の杖の長さについて，大転子の高さなのか，肘の角度なのか，また，身長（腰が曲がった状態で）／2＋2〜3 cm という合わせ方もあるようだが，明確な答えがないと思われるので，いまだに判断が難しい．

固定が十分かなどを確認する．固定が不十分であれば，力をかけたとき急に杖が短くなってしまうことがあり，危険である．

③ 松葉杖など，固定用のねじが緩んでいないかどうか確認する．

④ Ｔ字杖の握り方は，**図 17a** のように握ると力をかけやすい．

4）杖を使った歩行パターン

杖（ケインまたはクラッチ）を使った歩行パターンは，使用者の歩行能力，下肢機能，上肢機能およびバランス能力に依存する．また，混み合っている場所や滑りやすいところでも歩行パターンは変わる．

（1）交互歩行パターン

杖と下肢を交互に出して歩行するパターンである．この歩行パターンは安定しており，上肢や循環器系に対する負荷も少ない．しかし，歩行速度は遅い．

① 4 点歩行（four-point gait）

2 本の杖を使った歩行パターン．たとえば，左の杖を出した後，右の下肢を出す．次に右の杖を出した後，左の下肢を出す．このように，1 つずつ，交互に出していくパターンである．

② 2 点歩行（two-point gait）

2 本の杖を使った歩行パターン．一側の杖と対側の下肢を同時に出し，続いて，残りの杖と対側の下肢を同時に出す．

③ 3 点歩行（three-point gait）

2 本の杖を使った歩行パターン．2 本の杖と患側の下肢を同時に出し，続いて，残りの下肢を出す．これは，障害のある足を免荷するための歩行パターンで，普通，杖はクラッチが用いられる．

④ 常時 2 点支持歩行

1 本の杖を使った歩行パターン．はじめに杖を出し，次に対側の下肢，最後に残った下肢の順番に歩行していくパターン．常に 2 点で支持している．片麻痺であれば，健側に杖を持つことから杖，患側下肢，健側下肢の順に出す．

⑤ 交互 2 点 1 点支持歩行

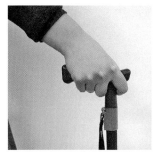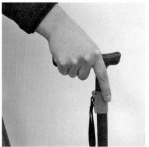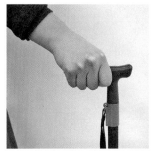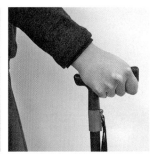

a. よい握り方　　　　　　　　　　　　　b. 悪い握り方

図 17　T字杖の握り方

1本の杖を使った歩行パターン．杖と対側の下肢を同時に出した後，残りの下肢を前に出す歩行パターン．杖と同時に出すのは患側下肢である．

(2) 同時（振り出し）歩行パターン

この歩行パターンでは，2本の松葉杖かロフストランド・クラッチが使われる．力強い肩の下制と肘の伸展力によって下肢を持ち上げて，リズミカルに歩行する．

① ひきずり歩行（drag-to gait）

はじめに2本の杖を前に出し（同時でも交互でもよい），次に下肢を引きずりながら杖の手前までもっていく歩行パターン．片脚ずつ引きずる歩行を「交互ひきずり歩行」，両下肢一緒に引きずる歩行を「同時ひきずり歩行」という．

② 小振り歩行（swing-to gait）

はじめに2本の杖を前に出し（同時でも交互でもよい），次に両下肢を持ち上げて，杖の手前まで振り出す歩行パターン．

③ 大振り歩行（swing-through gait）

はじめに2本の杖を同時に前に出し，次に両下肢を持ち上げて，杖よりも前へ振り出す歩行パターン．

2.　歩行器（walker）

歩行器は金属フレームでできており，支持面積が広く，安定している．適応となるのは運動麻痺や感覚障害のために立位，歩行バランスが悪い場合，下肢の骨折後や関節炎のために免荷が必要な場合などである．両上肢の機能が比較的よくなければ使いこなすことが難しい．

歩行器は，キャスターの付いたものと付いていないものに大別できる．

1）四輪型歩行器

前腕を握りの上に置き，寄りかかるようにして使用する比較的背の高い前腕支持型（**図 18a**）と，両手で握り支持して使用するタイプがある．前腕支持型では，肘を90°に曲げて前腕で支え，なおかつ使いやすい高さがよい．

手で握り支持するタイプには，抑速ブレーキ付き（**図 18b**）や，電動アシスト・ブレーキ機能の付いた歩行器も開発された．

2）三輪型歩行器

前方に一輪，後方に二輪の車輪が付いた歩行器である．四輪型に比べて不安定で倒れることもある．歩行練習用には向いていない．

3）二輪型歩行器

前方に二輪の車輪があり，後方には車輪がない四点支持の歩行器で，押しながら歩

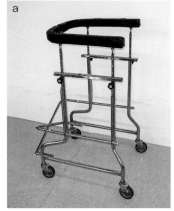
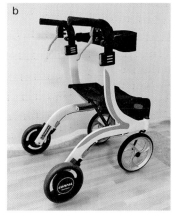

図 18　四輪型歩行器
a. 前腕支持型，b. 抑速ブレーキ付き歩行器（後輪に過剰な速度を抑える機能が付いている）

LECTURE
10

四輪型歩行器
（4 wheel walker）

三輪型歩行器
（3 wheel walker）

二輪型歩行器
（rolling walker, rollator）

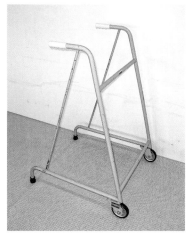 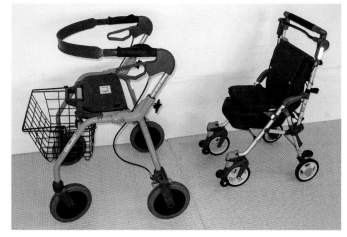

図19　二輪型歩行器（三角形タイプ）　　**図20　シルバーカー**

固定型歩行器
（standard walker）

交互型歩行器
（reciprocating walker）

く．後方の脚がブレーキの働きをするため，静止立位時の安定性がよい．四点歩行器タイプと三角形タイプ（**図19**）がある．

4）固定型歩行器

車輪の付いていない四脚タイプの歩行器である．独歩や杖では歩行が不安定な場合に用いる．

5）交互型歩行器

四脚タイプの歩行器でフレームに可動性があり，交互に前方にずらしながら移動する．車輪は付いていない．

3．シルバーカー

主に外出のために利用する四輪の手押し車のことをいう（**図20**）．休憩用の座面が付いていたり，買い物用品を入れるカゴが付いていたりする．最近は利用者が増え，さまざまなタイプのシルバーカーが販売されている．

■引用文献

1）日本整形外科学会，日本リハビリテーション医学会監：義肢装具のチェックポイント，第5版．医学書院；1998．p.247，p.269，p.270．
2）川村次郎ほか編：義肢装具学，第2版．医学書院；2000．p.248．
3）Goldberg B, et al. eds.：AAOS Atlas of Orthotics and Assistive Devices, 3rd edition. Mosby；1997．
4）服部一郎，細川忠義ほか：リハビリテーション技術全書，第2版．医学書院；2000．p.406．

■参考文献

1）Goldberg B, et al. eds.：AAOS Atlas of Orthotics and Assistive Devices, 3rd edition. Mosby；1997．
2）加倉井周一，初山泰弘：補装具（リハビリテーション医学講座第8巻）．医歯薬出版；1991．
3）荻島秀男，斉藤延男：装具・自助具・車椅子，第2版（リハビリテーション医学全書6）．医歯薬出版；1987．
4）川村次郎ほか編：義肢装具学，第4版．医学書院；2009．
5）日本整形外科学会，日本リハビリテーション医学会監：義肢装具のチェックポイント，第5版．医学書院；1998．
6）日本整形外科学会，日本リハビリテーション医学会監：義肢装具のチェックポイント，第8版．医学書院；2014．
7）大川嗣雄ほか：車いす．医学書院；1987．
8）日本理学療法士協会編：特集車椅子．臨床理学療法 1976；2（2）．

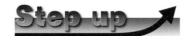

座位保持装置

「長時間座位姿勢をとることができない人」や「自力で座位姿勢を保持できない人」に対して，座位保持装置は有効な装具である．したがって，介助を中心とする重度障害のある人から軽度障害の人まで，年齢や疾患の種類にかかわらず対象者は多い．

座位保持装置の構造を把握し，自ら機器を調整できれば，リハビリテーション専門職が装置の選択やその場での適切な保持姿勢の調整ができるようになる[1]．

1）良い座位姿勢の利点

よい座位姿勢をとることの利点として，① 呼吸気道トラブルの予防，② 摂食・上肢機能・言語などの機能向上，③ 筋緊張の軽減による運動機能の改善と股関節脱臼や脊柱側彎の予防，④ 自律神経賦活や心理的なあるいは情緒的な側面での向上，などがあげられる[2]．

よい座位姿勢を得るためには，骨盤を適切な位置や傾きにすることが重要である．浅く座れば骨盤は過度の後傾となり，腰椎の後彎も大きくなって背中が丸くなる．逆に深く腰かけすぎれば骨盤は前傾し，腰椎の前彎も大きくなって座位は不安定となる．また，左右の坐骨への荷重が不均等であれば，脊柱は側彎する．極端な骨盤のねじれも悪い姿勢の原因となる．

2）姿勢保持関連用語

座位保持に限らず立位保持，臥位保持などの姿勢保持に関する言葉には，positioning（ポジショニング），posturing（ポスチャリング），seating（シーティング），active balance seating（アクティブバランスシーティング）などがあり，目的とする姿勢に応じて使い分けられている[3]．

3）座位保持装置の目的

レッツ（Letts）はシーティングの目的として，① 安楽性，② 機能性，③ 生理的，④ 実用性，⑤ 移動，⑥ 外観をあげ，廣瀬はこれに，⑦ 介護を加えている[1]．

① **安楽性**：利用者にとって痛みがなく，安楽に長く座ることができる機能．

② **機能性**：上下肢や頭部の運動および嚥下が十分に機能的にできること．体幹の支持性がよくなれば，上肢や下肢を動かしやすくなる．特に上肢で体幹を支えなければ座位が保持できない人は，座位保持装置を使用することによって上肢が体幹を支持する役目から解放されるので，車椅子移動や食事動作などが活発化する．

③ **生理的**：座位姿勢が崩れると褥瘡の発生や脊柱変形が起きる．適切な座位は褥瘡や脊柱変形を予防する．

④ **実用性**：長時間座位をとるのであれば，座ることを目的として，各種機能を取り付けた座位保持装置でよい．

⑤ **移動**：上肢や下肢による自力移動だけではなく，介護者の移動や電動車椅子での移動がある．

⑥ **外観**：座位を保持しているときの姿勢がよければ使用者の外観もよくなる．

⑦ **介護**：適切な座位姿勢は介護を容易にする．

4）座位保持装置の構成

座位保持装置は，支持部（身体支持部），支持部の連結，構造フレーム，付属品，調整機構，完成用部品からできている[4]．

支持部（身体支持部）は頭部，体幹，骨盤，下肢などの身体各部位を直接支えるところであり，素材として，加工しやすい高密度や低反発などの発泡ポリウレタンがよく使われる．構造フレームは，木製または金属パイプ製が多い．木製フレームは，家庭で使うときに家具との調和がとりやすい．金属フレームは，ステンレスやアルミニウムのパイプが主流である．ベルトは，安全の確保，姿勢コントロールのために用いられ，骨盤ベルトや胸ベルトなどがある．テーブルは，通常の物を置く用途に加え，パッドを取り付けて身体を前方から支えたり，上肢の機能向上などの役割を果たす．

5）座位保持装置の主な種類

座位保持を主とする姿勢保持関連の技術や供給制度は1970年代から大きく始まり，その後進歩した．

LECTURE
10

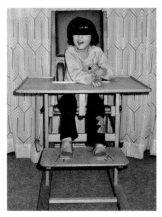
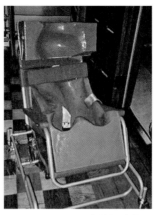
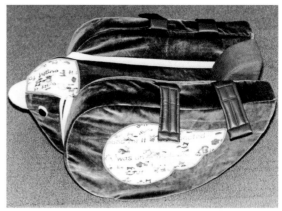

図1　工房椅子
工房椅子上での座位姿勢．テーブル上に両上肢を置く．股関節内転パッドが取り付けられている．

図2　モールド型座位保持装置
シート面に身体の形状に合わせた凹凸がある．

図3　プローンキーパー（バードチェア）
腹臥位で使用する際，両上肢は装置の鳥の頭の両側から床に向かって出す．

写真提供：工藤俊輔（秋田大学名誉教授）

a. 工房椅子（図1）

　1974年に東京で「でく工房」が開設され，障害のある小児から大人まで一人ひとりの体型や症状に合わせて個別に椅子を作り始めたことが始まりである．工房で製作される椅子は，種々の部品を組み合わせて調節して適合させる．工房での製作は今では全国に広がっている[4]．

b. モールド型座位保持装置（図2）

　身体の型を取って製作する座位保持装置である．主に変形が高度なため，全面接触（total contact）での保持が適している症例に使用されている．座位の安定は得られやすい反面，身体の成長に伴って合わなくなったり，適切な使用をしなければかえって全面接触によって変形を固めてしまうこともある[2]．

　1980年代に米国のPin Dot（ピンドット）社が，発泡ポリウレタンでクッションを製作する技術を実用化し，モールド型座位保持クッション（コントールU）として全米各地に普及した．奈良県の西川ラボラトリーは，1990年にPin Dot社とのライセンス契約を結び，コントールUのカスタムクッションの製造・販売を日本で開始した[5]．

c. プローンキーパー（腹臥位保持装置，バードチェア）（図3）

　腹臥位をとることで背筋がリラックスしたり，呼吸が楽になったりする．材料がウレタンのため，軟らかくて軽い[6]．身体の大きい人には股関節屈曲位で保持することもある．目的に応じて，腹臥位だけではなく前傾座位や仰臥位を保持させる装置もある．

6）基本姿勢のチェックポイント

　座位保持装置において，基本となる姿勢のチェックポイントを次に示す[2]．

- ・座面では，骨盤において左右の坐骨に均等に体重がかかっていること．
- ・股関節が十分に外転していて，座面との接触面積が大きいこと．
- ・骨盤の後傾があまりないこと．
- ・頭部が骨盤の真上に位置していること．
- ・体幹がしっかりと伸展していて，頭部が十分に高い位置にあること．

■引用文献

1）廣瀬秀行：シーティング総論．義装会誌 2006；22（3）：120-4．
2）君塚　葵：座位保持装置．川村次郎ほか編．義肢装具学，第4版．医学書院；2009．p.375-82．
3）飯島　浩：姿勢保持の考え方．日本リハビリテーション工学協会SIG姿勢保持編．小児から高齢者までの姿勢保持―工学的視点を臨床に活かす．医学書院；2007．p.3-8．
4）繁成　剛：姿勢保持の歴史，姿勢保持装置の概要．日本リハビリテーション工学協会SIG姿勢保持編．小児から高齢者までの姿勢保持―工学的視点を臨床に活かす．医学書院；2007．p.27-45．
5）山田　浩：モールド型座位保持装置の発展―西川ラボラトリーでの経験を通して．義装会誌 2006；22（3）：142-6．
6）工藤俊輔：姿勢保持具の進歩と今後の動向．障害者問題研究 2004；32（3）：239-47．

LECTURE **10**

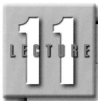

疾患別装具の処方（1）
脳卒中片麻痺の装具

到達目標

- 脳卒中片麻痺の症状を理解し，目的に合った装具を選択できる．
- 評価から適切な装具を選択できる．
- 脳卒中片麻痺で使用する装具の種類，構造，機能を理解する．
- 地域連携パスにおける装具を用いた訓練と装具処方について理解する．

この講義を理解するために

　この講義では，脳卒中片麻痺患者の症状を理解し，適切な時期に適切な装具を処方することを学びます．処方された装具は，運動療法と併用することが大切です．

　急性期から回復期にかけては，症状や機能が変化することを前提に，過剰装具とならないように常に機能評価や動作分析を行います．下肢の支持性や痙縮の状態に合わせて練習用装具を活用し，状態が安定してから個人用装具を製作します．歩行練習早期に利用していた装具と個人用に作製した装具の型が違うことも多くみられます．維持期では，装具の製作方法が急性期や回復期とは異なり，多くが身体障害者手帳で製作する更生用装具となります．また，装具の保守管理は大切となるので，患者への装具取り扱いの教育も必要となります．

　急性期から回復期，維持期の装具処方の原則を理解するために，以下の項目をあらかじめ学習しておきましょう．

　　□ 脳卒中片麻痺の病態像（片麻痺の回復過程，片麻痺の運動機能検査，感覚障害，痙縮の程度，支持性）を復習しておく．
　　□ 脳卒中片麻痺患者の評価法を復習しておく．
　　□ 正常歩行を理解しておく．
　　□ 歩行分析ができるようにしておく．
　　□ 装具の名称，部品について理解しておく．

講義を終えて確認すること

　　□ 脳卒中片麻痺の機能障害と装具の必要性について理解できた．
　　□ 脳卒中片麻痺に対する装具の処方について理解できた．
　　□ 治療用装具の考え方を理解できた．
　　□ 装具の調整の必要性を理解できた．
　　□ 急性期病院と回復期病院での装具の使用と運動療法の関係が理解できた．
　　□ 維持期の装具製作について理解できた．

1. 脳卒中片麻痺の治療における装具の意義

脳卒中の治療では，脳梗塞の血栓溶解療法として t-PA が保険適用となり，脳卒中ケアユニットでは診療科の枠を越えた集中的な脳卒中治療が行われている.

リハビリテーションの分野では片麻痺患者の痙縮の治療としてボツリヌス療法が保険適用となり普及してきている. また，近年の医用工学技術の発展に伴い，一部の機能的電気刺激装置は薬事承認が得られ家庭での歩行練習に使用可能となり，歩行補助ロボットの片麻痺患者への臨床応用も始まっている. しかし，脳卒中片麻痺患者の歩行障害に対するリハビリテーションでは，装具療法は重要で，歴史のある治療法である. 特に下肢装具は，歩行の獲得に使用されてきた.

脳卒中のリハビリテーションは，地域連携パスの普及により急性期と回復期，維持期とそれぞれの病院・施設・地域の明確な役割分担がなされつつある. それにより装具療法も大きく変わってきた. 急性期病院で装具を作製することが減少し，急性期病院や回復期病院での練習用装具の役割が大きくなっている. 身体状態に合った練習用装具を選択し歩行練習を行うことで，装具処方も筋緊張が安定してから行えるようになってきた. 回復期病院を退院した後，医療保険から介護保険によるサービスを利用する. 維持期では，装具を使用することで生活の場を広げ，QOL を高める. 装具使用期間も長期にわたることになり，装具の経年的な劣化や患者の身体的な変化や形態変化に対応しているかを確認する. 必要があれば病院受診を勧め，修理や再製作を行う. 急性期・回復期から維持期に携わる理学療法士の役割は重要といえる.

2. 脳卒中片麻痺における装具使用の目的

脳卒中片麻痺の装具処方は肩装具と下肢装具が一般的である.

1）肩装具

肩装具は，比較的簡易なアームスリングが用いられることが多く，肩関節の不安定性の減少，損傷を受ける機会の減少，亜脱臼に伴う二次的疼痛対応が目的である. 装具による亜脱臼の整復は困難である.

2）下肢装具

脳卒中片麻痺で用いられる下肢装具は，KAFO より AFO の使用が多い.

脳卒中片麻痺に対する使用目的は，① 立脚期の安定を得るため，② 爪先が床から離れやすくするため，③ 正常歩行パターンに近づけるため，④ 変形の矯正，⑤ 高次脳機能障害の治療，があげられる.

3. 装具処方の時期

装具処方の時期については明確な見解はない. また地域連携パスの普及により急性期病院では在院日数が短く，症状の変化からの装具処方は難しい. しかし，脳卒中の治療には一貫性と連続性が必要で，歩行能力の獲得には，早期から適切な装具の使用により運動療法の効果をあげる必要がある. 急性期病院や回復期病院での早期の歩行練習には，症状により対応できる練習用装具を活用して行われる. 早期には KAFO を用いて立位・歩行練習を行い，下肢の支持性の改善や痙縮の変化に合わせて AFO を用いて歩行練習を行う.

練習用装具の活用により，個人用装具の処方時期は大きく変わってきた. 早期処方の弊害として，症状の変化に対応できる装具が必要となり，費用もかかる. 一方，練

習用装具を用いることで，症状の安定した時期の処方となり，その状態に合った装具が処方できることになる．適切な練習用装具が使用できない場合は，早めに個人用装具を処方すべきである．

　個人用装具の処方は，筋緊張が発症2週～3か月間に変化することが多いので，変化を予測して装具を処方することが望ましい．石神や中島らは，発症から2～3週間，リハビリテーション室での理学療法開始から1～2週間としている．練習用装具を活用している回復期病院の多くは，発症から約2か月間で本装具を処方している．

4. 装具処方に必要な脳卒中片麻痺の評価

　脳卒中片麻痺患者の障害像は複雑である．障害像は評価・検査から考察を行う．装具処方についても同様で，処方が可能かどうかの判断と具体的な装具決定に必要な評価が行われる．

　表1に装具処方に関連する評価項目と処方目安を示す．

MEMO

脳卒中による障害は，障害部位によりさまざまな症状を呈する．運動麻痺，感覚障害，失調症，バランス障害，言語障害（失語症・構音障害），視野障害，高次脳機能障害，意識障害，排尿障害などの一次的な障害と，本来起こってはならない二次的障害（廃用症候群）や，病前からの心疾患，糖尿病，変形性関節症などの既往障害や疾患，治療中に発見される白内障や緑内障，難聴などの偶発的障害が複雑に絡み合うことで脳卒中の障害像は複雑になる．

調べてみよう
脳卒中片麻痺に必要な評価項目と方法をまとめておく．

表1　各評価による装具適応検討

評価項目		処方なし	AFO プラスチック装具	AFO 金属支柱付き装具	KAFO（膝装具＋AFO）	靴型装具	アームスリング
意識レベル		JCS 2桁・3桁	JCS 1桁				
座位保持能力		保持不可	保持可能				
感覚障害	表在感覚		正常・低下	脱失			
	深部感覚		正常・低下	（脱失）			
痙縮	腱反射，クローヌス		（低下）・正常・亢進	低下・著明な亢進			
	内反変形		変形あり			著明な変形	
	鉤爪趾・槌趾変形		変形あり			変形あり	
周径	浮腫	著明な変動あり	変動なし	（変動あり）			
関節可動域	股・膝・足関節	30°以上制限あり	足関節制限なし	足関節制限あり	膝関節制限あり		
関節痛	股・膝・足関節	荷重不可	荷重可能				
片麻痺機能テスト	下肢ブルンストロームステージ	（V）・VI	III・IV・V	III・IV	I・II		
	上肢ブルンストロームステージ	（II）・III～VI					I・（II）
NIHSS	下肢項目	0	（0）・1・2		3・4		
	上肢項目	0.2・（3）					（3）・4
下肢の支持性	背臥位　SLR	可能	可能・不十分ながら可能		不可		
	立位	（立位保持可能）	立位保持可能	不十分ながら可能	不可		
歩行分析		正常・許容範囲の問題	許容範囲からの逸脱		膝過伸展・不安定		
高次脳機能障害	失認・失行・注意障害など	ほかの要素から検討					
肩関節亜脱臼	X線所見，視診	正常					異常所見あり
健側下肢筋力	MMT	3以下	4以上				

JCS：Japan coma Scale, NIHSS：National Institutes of Health Strike Scale, SLR：straight leg raising test（下肢伸展挙上テスト），MMT：manual muscle testing（徒手筋力検査）
例1：意識レベルJCS 1桁，座位保持可能，深部表在感覚脱失，痙縮著明，下肢ブルンストロームステージII，NIHSS 4，SLR不可→AFO＋膝装具または金属支柱付きKAFO．
例2：意識レベルJCS 1桁，座位保持可能，感覚正常，痙縮内反あり，下肢ブルンストロームステージIII，NIHSS 2，SLR可能→プラスチックAFO．

LECTURE
11

ここがポイント！
JCSとGCSは意識障害の評価として用いられる.
JCS：意識障害のレベルを痛み，刺激，呼びかけに対する反応から評価する分類方式で数字が大きくなるに従い意識レベルの低い状態を示す．意識清明を0とし，刺激なしで覚醒している状態を1, 2, 3（Ⅰ桁），刺激すると覚醒する状態を10, 20, 30（Ⅱ桁），刺激をしても覚醒しない状態を100, 200, 300（Ⅲ桁）とそれぞれの段階で分類される.
GCS：開眼（E）・言語（V）・運動反応（M）のそれぞれの状態を点数化し意識状態を分類する方式．正常では15点，深昏睡では3点となる.
JCSは脳血管障害に対して，GCSは外傷に対して評価しやすい評価法である．GCSが世界で最も一般的に用いられているが，日本ではJCSが普及している．装具を処方される患者は，装着感を確認する必要から，問いかけに答えられる意識状態でなければいけない.

ブルンストロームステージ
（Brunnstrom stage）

ここがポイント！
ブルンストロームステージは，シグネ・ブルンストロームにより開発された脳血管障害患者の回復過程の検査であるが，現在は日本でのみ臨床現場で幅広く使用されている．一連の回復過程を6段階で評価する．尺度は順序尺度で，表記はローマ数字であらわす．上肢，下肢，手指の検査がある.
ステージⅠ：弛緩性麻痺（完全麻痺）
ステージⅡ：連合反応・共同運動出現
ステージⅢ：共同運動パターン
ステージⅣ：分離運動の出現
ステージⅤ：分離運動の回復
ステージⅥ：分離運動の獲得，正常運動に近づく

1）意識・知能レベル

意識レベルは，JCSまたはGCSで評価する．装具を実用的に使用できるのにはJCS 1桁レベルとされている．このレベルでは，装具の不具合の訴えも可能で，装具の着脱などのセルフケアの自立が可能となる．認知症が重度の場合は，歩行可能でも自立度はきわめて低くなる.

2）座位保持能力およびバランス能力

座位保持能力やバランスをチェックするには，プラットホームマットなどの比較的硬い台上に移乗させ評価する．移乗時には患側下肢の支持性，健側下肢の筋力もチェックする．健側上肢の支持なしの場合の座位保持能力とバランス能力を評価する．保持可能ならば実用的な下肢装具の処方を検討する.

3）感覚障害

表在感覚の低下は問題となることは少ない．一方，表在感覚脱失では，装具の圧迫による不適合の訴えが得られにくく，後方支柱型プラスチック装具などの皮膚に密着した装具は適合に問題となることがある.

重度の深部感覚障害は，自身による歩行状態のフィードバックが得られにくい.

視床を含む広範囲な部位の障害による感覚障害がある場合は，足関節の角度調整が可能な金属支柱付き装具を第一に検討する.

糖尿病による末梢神経障害を合併している場合は，皮膚に密着するプラスチック装具より金属支柱付き装具が適応となる.

4）腱反射，クローヌス

痙縮の程度の判断として腱反射やクローヌスの評価は意味がある．特にクローヌスは深部腱反射の著明な亢進を意味する．クローヌスが陽性で連続性に起こる場合は，歩行中にもクローヌスが出現し歩行の障害となることがある．連続性に起こる場合は金属支柱付き装具の適応となる.

5）周径，浮腫

腕や脚の周径計測が，浮腫の評価の一つとして用いられる．左右の周径差が著明な場合や日内変動がある場合は，プラスチック装具は禁忌となる．処方は経過をみて再検討するか金属支柱付き装具の適応となる.

6）関節可動域（股関節，膝関節，足関節），関節の痛み

歩行を想定して装具を処方する場合は，股関節・膝関節・足関節の可動性が必要である．可動域制限は歩行に影響を及ぼす.

遷延性意識障害により臥床期間が長い場合や，病前から変形性関節炎を患ったりしている場合には，股関節・膝関節に可動域制限がみられることがある．可動域制限がある関節では，調整可能な継手を用いることが多い．一般的に股関節，膝関節30°以上の屈曲拘縮が存在する場合は歩行が難しい．また，関節の痛みが著明な場合は様子をみてからの装具処方となる.

7）片麻痺機能評価（ブルンストロームステージ）

ブルンストロームステージは，装具処方のおおまかな目安となる.
① 下肢の支持性が低下した状態のステージⅠ〜Ⅱは，KAFOの処方となる.
② ステージⅢでは，KAFOよりAFOが処方されることが多い．痙縮の程度により金属支柱付きAFOかプラスチックAFOを選択する.
③ ステージⅣ〜Ⅴでは，プラスチックAFOの処方となることが多いが，なかには必要としない患者もいる.

ブルンストロームステージや上田の12段階評価は，下肢装具の処方の目安として使いやすいが，ほかの評価と併せて検討すべきである.

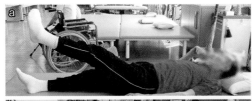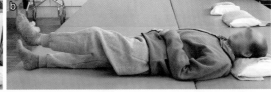
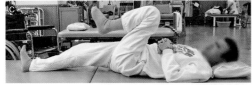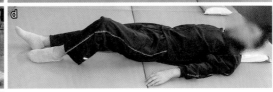
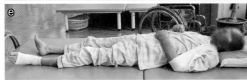

図1　背臥位で行う下肢の支持性検査
a. 膝伸展位挙上可能，b. 膝がわずかに屈曲して踵がわずかに挙上可能，c. 努力により下肢屈曲共同運動パターン出現，d. 筋収縮がみられるが踵が持ち上がらない，e. まったく上がらない

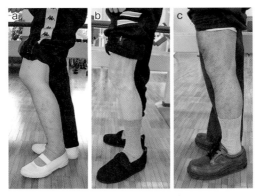

図2　立位で行う下肢の支持性検査
a. 膝折れが起こる，b. やや屈曲位で保持可能，c. 伸展位または過伸展位で保持可能

8）NIHSS の上肢項目・下肢項目

　上肢項目の4点または3点では，肩関節亜脱臼および疼痛からアームスリングの装着を検討する目安となる．

　下肢項目4点では座位保持可能ならばKAFOの検討，3点・2点では座位保持，立位保持検査からKAFOかAFOかを検討，1点ではAFO，0点ではAFOか装具なしかの目安となる．

9）下肢の支持性の確認

　下肢（膝）の支持性は，背臥位と立位で評価できる．背臥位では，下肢伸展挙上（SLR）テストを行う（**図1**）．

① 膝の伸展位が可能な場合（**図1a**）はAFOの適応となる．

② 膝軽度屈曲位でわずかに踵が持ち上げられる場合（**図1b**），さらに努力すると下肢屈筋共同運動パターンが出現する場合（**図1c**）はAFOの適応となる．

③ 膝伸展位が保持できず屈曲位で踵がわずかに持ち上がるか，踵が持ち上がらない場合（**図1d**）は，KAFOの適応となる．

④ まったく持ち上がらない場合（**図1e**）は，座位保持が可能ならばKAFOの適応となる．

　立位検査は，立位をとらせることで実際の支持機能の確認ができる．確認は平行棒内で行う．

① 膝折れが起こる場合は，KAFO（**図2a**）の適応となる．

LECTURE
11

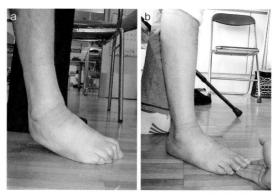

図3　足部・足趾の痙縮のチェック
a. 足部は内反，足趾の槌趾変形，b. 足趾の下に手指を入れ圧迫のチェック

MEMO

半側空間無視
（hemispatial neglect）
重度の左半側空間無視では，左側への注意力の低下を示す症状と自身の身体を過度に左に傾ける症状がみられる．障害把握も難しいことが多い．

押す人症候群
（pusher syndrome）
押す人症候群は，左片麻痺に多く，半側空間無視を伴い，座位・立位では，健側の上・下肢で過度に麻痺側に押しつけることで保持が困難となる．また歩行では健側への体重移動が困難なことが多い．

M〈T〉P関節（中足指節関節；metatarsophalangeal joint）

MMT（徒手筋力検査法；manual muscle testing）

② 膝関節がやや屈曲位で支持ができる場合（**図2b**）は，足角度調整が可能なAFOの適応となる．この時期に足角度固定のプラスチック製装具を製作すると，歩容の改善に苦労することが多い．

③ 伸展位または過伸展位で保持可能な場合（**図2c**）は，AFOの適応となる．

　これらの評価は，KAFOからAFOへの変更にも応用できる．重度の半側空間無視や押す人症候群では，健側の筋力があっても上下肢を突っ張り，患側に押すため，立位保持は難しいことが多い．高次脳機能障害で立位保持が困難な場合は，歩行が実用的になることは少なく，練習用装具で経過をみることが好ましい．

10）足部・足趾の痙縮のチェック

　立位では，上記の評価と同時に痙縮による足部の内反変形や足趾の鉤爪趾や槌趾変形をチェックする．内反尖足変形や槌趾変形が強い場合（**図3a**）は，金属支柱付きAFOを検討する．プラスチックAFOのMP関節より遠位のカットは，荷重による痙縮の高まりで足趾の鉤爪趾や槌趾変形が増すかにより判断する（**図3b**）．

11）健側下肢筋力

　健側下肢筋力低下は，臥床期間が長い場合には問題となることがある．MMTは4以上あれば問題ない．立位保持ができないような筋力低下は，筋力を改善してからの装具処方検討になる．

12）歩行分析

　歩行分析から装具の適応を検討する．歩行可能ならば，正常歩行との比較で装具を必要とするか否かを検討する．正常歩行からの逸脱が許容範囲を超える場合は，AFOの適応となる．AFOの基本は，プラスチック製である．遊脚期の足部の問題や立脚期の軽度の内反足はAFOの適応となる．金属支柱付きAFOは，立脚期に反張膝や膝の動揺がみられる場合や足クローヌスがみられる場合に適応となる．場合により膝装具も検討する．

13）高次脳機能障害

　重度の高次脳機能障害はリハビリテーションの阻害因子となる．押す人症候群のような重度の半側空間無視は座位保持が難しい．刺激入力としてKAFOを処方する場合もあるが，実用的な歩行は難しいことが多い．重度の失行症・失語症は，歩行練習時に指示が伝わりにくいこともあるが，装具の製作に問題となることは少ない．

14）肩関節亜脱臼

　肩関節亜脱臼は，弛緩性片麻痺患者にみられる（**図4**）．痛みが著明な場合や物理的に日常生活に支障をきたす場合にアームスリングを検討する．

覚えよう！
肩関節亜脱臼についての臨床的定義は不明確で，日常用語として使用されている．肩甲上腕関節の適合は悪いが，骨頭と関節面に部分的に連続性がみられる状態でX線により判断される．外見上は肩峰と上腕骨頭のあいだが凹んでみえる．

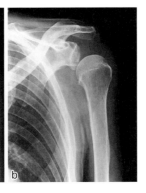

図4 肩のX線写真
a. 正常像，b. 亜脱臼像

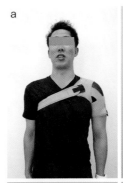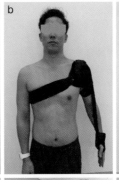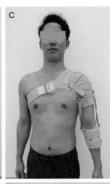
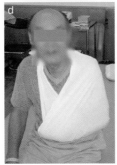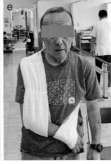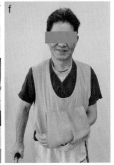

図5 アームスリング
a. リングショルダーブレース，b. SGO肩装具システム，c. オモニューレクサ，d. 三角巾，e. タオルで作製したループタイプ，f. ベスト型

5. 脳卒中片麻痺で使用する装具

脳卒中片麻痺患者が臨床で使用する基本的な装具を記述する．

1）アームスリング

脳卒中片麻痺患者の急性期や弛緩性麻痺の肩関節痛の管理と肩手症候群発生の予防として，アームスリングが用いられる．種類として，肘伸展腋窩支持型（**図5a〜c**）と肘屈曲型（**図5d〜f**）がある．製作が容易なことから，三角巾（**図5d**）や簡易式アームスリング使用（**図5e**）が主である．アームスリングは，肩関節の保護管理が主目的で，肩関節亜脱臼の改善は難しく，運動療法や機能的電気刺激の併用が望ましい．自己的な肩関節の管理が可能になるまでの装着が必要である．

2）練習用下肢装具

練習用として市販されている装具は，KAFOタイプが多い．下肢の長さや周径に対応でき，必要に応じてAFOに変更できるようなタイプが市販されている（**図6a〜c**）．仮KAFOとして，病院備品のAFOと金属支柱付きKAFOを併用して使用することもある（**図6d**）．仮KAFOのAFO部分は，下肢の支持性により金属支柱付きとプラスチック製を使い分け，歩行練習に用いる．いずれにしても練習用装具は，調整が可能な装具，サイズ・硬度の違う種々のプラスチックAFOや金属支柱付きAFO，各サイズの膝装具を取りそろえる必要がある．

図6eは練習用の調整式金属支柱付きAFOであり，カフの深さ，支柱の高さ，足部の大きさが調整できる．練習用装具の大切なところは，調整が可能というところである．立位練習の初期は，継手は固定して，アライメントは安定方向に調節することである．不適切な装具の使用は，痛みや転倒への恐怖心が増すことで痙縮を高める．

3）KAFO

KAFOは，下肢の支持性の低下した患者に用いられる．個人用に製作されるのは，通常の金属支柱付きKAFO（**図7**）が多い．比較的重度な麻痺患者に早期から製作されることが一般的であり，支持性の改善により大腿部品を取り外せるようにしたもの

気をつけよう！
長期にわたるアームスリングの使用は拘縮の原因となることもある．

気をつけよう！
硬度の調整は複雑である．材質，厚さ，採型による凸形状，トリミングラインにより硬度が決まる．一般的にプラスチックAFOは，立脚時にたわみを利用して下腿の前傾をコントロールしている．材質を厚くし凸形状を深くすると硬性が増し，歩きにくくなる．硬度を増す方法としてコルゲーション（凸状の溝）を用いる方法があるが，トリミングによる硬度調整が難しいという難点もある．

ここがポイント！
KAFOの部品は，膝角度が20°屈曲位の既製品のリングロック付き支柱を使用し，膝パッドはそのまま座位可能なパテラテンドンパッド，足継手にダブルクレンザック継手を用いてロッド固定，足部はプラスチック製靴挿入板，大腿部品の取り外しによりAFOに変更可能な様式となっている．膝関節の屈曲拘縮がある場合は，膝継手はダイアルロックを用いる．

LECTURE 11

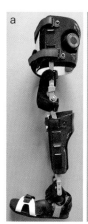
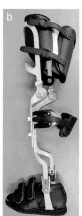
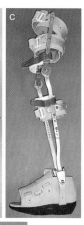
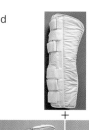
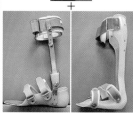
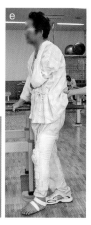
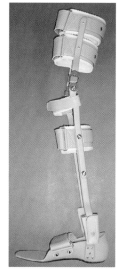
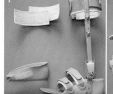
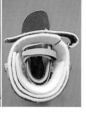

図6　練習用 KAFO
a．ゲイトイノベーション，b．Front，c．Modular Leg Brace，d．練習用 KAFO（膝装具＋AFO），e．練習用 KAFO を用いた歩行練習，f．練習用支柱付き AFO（支柱の高さ，カフの深さ，足サイズが調整可能）

図7　両側金属支柱付き KAFO
大腿部品取り外し式．

が多い．重量に配慮し金属支柱を用いずにプラスチックで KAFO の製作も可能だが，捻れ・たわみ・蒸れを生じることが多い．

4）AFO

AFO は，金属支柱付き AFO，プラスチック AFO（**図8a〜f**）と新素材を用いた AFO がある（**図8g**）．プラスチック AFO については，多様なタイプが製作・市販されている．しかし，基本は可撓性のある後方支柱型のシューホーン・ブレースである．プラスチック AFO は，足趾の痙縮が軽度ならば MP 関節部でカットすると，歩行しやすく，靴も履きやすい．プラスチック装具は，外観がよく軽量であるため多用されているが，重度の痙縮に対応できない欠点があることも忘れてはならない．麻痺が軽度の場合は，下垂足用の装具も使用できる（**図8h，i**）．新素材では，炭素繊維（カーボン製）を用いた AFO が市販されている．軽量で剛性が高いが，修正が難しいのが欠点である．

5）機能付き継手を用いた AFO

ダブルクレンザック継手は，ロッドとバネの使い分けで，片麻痺患者のさまざまな症状に対応できる調整幅の大きい継手である．しかし，ばねの補助力（反発力）は弱く，ヒールロッカーの制御は難しい．近年，底背屈を制御する継手を用いた装具が開発・市販されている．関節に摩擦制動を用いたドリームブレース（**図9a**）や力源に油圧ユニットを用いたゲイトソリューション（**図9b**）がある．足部の角度調整が容易なモジュラー構造の RAPS（**図9c**）がある．痙縮の程度や使用環境，価格を考慮しての処方が必要である．

6）膝装具

膝装具は，金属支柱付き膝装具，スウェーデン式膝装具，CB ブレースを用いているものがある（**図10**）．金属支柱付き膝装具は，AFO との組み合わせで仮 KAFO として使用できるため有用である．CB ブレースは膝屈曲しても突出部が少なく，使いやすい．

7）足部用装具

靴は，KAFO や AFO の靴型装具以外は，医療保険や身体障害者手帳での交付対象とはならない．左右別サイズで購入できる靴や長靴など装具を装着しても履ける靴が

LECTURE
11

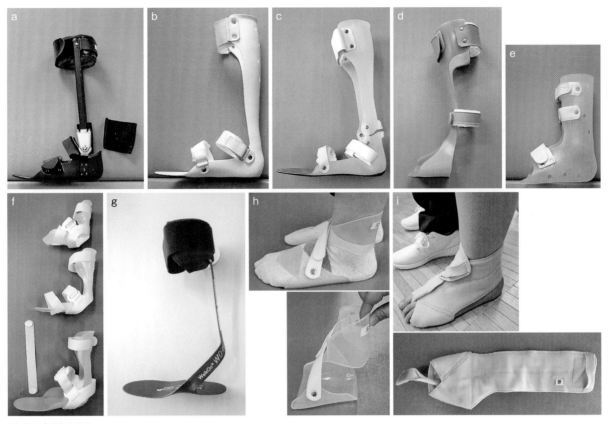

図8 各種 AFO
a. 両側金属支柱付き AFO，b. 後方支柱プラスチック AFO（シューホーン・ブレース），c. タマラック継手＋スナップストップ付きプラスチック AFO，d. 前方支柱プラスチック AFO（湯之児式），e. ファイナー型，f. オルトップ型各種，g. WalkOn（カーボン製），h. CEPA，i. プロフッター

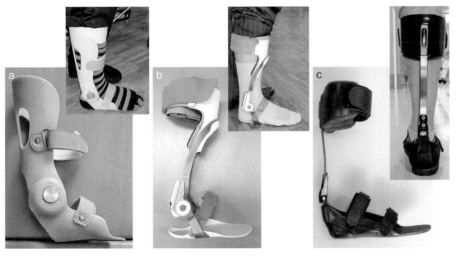

図9 機能付き AFO
a. ドリームブレース，b. ゲイトソリューション，c. RAPS

市販されている．

　痙縮による鉤爪趾や槌趾変形がある場合は，足底の縦アーチや横アーチサポート，中足骨バーを検討する（**図11**）．鉤爪趾や槌趾変形は，低減はできても防止は難しい．

6. 装具の処方，採型，仮合わせ，完成，治療時の適合判定

1）処方

　装具は，医師による総合的な評価から処方されるが，実際に歩行練習に携わる理学療法士からの装具処方への助言も重要である．処方にあたり採型肢位の指示も行う．

RAPS（Remodeled Adjustable Posterior Strut）

CB ブレース（center bridge brace）

気をつけよう！
装具処方にあたって，使用する靴も考慮する．靴付装具以外の短下肢装具は横幅などから履ける靴が制限される．左右別々に購入できる装具用の靴も市販されている．

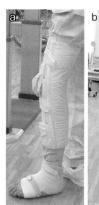
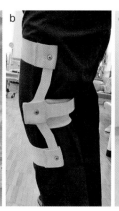
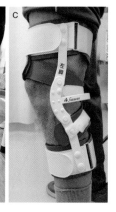

図 10　膝装具
a．金属支柱付き膝装具（ソフトニーブレース），b．スウェーデン式膝装具，c．CB ブレース

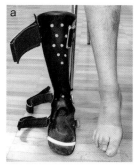
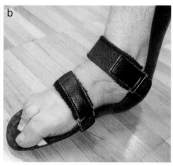

図 11　中足骨（MP）バー
a．装具に取り付けた状態，b．装具を装着した状態

LECTURE 11

2）採型

KAFO は背臥位，AFO は座位で採型を行うことが多い．痙縮の強い症例にプラスチック AFO を処方するときは，立位肢位で採型を行うように指示する．これにより，下腿の筋緊張に合わせた採型となり，不快感の予防となる．

3）仮合わせ

仮合わせ時の判定は，医師と理学療法士，義肢装具士の複数で行うことが望ましい．仮合わせでは，処方どおりの装具になっているかを確認する．各部位の適合を確認し，修正箇所を指示する．金属支柱付き装具の場合は，仮合わせ時は金属部品がむき出しのことが多いので，装飾後の厚さや高さを想定して適合判定する．

4）完成時の確認

納入前（完成時）にも修正部の確認と歩行しての適合判定を行う．

5）理学療法とアライメント修正，適合判定

装具の完成後も理学療法の進行に合わせてアライメント修正を適宜行う．

KAFO では治療経過の中で患側の立位安定性と体重移動を区別したアライメント調整が必要となる．治療初期では，立位の安定性を重視した調整を行う．大転子からの垂線が外果に落ちるように，ダブルクレンザック継手を調整し固定する（Lecture 6 サイドノート参照）．それにより立脚期が安定した歩行練習が行える．体幹のバランス能力が改善してきたら，大転子からの垂線が外果の前方に落ちるようにダブルクレンザック継手を調整し固定する．これにより立脚期の踵接地から全足底接地では，下肢が前方へ回転する力がかかり，健側への体重移動がスムーズに行われる．この時期は，健側下肢への十分な体重移動が可能なように，歩行介助具として基底面が広く，安定した杖を用いるとよい．

下肢の支持性が出現したら，AFO へと変更する．0°からやや底屈固定とすることで膝の安定性が増す．また，麻痺の改善や歩容から背屈角度の調整を行う．

プラスチック AFO は皮膚に密着した構造なので，定期的な適合判定が必要となる．

7.　クリニカルパスの作成

地域連携パスは，シームレスな医療提供を目指している．リハビリテーションにおいても，急性期病院と回復期病院での差が生じないように，装具治療を含めて明確なクリニカルパスを作成する必要がある．

1）脳卒中片麻痺患者の急性期病院における装具の使用

廃用症候群の発症を抑え，可及的に早期離床を行うことが急性期リハビリテーショ

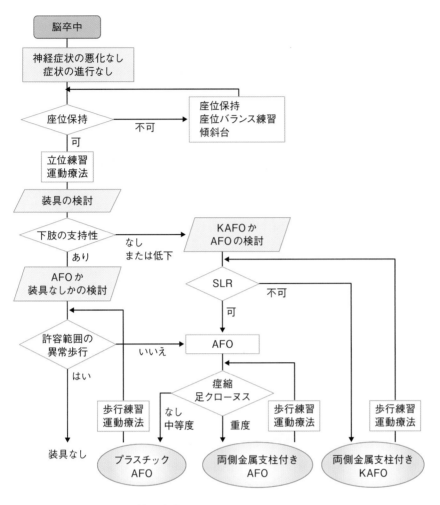

図 12　理学療法の流れと装具療法

ンの目的の一つである．症状の進行や全身状態の悪化がない限り，リハビリテーショ
ンは早期に開始される．発症直後は，意識障害を合併していたり全身状態が不安定
だったりするため，ベッドサイドから理学療法を開始することが多い．

　全身状態が安定し座位の保持が可能となったら，積極的に立位歩行練習を開始す
る．装具は病院備品の練習用装具を使用することが多い．

2) 脳卒中患者の回復期病院における装具処方

　回復期病院では，病状が安定しているため積極的なリハビリテーションが行われ
る．移動能力の改善・回復は理学療法の第一の目的となる．移動能力の改善による
ADL 空間の広がりは，患者にさまざまな自信を与えることになる．特に，歩行能力
の獲得による喜びは想像以上に大きく，社会復帰の弾みとなる．

　装具は，数週間は病院備品の練習用装具を使用することが多い．下肢の支持性や痙
縮の変化が落ち着いた段階で，医療保険による装具処方が行われる．処方時期は，前
述したが明確な見解はない．適切な練習用装具がない場合に早期に装具処方を行う場
合は，症状の変化を見越して，調節が可能な装具を処方する必要がある．

3) 装具の検討および処方

　一般的に，神経症状が安定し座位の保持が可能ならば，下肢装具が検討される．片
麻痺の症状は複雑であり，適した装具の選択は難しい．ここでは下肢の支持性から理
学療法と使用する装具についてまとめる（**図 12**）．

　重度の麻痺で下肢の支持性がない場合は，KAFO となる．練習用 KAFO を用いて

LECTURE
11

🔧 **MEMO**
処方する KAFO は，大腿部品を
取り外すことで AFO に変更可能
な様式にする．これにより支持性
の回復や麻痺の改善に伴って
AFO に変更できる．

歩行練習を開始する．その際，支持性や麻痺の変化を確認し，1週間単位で装具調整を行う．2～3週間で支持性に変化がない場合は，大腿部品を取り外せるように工夫したKAFOとなる．

中等度の麻痺で下肢の支持性がある場合は，AFOを使用する．2～3週間は病院備品の練習用AFOを用いて歩行練習を行い，痙縮が亢進しなければ装具を処方する．重度の感覚障害や著明な痙縮がない場合はプラスチックAFO，重度の感覚障害や痙縮の亢進がみられる場合は金属支柱付きAFOとなる．

下肢の支持性があり歩行可能な場合は，歩行分析を行う．明らかな異常歩行の場合はAFOを検討する．転倒の危険性がなく許容範囲の異常歩行では装具を使用しない．歩行分析による判断は，リハビリテーション期間中に何回か繰り返す．歩行分析は，装具の変更を検討する際にも同様に行われる．装具装着と非装着時，別の種類の装具を装着しての歩行比較を行う．主観的分析の判断は経験によるところが大きいので，複数の理学療法士で検討することが望ましい．装具を実際に試すことは具体的な処方のヒントとなる．適切な練習用装具が無い場合は，症状の変化を見越した部品を処方することも必要となる．

4) 身体と装具の管理

入院中は，歩行練習だけでなく，装具の着脱練習も行う．KAFOは，患者一人での着脱は難しいので，家族と一緒に行う練習が大切である．中等度以上の痙縮や感覚障害，浮腫のある患者は，装具を外し皮膚の状態を確認する．中等度以上の痙縮のある患者や足継手を固定して使用する患者には，家族を交えて関節可動域維持の練習や簡単な装具管理の指導を行うとよい．

5) 脳卒中片麻痺患者の維持期における装具製作および保守管理

維持期の装具は，身体障害者手帳を取得されている場合には，医師の処方により更生用装具として補助を受けて作成される．入院時に使用していた装具破損や劣化による更新や身体機能変化から別の装具の製作が行われることがある．この場合は，身体障害者手帳交付後の障害者自立支援法による新規装具製作となることが多い．製作には市町村の窓口に申請が必要となり，許可が下りてからの製作となる．市町村により違いはあるが，許可までに1～2か月以上の期間を要することが多い．修理については比較的短期間に許可が下りる．どちらにしても許可前に装具製作を行ってはならない．

発病から年数が経過すると，患者は装具の装着が面倒となり使用しない時間が多くなる傾向がある．そのため維持期にかかわる理学療法士は，転倒予防の観点からも生活状況を把握することが大切である．装具の保守点検や適切な装具や歩行介助具使用の助言は，生活の行動範囲を広げ，活力のある生活に結びつくことになる．

LECTURE 11

💡 **ここがポイント！**
歩行が実用的とならない患者には車椅子が適応となる．特殊例を除いて介護保険によるリースで対応する．

■参考文献

1) 大竹　朗：片麻痺に対する「医療用」装具の考え方．京都理学療法士会会誌 1999；28：49-57.
2) 大川嗣雄：脳卒中片麻痺患者に対する下肢装具の処方．日本義肢装具研究会編：脳卒中片麻痺患者の下肢装具．医歯薬出版；1981．p.49-60.
3) 石神重信ほか：片麻痺患者への装具処方—急性期の処方の実際．総合リハ 1988；16 (10)：765-71.
4) 中島英樹ほか：長下肢装具の位置づけは？—デザインの違いと身体機能を含めて．MB Med Reha 2004；48：19-25.
5) 大竹　朗：片麻痺に対する「治療用」装具と運動療法．PTジャーナル 1994；28 (5)：300-5.
6) 大竹　朗ほか：脳卒中片麻痺患者装具を長下肢装具にするか短下肢装具にするかの判断のポイント．理学療法 2005；22 (5)：766-72.
7) 大峯三郎ほか：装具のチェックアウト総論．理学療法 1998；15 (1)：5-8.
8) 長谷公隆ほか：急性期の装具療法．臨床リハ 2018；27 (1)：16-23.

Step up

1. KAFO から AFO への変更

　歩行訓練開始時に KAFO や仮 KAFO（AFO＋支柱付き膝装具）を使用した患者の多くは AFO に変更される.

　運動療法や装具を用いた歩行練習により下肢の支持性が回復してきたら，AFO に変更することになる. 下肢の支持性の検査を行ってもよいが，簡易な検査として平行棒内で KAFO のリングロックを外すか膝装具をとることで，その場で下肢の支持能力を確認できる（図 1）.

　検査は，足継手は軽度背屈固定を前提に行う. 膝折れが起こる場合は，KAFO のままとする. わずかに屈曲して保持可能な場合は，前足部に 1 cm 厚のピーライトを入れて（仮の足継手角度調整）立位姿勢を再度確認する. 伸展位で保持可能な場合は，足継手を 0° 固定かやや底屈位とし，膝の支持性の補助となるように調整を行うことで，AFO に変更する. そのままの角度で保持可能な場合は，AFO に変更し，足継手は固定から遊動に調整する.

2. 両側金属支柱付き AFO からプラスチック AFO への変更

　両側金属支柱付き AFO は，足部や前足部の痙縮が亢進している場合に処方される. 安易なかたちでプラスチック装具を処方すると，痙縮が亢進し，足部の変形や膝の過伸展を誘発することになる. 経過とともに，痙縮が軽度になればプラスチック AFO へ変更可能となる場合もある. その際の評価は，装具製作時と同様である.

　装具製作にあたって，患者・家族に丁寧なわかりやすい説明と同意を得る. また，通常使用においてプラスチック装具の適応とはならないが，入浴介助の低減のために入浴用プラスチック AFO が処方されることもある. 近年，多機能な継手付きのプラスチック AFO の開発が行われている. 各症例に必要な機能を持つ継手の選択と，使用方法に熟知する必要がある. 加えて常用する靴や価格面からの検討も必要で，従来からの AFO を含めて慎重に検討したい. 在宅生活で金属支柱付き AFO を使用している患者は，他者との比較からプラスチック装具への変更を希望されることがあるが，身体的評価から慎重に検討すべきである.

3. 歩行介助具

　装具の選択とともに歩行介助具の選択も大切である. 平行棒，サイドステッパー，四点杖（ラージベース），四点杖（スモールベース），T 字杖を歩行の安定性の向上とともに変更する. 歩行介助具の選択基準として，患側の振り出しが困難なときは多脚杖，振り出しが可能になると単脚杖，介助を要するときは多脚杖，KAFO 使用時は多脚杖の使用が一般的である. KAFO 使用患者では，いきなり T 字杖を使用することは避けたい.

4. 運動失調症の装具はあるのか

　小脳の障害は脱落症状として出現する. 小脳虫部の障害では躯幹失調が主で起立障害や歩行障害が著明となる. 小脳半球障害では，障害のある側の上下肢に運動失調が出現する. 四肢体幹の失調症状とともに巧緻運動や発話，平衡感覚の障害が出現する. 障害部位や程度にもよるが，歩行の獲得は難しいことが多い. 歩行練習に装具を用いることは少ない. 固有受容器の刺激入力として重錘バンドもしくは緊縛帯を用いた運動や，反復練習を繰り返す. 介助具として歩行車を使用することが多い（図 2）. 突発的な転倒を防ぐための歩行練習中の介助量は大きい.

5. 治療用装具と更生用装具

　医師が治療中に治療上必要と認めた装具を治療用装具，治療終了後も障害が残り装具を必要とする場合の装具を更生用装具という. 前者は一般的に各種保険が適応され，後者は身体障害者手帳による障害者自立支援法が適応となる. 治療用装具とは治療上必要がなくなったら外すことができる装具と言い換えられる. 腰痛治療のコルセットは，典型的な治療用装具といえる.

　脳卒中片麻痺患者が使用する装具は，治療上必要なくなるかという疑問が生じる. 以前は，脳卒中片麻痺患者の装具は更生用装具の要素が強く，装具のアライメント調整や変更を前提にした「治療用」装具としての早期からの使用法を紹介してきた. 装具処方には調整できる部品を用いる. KAFO の足継手にダブルクレンザック継手を使

LECTURE
11

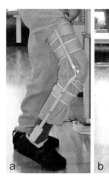
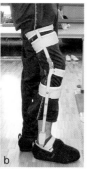

図1 KAFO の膝ロックを外して
　　の支持性のチェック
a. 膝折れが起こる，b. わずかに屈
曲するが保持可能

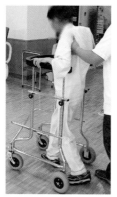

図2 運動失調症患
者の歩行練習

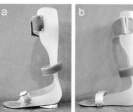
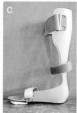

図3 プラスチック装具の角度調整方法
a. 前傾，b. 通常，c. 後傾（靴の中で調整す
る），d. 装着立位

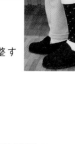

用し，角度を変えると立脚期の歩容が変化する．これを歩行の治療に
活用するのである．現在，プラスチック AFO に使用できる調整型継
手が開発されている．しかし，処方量は圧倒的に後方支柱型のプラス
チック AFO（シューホーン・ブレース）が多い．後方支柱型の調整は
トリミングラインのカットによる硬度調整とヒートガンによるわずか
の角度調整である．臨床で理学療法士がカッティングを行うのは基本
的に難しい．その解決法として，靴底や靴の中敷きの踵や前足部に
ピーライトを貼り，厚くする方法で角度調整を行う方法がある（図
3）．この方法により義肢装具士による修正までのあいだの効果的な
歩行練習が可能になる．角度調整機能をもたないプラスチック装具も
「治療用」装具として十分に活用できることになる．

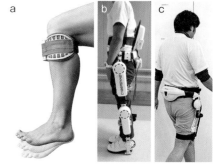

図4 装具療法と併用する歩行練習機器
a. 歩行神経電気刺激装置，b. 装着型歩行補
助ロボット HAL，c. 装着型歩行補助ロボッ
ト Honda 歩行アシスト

6. 装具の耐用年数

　装具の耐用年数とは，装具装着の日から同一傷病名・部位において，次に保険を利用して同種の装具を作り換え
ることができるまでの期間を指す．通常の装用状態においての当該補装具が修理不能となるまでの予想年数が示さ
れたもので，装具や義肢の種類により期間の長短はある．実情に沿ったかたちで対応されており，故意の破損でな
い限り十分に配慮されている．ただし，災害など本人の責任でない事情により亡失や棄損した場合は，耐用年数にか
かわらず新たに必要とする補装具を交付することができる．耐用年数は，AFO で 1.5～3 年，KAFO で 3 年である．

7. 装具療法と併用する歩行練習機器

　歩行能力を改善するには，歩行練習と歩行に関する下肢運動を増やす必要がある．従来の歩行練習に用いていた
FES（functional electrical stimulation；機能的電気刺激）は，フットスイッチにより踵離床を判断し，表面電極を
用いて腓骨神経を刺激する．しかし，装着は難しく実用的ではなかったが，近年開発された FES の一部は基礎・
臨床研究により薬事承認が得られ，臨床応用されている（図4a）．また，歩行補助用ロボットも臨床現場に導入さ
れている（図4b, c）．これらは，病院での使用が主である．下肢装具に取って代わるには時間が必要である．

■参考文献
1）大竹　朗ほか：脳卒中片麻痺患者装具を長下肢装具にするか短下肢装具にするかの判断のポイント．理学療法 2005；22（5）：766-72．
2）植松海雲：脳卒中片麻痺患者に対する金属支柱付き短下肢装具とプラスチック短下肢装具の種類と選択の目安．MB Med Reha
　　2004；48：26-32．
3）牧野健一郎：脳卒中に対する下肢装具療法：継手付きプラスチック短下肢装具の位置づけ．MB Med Reha 2004；48：33-9．
4）大竹　朗：歩行補助具の話－転ばぬ先の杖をどう選択するか．丸山仁司ほか編．評価から治療手技の選択（中枢神経疾患編）．文光
　　堂；2006．p.363-76．
5）斉藤公男，島田洋一：歩行訓練のエビデンス―脳卒中．総合リハ 2017；45（3）187-93．

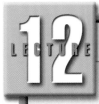
疾患別装具の処方（2）
整形外科疾患の装具

この講義を理解するために

　装具療法の対象となる整形外科疾患には，骨折や関節障害などの骨関節疾患，末梢神経損傷などの神経筋疾患などがあります．本講義では，代表的な骨折治療用装具，免荷装具，膝・足・肩・肘の各関節障害に用いられる装具，末梢神経障害や二分脊椎に用いられる装具を学びます．

　以下の項目をあらかじめ学習しておきましょう．

　　□ 各関節の構造と機能および運動学について学習しておく．

　　□ 装具療法の対象となる整形外科疾患およびその治療法について学習しておく．

　　□ 下肢装具，靴型装具，体幹装具，上肢装具について学習しておく．

講義を終えて確認すること

　　□ 骨折治療用装具の種類と機能について説明できる．

　　□ 免荷装具の種類と機能について説明できる．

　　□ 膝・足関節障害の装具についてその種類や機能について説明できる．

　　□ 肩・肘関節障害の装具についてその種類や機能について説明できる．

　　□ 末梢神経障害・二分脊椎に対する装具について理解できた．

1. 骨折治療用装具

骨折治療の原則は，整復，固定，リハビリテーションである．従来は骨折が癒合してからリハビリテーションを行っていたため，安静による拘縮や筋萎縮などの廃用症候群が起こり，社会復帰への妨げとなっていた．そのため，近年は，骨折においても動かしながら治療していくという考えが主流となってきており，手術で固定すれば早期離床が可能である．しかし，手術による侵襲は可能であれば避けたほうがよい．

手術療法と保存療法のどちらにおいても，早く動かすことが組織の修復や骨癒合を促進することから，動かしながら治療のできる機能的装具の重要性が高まっている．機能的装具と手術の併用で，より効果的な治療ができる場合もある．

1）機能的骨折治療装具

サルミエント（Sarmiento）が，機能的骨折治療装具として紹介している．四肢の骨折に用いられ，種々の機能的装具が考案されている．

機能的装具とは，水圧メカニズム（**図1**）により骨折部を固定し，早期の運動や歩行を可能にする装具で，骨折による廃用性の問題を減少させる．早期の運動は，筋萎縮や骨萎縮，関節拘縮の予防だけでなく骨折部の循環を促進し，骨折部の周囲に機械的刺激を与え，骨癒合を促進する．よって，この装具では，できる限り全面接触にし，骨折部周辺はできる限り外固定されていなければならない．

機能的装具は構造自体複雑なものではないが，治療用装具であるため，依頼を受けた時点から医師と綿密に連絡を取り合って作製していく．また，固定が十分か，装具による傷や浮腫ができていないかなど毎日チェックする．荷重して痛みがあるときは，ベルトが緩い場合もある．

機能的装具の長所として，装具を装着していれば免荷する必要がない，骨癒合がみられなくても早期荷重および関節運動が行える，骨癒合が早いなどが考えれられる．

上腕骨骨幹部骨折では，中1/3の骨折が適応となる．装着直後は三角巾で固定する．肘の軽い屈曲運動から始め，肘の伸展運動を行わせるようにする．手術と併用することでより効果的な結果が得られる場合がある（**図2**）．

前腕骨折では，転位のない骨折や手術による内固定が不十分な場合に適応となる．手関節の掌屈，背屈および前腕の回内，回外を制限する．

下肢の骨折では，多くの場合，手術療法による強固な内固定が選択される．しかし，大腿骨や下腿骨の中1/3の骨折で，粉砕骨折・斜骨折でアライメントの良好なも

機能的骨折治療装具（functional fracture bracing）

📓 MEMO
水圧メカニズム（hydraulic mechanism）
水圧メカニズムとは，装具によって骨折部の外周を全面接触にすることで，隣接する関節の運動により容量が増加した筋肉などの軟部組織が，骨折部分を圧迫固定することをいう．

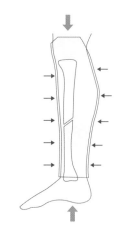

図1 水圧メカニズム

LECTURE 12

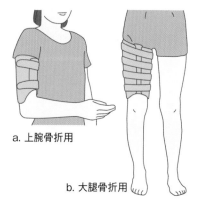

a. 上腕骨折用

b. 大腿骨折用

図2 機能的骨折治療装具

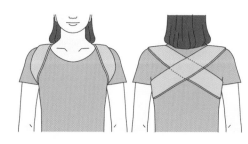

図3 クラビクルバンド

の，骨折部の接触面積の大きいものにも機能的骨折治療装具は適応がある（**図2**）．また，脊髄損傷や寝たきりの高齢者など歩行ができない患者には，取りはずしも容易な機能的装具は，固定力もあるため有用である．

2）クラビクルバンド

クラビクルバンドは8の字型のバンドで，胸を張り，鎖骨を広げて骨折部分を安静に保つ役割がある．鎖骨の骨折で転位の少ない骨折や屈曲転位骨折では年齢にかかわらず，また幼児から小学生は転位の大小にかかわらずよい適応である（**図3**）．

2. 免荷装具

免荷装具とは，下肢にかかる体重を減少させる装具をいう．足底全体を完全に浮き上がらせた免荷十分型と，前足部だけが接地した免荷不十分型がある．

1）PTB 短下肢装具

PTB 短下肢装具は，下腿義足の PTB ソケットと同じ原理を用いており，膝蓋靱帯で体重を受け，下腿や足部を免荷する装具である（**図4**）．

（1）構造

プラスチック製のソケットと，歩行あぶみ付きの両側金属支柱からできている．

完全免荷から部分荷重に移行していく際には，あぶみの高さを下げていき，前足部が少しずつ接地していく．また，荷重調節装置の付いたものもある（**図5**）．

（2）アライメント（**図6**）[1]

歩行あぶみを用いた免荷十分型の場合，矢状面では，下腿長軸よりもやや前方で舟状骨の直下にパッテン底の中心がくるようにあぶみの位置を設定する．

前額面では，下腿長軸よりも，パッテン底の中心がやや外側に位置するように設定し，外側への不安定性を防止する．

歩行は，健側に補高を付けることで独歩しやすくなる．バランスが悪い場合は，ロフストランド杖を使用するとよい（**図7**）．

2）坐骨支持長下肢装具

坐骨支持長下肢装具は，大腿義足の四辺形ソケットと同じ原理を用いており，坐骨結節で体重を支持し，大腿骨や膝関節部分を免荷する装具である（**図8**）．

（1）構造

基本構造は，体重を受ける坐骨支持シェル（半月），体重を支える支柱，膝継手，足部部品である．足部は，PTB 短下肢装具の場合と同じで，歩行あぶみが用いられ，パッテン底が取り付けられている．膝継手は遊動にすると歩行しにくく，免荷度も低下するおそれがあるので，リングロックを用いることが多い．

坐骨支持シェルは，基本的に大腿義足の四辺形ソケットの形状に準じるが，切断者と比較すると大腿部の筋群が硬いので，前壁からの圧を強くして，坐骨棚に坐骨結節が十分に乗るようにする．

（2）アライメント（**図9**）

長下肢装具に準じ，下肢の前後径・左右径の中心に装具の中心線がくるように設定する．坐骨が坐骨棚に乗りにくい場合は，ソケットをやや屈曲位にすることもある．

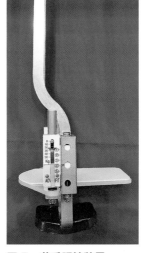

図5　荷重調節装置

クラビクルバンド（clavicle band）

免荷装具（weight bearing orthosis）

気をつけよう！
免荷十分型で作製したつもりでも，支柱に足部パーツを固定したものは，たとえ足底全部が床から離れていても，足部パーツで体重を受けてしまうので，完全免荷とはならない．

PTB 短下肢装具（patellar tendon bearing ankle foot orthosis）

MEMO
PTB 短下肢装具の適応は，下腿骨折（中程から遠位），足部骨折，足関節障害など免荷が必要な場合．

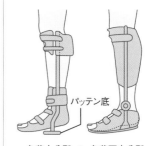

a. 免荷十分型　b. 免荷不十分型

図4　PTB 短下肢装具の種類

坐骨支持長下肢装具（ischial weight-bearing knee ankle foot orthosis）

MEMO
坐骨支持長下肢装具の適応は，股関節障害，大腿骨骨折，膝関節障害，下腿近位部骨折など免荷が必要な場合．

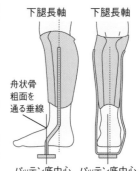

a. 矢状面　b. 前額面

図6　PTB 短下肢装具のアライメント
（日本整形外科学会，日本リハビリテーション医学会監：義肢装具のチェックポイント．第7版．医学書院；2007．p.248[1]をもとに作成）

LECTURE 12

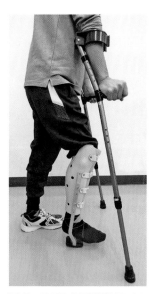

図 7　PTB 短下肢装具での歩行

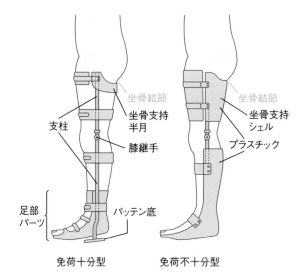

坐骨結節
坐骨支持半月
支柱
膝継手

坐骨結節
坐骨支持シェル
プラスチック

足部パーツ
パッテン底

免荷十分型　　　免荷不十分型

図 8　坐骨支持長下肢装具の種類

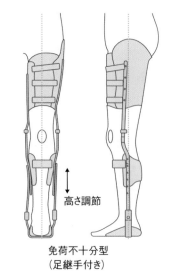

高さ調節

免荷不十分型
（足継手付き）

図 9　坐骨支持長下肢装具のアライメント

MEMO

トーマス・リング（Thomas ring）
1888 年，英国のトーマス（Thomas HO）が，股関節結核や下肢骨折に対して，下肢の免荷を目的として製作したものである．リングは 2 本の支柱に 55°の傾きで取り付けられている．内側は会陰部の骨で，後ろは坐骨結節で，外側は大転子の上あたりで体重を支持する（図は右下肢用）[2]．天才の一時期を画したものである．しかし，坐骨結節がリング内に滑り落ちるなどの問題点のため，今は使われていない．

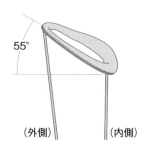

55°

（外側）　　　（内側）

（American Academy of Orthopaedic Surgeons：Orthopaedic Appliances Atlas, Vol.1. J.W. Edwards；1952. p.398[2]）

膝関節障害の装具（orthoses for knee disorders）

反張膝（genu recurvatum, knee hyperextension, back knee）

MEMO

スウェーデン式膝装具（Swedish knee cage）は，1961 年スウェーデンで開発された．

TKS 装具（three-ways knee stabilizer orthosis）

3. 膝関節障害の装具

1）反張膝

（1）金属支柱付き膝装具

　両側金属支柱付き膝装具を用いる場合，膝関節を軽度屈曲位に固定して反張膝を矯正する．支柱が長いほど矯正力は増す．膝伸展筋力が十分であれば，屈曲方向への動きを自由にしてもよい．

　反張膝に対する代表的な装具としてスウェーデン式膝装具があり，その他，TKS 装具や，最近では CB ブレースバックニーがある．

　スウェーデン式膝装具（**図 10a**）には膝継手がなく，やや屈曲した支柱の上下前面に布製の大腿半月と下腿半月，膝窩部に布製の半月があり 3 点固定の原理で反張膝を防止している．本装具は軽量で外観もよく，装着も容易である．しかし，膝の屈曲により歩行時にずり落ちたり，座位時に大腿半月が突出したりする短所がある．

　TKS 装具（**図 10b**）[3]は，アルミニウムの支柱でできた 3 点固定の原理に基づく膝装具で，大腿後面ストラップにより膝屈曲時の緩みや突出を防いでいる．

　CB ブレースバックニー（**図 10c**）は症状に合わせてアルミ合金からステンレスへ素材を変えることができ，伸縮性のあるベルトにより，装具のずれ落ちを防いでいる．大きめの多軸膝継手により，正座が可能である．

（2）プラスチック膝装具

　金属製に比べ軽量で懸垂性もよい．SK 装具（SK 式膝装具，**図 10d**），膝屈曲時の出っ張りを改良した HRC 膝装具（**図 10e**），PTS ソケットを応用した PTS 膝装具（**図 10f**）などがある．いずれも，側方不安定にも効果がある．

2）不安定膝

　不安定膝の原因となるのは，主に前十字靱帯，後十字靱帯，側副靱帯の損傷である．スポーツでの膝関節靱帯損傷のほぼ半数は前十字靱帯損傷といわれる．前十字靱帯損傷では，脛骨が前方にずれ，回旋も不安定になる．

　靱帯の再建術後のリハビリテーションには，硬性膝装具が用いられる．1970 年ころからレノックス・ヒル・デローテーション・ブレース（**図 11a**）が多く用いられてきたが，その後は，4 点固定の原理に基づく硬性装具（**図 11b**）が各社から作られるようになった．この種の硬性装具は，金属製の支柱に，金属製の大腿カフと下腿カフをも

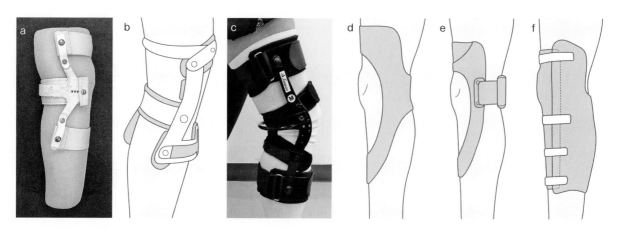

図 10　反張膝に用いられる膝装具
a. スウェーデン式，b. TKS，c. CB ブレースバックニー，d. SK，e. HRC，f. PTS

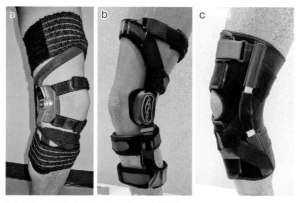

図 11　不安定膝に用いられる装具
a. レノックス・ヒル・デローテーションブレース，b. 靱帯損
傷用の硬性膝装具，c. 靱帯損傷用の軟性膝装具

ち，さらに大腿部と下腿部のストラップにて前後の不安定性と回旋不安定性をコント
ロールする．受傷直後や術後早期の安静目的では軟性膝装具（**図 11c**）が用いられる．

3）オスグッド・シュラッター病（Osgood-Schlatter disease）

　発育期の活発なスポーツ活動により，膝蓋腱付着部の脛骨粗面に疼痛や腫脹がみら
れる疾患である．大腿四頭筋の繰り返す収縮により生じる．治療は，保存療法として
スポーツの禁止と安静，薬物療法や装具療法がある．

　装具は，病変部近位の膝蓋腱部に，膝蓋腱を圧迫する加圧パッドの付いたバンド，
または膝装具（**図 12**）を装着する．膝蓋腱を圧迫することで，脛骨粗面にかかる負荷
を軽減し，疼痛を緩和する．

4）膝蓋骨脱臼・亜脱臼（patella dislocation, subluxation）

　膝蓋骨の外側偏位を防ぐために，外側にパッドの付いた軟性膝装具（**図 13**）を装着
し，膝蓋骨の位置を保持する．また，膝の外反を抑えるため，側方動揺を抑制した装
具を用いることもある．

5）拘縮膝（knee contracture）

　両側金属支柱付き膝装具を用い，膝継手にはダイヤルロックを使用して拘縮の矯正
を図る．拘縮の程度が強い場合は，膝装具の後面にターンバックル（Lecture 4 図 18
参照）を取り付けて，徐々に矯正する．拘縮の改善を目的とするため，寝ているとき
にも装着する必要がある．

6）変形性膝関節症（knee osteoarthritis；knee OA）

　装具療法として代表的なものは，膝装具と靴型装具（足底への補正，または靴イン

CB ブレースバックニー（Center
Bridge Brace, CB-BaCknee）

📖 MEMO
SK 装具（supracondylar knee
orthosis）はリーナイス（Lehneis）
が 1972 年に発表．

📖 MEMO
HRC 膝装具（Hyogo Rehabili-
tation Center knee brace）は
山下らが 1975 年に発表．

PTS ソケット（仏語＝prothèse
tibiale à emboitage supracon-
dylien）

📖 MEMO
PTS 膝 装 具（patellar tendon
supracondylar knee orthosis）
はニシュケ（Nitschke）らが 1968
年に発表．

📖 調べてみよう
下腿義足の PTS ソケットの特徴
を調べておこう．

不安定膝（knee instability）

前十字靱帯（anterior cruciate
ligament：ACL）

後十字靱帯（posterior cruci-
ate ligament：PCL）

内側側副靱帯（medial collat-
eral ligament：MCL）

外側側副靱帯（lateral collat-
eral ligament：LCL）

📖 MEMO
レノックス・ヒル・デローテーショ
ン・ブレース（Lenox Hill dero-
tation brace）はキャスティグリア
（Jack Castiglia）が 1972 年に
発表．

LECTURE 12

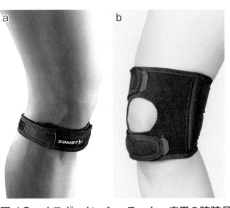
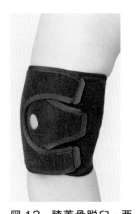
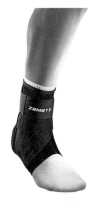
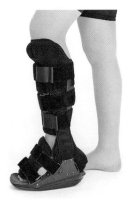

図 12　オスグッド・シュラッター病用の膝装具
(a. ザムスト JK バンド「ヒザ用サポーター」カタログ /b. シグマックス「エクスエイドニー　オスグッド」カタログより)

図 13　膝蓋骨脱臼・亜脱臼用の膝装具
(シグマックス「エクスエイドニー　パテラ」カタログより)

図 14　足関節捻挫用装具
(ザムスト A1「足首用サポーター」カタログより)

図 15　アキレス腱断裂用の装具
(アドバンフィット「アキレス腱用 AFO」カタログより)

📝 **MEMO**

不安定膝に対するプラスチック膝装具

Cassvan 膝装具：キャスバン (Cassvan) らが 1977 年に発表. 大腿近位部の後面と遠位部の前面に, 下腿近位部の後面と遠位部の前面に, 合わせて 4 つの半月があり, それぞれが固定力として働いて膝の前後動揺を押さえている (4 点固定の原理) (Lecture 4 サイドノート〈p.39〉参照). この 4 点固定の原理は, 硬性膝装具に生かされている.

Iowa (アイオワ) 膝装具：シュア (Shurr) らが 1978 年に発表. ナイロン製の両側多軸膝継手にポリプロピレン製の半月と弾性ゴムバンドでできており, 側方不安定や膝折れに適応.

プラスチック H 型膝装具：渡辺らが 1974 年に発表. 下腿義足の KBM ソケットを応用. 両側の大腿顆部を覆っているので膝の側方不安定性に有効.

LECTURE 12

📝 **MEMO**

膝の屈曲拘縮が強くて歩行ができない人で, 年齢的にも若く, 膝の拘縮が改善すれば歩行の獲得が望める場合, 手術で関節可動域を広げる方法がある. しかしその場合, すぐに手術を行うのではなく, 最初に装具でどれくらい広げることができるか, 試みることが大事である. 装具を使って関節可動域を限界まで広げ, それでも矯正が不十分であれば, 手術で広げる方法をとる. 装具で目的の可動域を獲得することができれば, 手術をしなくてすむかもしれない.

サート) である. 変形性膝関節症には, 免荷や固定を目的として, 杖を使用するとともに, 保温性があり軽量で着脱が簡便な膝への弾性サポーターが推奨される.

内側型膝関節症に対しては, 外側ウェッジの付いた足底板 (外側楔状足底挿板) が効果的である. これは, 膝関節の内側関節面に作用している過大な負荷を減少させ, 痛みを軽減させる.

4.　足関節障害の装具

1) 足関節捻挫

足関節捻挫の多くは内反捻挫である. 内反捻挫により足関節外側靱帯である前距腓靱帯, 踵腓靱帯が損傷し, 内反および前方への不安定性を生じる. 治療は重症度により, 保存療法かまたは手術療法が行われる.

足関節捻挫用装具には, 硬性装具, 半硬性装具, 軟性装具がある. 硬性装具は, 内外側のプラスチックベルトで, 足関節の内外反を抑える. 軟性装具は固定力に劣るが, 着脱が容易で, 再発予防のために運動時などに装着する (**図 14**).

2) アキレス腱断裂

アキレス腱断裂は 30〜50 歳のスポーツ愛好家に多く, レクリエーション中の受傷が多い. 治療法には, ギプスや装具を用いる保存療法と, 手術療法がある. 術後に装具を使用しての早期運動療法は術後キャスト固定群と比較して良好な治療結果が得られ, 術後の固定期間を短くすることが推奨される.

アキレス腱断裂に対する装具は, 徐々に底屈位から背屈できる機能が必要であり, 足関節は固定の期間も長いため, ロッカー底が推奨される (**図 15**).

5.　肩関節障害の装具

1) 腱板断裂の術後

腱板断裂の縫合直後, 術中に修復腱に緊張が生じる外転角度を確認し, 術後装具の外転角度を決定する. 一般的に広範囲断裂や大断裂で, 大きな外転角度の保持が必要となる. 適切な固定肢位として, 内旋位は修復腱への緊張が強くなるので避ける. また, 外転固定角度は 30° 以上必要である.

2) 腱板断裂の術後装具

肩外転装具という名称で, 種々のメーカーから販売されている. 動的装具では, ゼロ肢位から機能肢位への変更, 肩の外転, 内外旋角度を自由に変更できる (**図 16**).

6. 肘関節障害の装具

　テニス肘（上腕骨外側上顆炎）は，外側上顆に付着する手指伸筋，特に短橈側手根伸筋の炎症または微小断裂といわれている．

　装具としては，いわゆるテニス肘バンドやカックアップ・スプリントが処方されることが多い．これらは腱付着部への負荷を軽減し，腱付着部の治癒を促進する効果がある．テニス肘バンドは，パッドの付いたストラップで伸筋を圧迫し，筋活動を抑制することで効果が得られる（**図17**）．

7. 末梢神経障害の装具

1）腕神経叢損傷

　筋腱移行術による肩機能再建術後に，固定用の肩外転装具が用いられる．術後6週間は挙上・外旋位で固定し，その後10°／週ずつ減じていく．肘関節屈曲再建不能例に対して，上腕・前腕にカフを付け肘継手を取り付けた装具を用いることがある．手関節に対しては，固定用装具を製作することで補助手として機能する場合がある．

2）分娩麻痺

　幼児の場合，手術が行えないので，手術が可能となるまでのあいだ，麻痺や拘縮の程度に合わせて装具を用いることがある．軽度の変形に対する矯正，拘縮の予防，支持性の獲得を目的に，手関節用の装具を処方し関節を固定する．小児の場合，肩や肘関節への装具は実用的ではない．

3）橈骨神経麻痺

　高位麻痺では，手関節の伸展，指の伸展・外転が不能となり，低位麻痺では，手関節の背屈は可能であるが，指伸展・外転が不能となる．橈骨神経麻痺は，神経麻痺のなかでも，総腓骨神経麻痺とともに，装具が最も使用される麻痺である．

　回復までの期間，拘縮の予防と手指の把握のために，手関節背屈保持装具が用いられる．装具がないと，手指を曲げると手関節も掌屈してしまう．

4）正中神経麻痺

　高位麻痺では，回内，母・示指の屈曲，母指対立が不能となり，低位麻痺では，母指対立が不能になる．高位麻痺では，良肢位保持のために長対立装具が使われる．母指の内転拘縮の予防と母指対立位の補助具としては短対立装具が用いられる．

5）尺骨神経麻痺

　高位麻痺では，手関節の尺屈・掌屈，環指と小指のDIP関節の屈曲と内在筋麻痺を生じ，低位麻痺では内在筋麻痺のみとなり，鉤爪変形とピンチ力の減弱を生じる．

　鉤爪変形の中手指節間関節の伸展拘縮を予防し，手指機能を保つために，虫様筋バーやナックルベンダーが使われる．

6）腓骨神経麻痺

　外傷や腫瘍などによっても生じるが，医原性麻痺も多い．手術やベッド上安静，ギプス治療中，装具の縁での圧迫などによっても生じる．

　麻痺としては下垂足と後足部内反変形による歩行障害が問題となる．装具として，ブーツや靴べら式AFOが使用される．

8. 脊椎疾患の装具

1）二分脊椎

　症状と障害は，基本的に先天性の脊髄不全損傷である．脊髄の形態のレベルと麻痺のレベルとは一致せず，複雑な麻痺を示すこともある．

足関節障害の装具（orthoses for ankle disorder）

肩関節障害の装具（orthoses for shoulder disorders）

💡 ここがポイント！

肩装具装着の際，見かけ上は外転しているが，肩甲骨が大きく外転しているだけで，肩甲上腕関節が動いておらず，必要な外転角度が得られていないことがある．そのため，肩甲骨が外転しすぎないようにすること，肩甲上腕関節がきちんと外転できるように上腕を誘導することが肩装具装着時のポイントである．

📓 MEMO

ゼロ肢位
肩関節のゼロ肢位は，屈曲155°，内外旋中間位，水平屈曲30°をいう．

機能肢位
カパンジー（Kapandji）によれば，肩の機能的肢位は，外転60°，水平内転45°，内旋30〜40°である．肩の周辺筋がバランスよく働く肢位と一致しているという[4]．

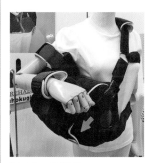

図16　肩装具

肘関節障害の装具（orthoses for elbow disorders）

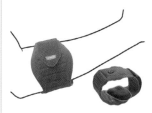

図17　テニス肘バンド
（オットーボック・ジャパン株式会社提供）

末梢神経障害の装具（orthoses for peripheral nerve palsy）

腕神経叢損傷（brachial plexus injury）

分娩麻痺（birth palsy）

LECTURE
12

✎ MEMO
脊柱側彎症（scoliosis）についてはLecture 8, 脊髄損傷（spinal cord injury）についてはLecture 14 参照.

LECTURE 12

表 1 ホッファー（Hoffer）分類と麻痺レベルの目安

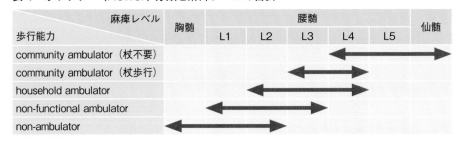

歩行能力 ＼ 麻痺レベル	胸髄	腰髄 L1	L2	L3	L4	L5	仙髄
community ambulator（杖不要）					←→		→
community ambulator（杖歩行）			←	→			
household ambulator		←		→			
non-functional ambulator		←	→				
non-ambulator	←	→					

（川村次郎ほか編：義肢装具学．第 4 版．医学書院；2009．p.237[5]）

歩行能力の評価は，ホッファー（Hoffer）分類が用いられる（**表 1**）[5]．装具の有無にかかわらず屋内外を歩行できる community ambulator，屋外は車椅子を利用するが屋内では歩行する household ambulator，日常の移動には車椅子を用いるが，歩行訓練を行っている non-functional ambulator，歩行不能で移動は車椅子の non-ambulator の 4 群に分類される．community ambulator は杖使用の有無により 2 群に細分することがある．

装具の種類は，麻痺のレベルによって大まかに分けることができるが，使用目的は実際には，変形の予防・矯正，アライメントの保持，歩行補助である．乳児期には矯正位保持，起立，歩行など運動発達訓練に用いられ，幼児期以降は，主として歩行補助具として用いられる．

足装具は，扁平足，外反足，凹足に処方される．扁平足にはアーチサポート，外反足・凹足には足底アーチ支持ための足装具が処方される．

AFO は，踵足，内反足，尖足に処方される．二分脊椎児に対して AFO は最も多く処方される装具である．踵足にはプラスチック AFO が処方される．

KAFO は，大腿四頭筋の筋力が軽度低下し，膝軽度屈曲位での立位保持が困難な場合，膝関節が不安定な場合に用いられる．

骨盤帯 KAFO は胸髄レベルの対麻痺例に処方され，立位，歩行訓練に用いられる．

股関節屈筋が機能している症例には，RGO や HGO などの股継手付き KAFO システムを用いることができる．

■引用文献

1) 日本整形外科学会，日本リハビリテーション医学会（監）．義肢装具のチェックポイント．第 7 版．東京：医学書院；2007．p248．
2) American Academy of Orthopaedic Surgeons：Orthopaedic Appliances Atlas, Vol.1. J.W. Edwards；1952. p.398.
3) Teufel 社「Orthotics Catalog 2019」p.44.
https://www.teufel-international.com/wp-content/uploads/downloads/Kataloge_Catalogues/Orthetik_Katalog_9039202101_Rev201810_DE.pdf
4) 荻島秀男監訳：カパンディ関節の生理学I. 上肢．医歯薬出版；1986．p.20.
5) 川村次郎ほか編：義肢装具学．第 4 版．医学書院；2009．p.237.

■参考文献

1) 日本義肢装具学会監：装具学．第 4 版．医歯薬出版；2013.
2) 川村次郎ほか編：義肢装具学．医学書院；1992.
3) 三上真弘ほか編：最新義肢装具ハンドブック．全日本病院出版会；2007.
4) 日本整形外科学会，日本リハビリテーション医学会監：義肢装具のチェックポイント．第 6 版，医学書院；2004.
5) 加藤　公：足関節外側靱帯損傷と装具療法．日臨スポーツ医会誌 2006；23（4）：435-41.

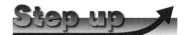

1. シルバーカーと歩行車の違い

シルバーカーと歩行車，同じように使っていると，利用者は大けがをするかもしれない．

シルバーカーや歩行車は，同じように高齢者の歩行機能をアシストする福祉用具である．しかし，同じ福祉用具でも種類によって歩行利用者の足腰の状態に合わせて段階的に変化し，杖，シルバーカー，歩行車，車椅子といった順になる．

シルバーカーは，介護保険の適用外で，実費での購入になる．一方，歩行車は介護保険貸与の対象となる．歩行車は，フレームに4つまたは2つの車輪が付いたものをいい，歩行器はフレームだけで車輪のないものをいう．

シルバーカーと歩行車はISO，JIS，SGマーク（表1）それぞれにより，製品の安全品質の基準が定められている．

1）シルバーカー（walking trolleys）（図1）

当初，乳母車などの手押し車で歩行機能を補っていたが，各メーカーが高齢者専用の「歩行補助車」を開発した．その後，「シルバーカー」という名称が日本で定着してきたことと，歩行補助車は「歩行車」と似ていることから混同しないように，SG基準改正時に名称を変更した．

JIS規格（2017年）においても，歩行の安定，歩行距離の延長などを助ける機能をもつ歩行補助具として，主として屋外での使用を目的としている．シルバーカーの利用目的は，歩行時のバランスを保持することで自立歩行での行動範囲を広げることである．また，日常生活において，介助者または補助具がなくても単独で歩行が可能なこと（歩行自立）と記されている（JIS T9263）．

シルバーカーは構造的に強度が低く，ハンドル等に体重をかけて使用してはならない．

2）歩行車（図2）

歩行車は，フレームの下端に2個以上の車輪をもった，両手・両腕または上部体幹で身体を支え操作する歩行補助具をいう（JIS T9265）．主な使用目的は，歩行時の足腰の負担軽減であり，体重を預けながら歩行ができる構造が求められる．自立歩行に不安がある利用者であっても，自分の力で歩けるようにサポートする機能をもつ．

歩行車はISO基準から，構造上ロレータ（rollators）形とウォーキングテーブル（walking tables）形に分けられる[3]．ロレータ形はハンドグリップによって，ウォーキングテーブル形はサポートテーブルまたは前腕サポートによって，体重を支える構造をしている（JIS T9265）．

表1 SG基準

製品名	記載内容	車輪と足の位置
シルバーカー	● 自立歩行が可能 ● 主として高齢者が，屋外での歩行の補助や品物の運搬および休息に用いる ● 車輪が4輪以上で，ハンドル，フレーム，ストッパ等で構成 ● 通常，使用者を含めた重心が支持基底面外にある	前輪 後輪 足
歩行車	● 歩行の安定性確保または支持のため（自立歩行困難） ● シルバーカーよりも安定性が良く，強度が強い ● 左右のフレームとその連結フレームからなり，フレーム下端部に車輪が付いた歩行補助機器 ● 使用者がそのあいだに立ち，フレームのハンドグリップや肘あて等で体重を支えて移動する	前輪 足 後輪

（山下 進ほか：バイオメカニズム会誌 2015；39（3）：121-6[1]／新井文武：バイオメカニズム会誌 2015；39（3）：151-4[2]をもとに作成）

LECTURE

12

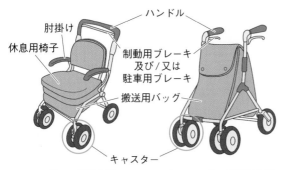

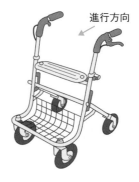

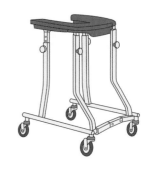

図1　シルバーカーの主な部分の名称
(JIS T9263：2017)

a. ロレータ形
（ハンドグリップ付き）

b. ウォーキングテーブル形
（サポートテーブル付き）

図2　歩行車のタイプ
(JIS T9265：2019)

2. 安全対策（リスクマネジメント）

1）使用者の身体の状況に合っているか

シルバーカーは体重を支持する構造になっていないため，自立歩行できる人が対象であり，ハンドルに体重をかけてはならない．一方で歩行車は，自立歩行が困難な人が対象で，ハンドルに体重を預けることができる．

左右の手の握力が違う場合は，バーハンドルタイプのブレーキが付いたものを使用する．腰が曲がっている人には，体重の大半を預けることができる肘付き（サポートテーブル付き）タイプが良い．

2）使用目的は何か

シルバーカーは散歩や買い物など比較的長時間歩き，重いものを運ぶときに使用する．なるべく軽量の製品が良い．歩行車は主に歩行訓練，身体の安定などで使用される．シルバーカータイプの製品は，散歩や買い物にも使用できる．

屋外で使用する場合は，段差を乗越えやすい，車輪が大きいものや段差乗越え機能の装備された製品を使用する．坂が多い地域を移動する場合は，抑速ブレーキの付いた製品がよい．屋内で使用する場合は，なるべく小回りの利き，2WAY あるいは 3WAY のキャスターが付いてものを使用すると良い．

3）安全性の品質が保証されているか

SG 基準の認定を受けていることが肝心である．

4）正しい使い方をしているか

誤った使い方をして事故に至る場合も多い．したがって，表示や取扱説明書をよく読むこと．また，介助者がしっかり指導することも重要である．

5）定期的にメンテナンスをしているか

シルバーカーは介護保険の適用品目ではないため，購入者がメンテナンスを行う．特に，タイヤの摩耗や車輪のガタつき，ブレーキの利き具合などは重点的にチェックする．

歩行車は介護保険の適用品目であるため，貸与しているものについては業者がしっかりと点検を行う．購入した場合は，シルバーカーと同様なチェックを行う必要がある．

■引用文献

1）山下　進，田中　繁：シルバーカーと歩行車の歩行支援機能と安全性．バイオメカニズム会誌 2015；39（3）：121-126.
2）新井文武：シルバーカーと歩行車の製品開発プロセス．バイオメカニズム会誌 2015；39（3）：151-154.
3）黒川秀一：歩行支援用具の安全性を担保する SG 基準について．バイオメカニズム会誌 2015；39（3）：155-161.

LECTURE
12

疾患別装具の処方 (3)
関節リウマチの装具

- 関節リウマチの関節症状と，主な変形に対する装具の目的を理解する．
- 頸椎の障害の特徴を理解し，頸椎装具の選択を理解する．
- 手関節および手指などの変形に対する装具について理解する．
- 膝の関節障害の特徴を知り，膝装具の適応を理解する．
- 足部の変形に対する足底装具や靴型装具について理解する．

この講義を理解するために

この講義では，最初に関節リウマチの病態について理解し，多関節の炎症および変形が主にどこに生じているかを学びます．そして各障害に対してどのような装具を選択したらよいかについて理解し，その適合について確認できるようにします．

以下の項目をあらかじめ学習しておきましょう．

- □ 炎症とは何かを病理学で学習しておく．
- □ 機能解剖学や運動学で各関節の機能について学習しておく．
- □ 内科学および整形外科学で関節リウマチについて学習しておく．
- □ 関節リウマチで障害される関節の好発部位を学習しておく．
- □ 手指の変形がどのような病態で各種の変形を生じさせるか学習しておく．
- □ 頸椎装具，スプリント，膝装具や靴型装具などの下肢装具について学習しておく．

講義を終えて確認すること

- □ 関節リウマチに対する装具の目的が理解できた．
- □ 頸椎の障害に対する装具の種類やベルトなどの考慮点が説明できる．
- □ 手指や手関節の変形に対する装具の構造について理解できた．
- □ 膝の不安定性や変形に対する装具の必要性が理解できた．
- □ 外反母趾や扁平足に対する装具の考慮点が説明できる．

1. 関節リウマチとは

1）概要

　関節リウマチ（RA）は，多発性の関節炎を主症状とする原因不明の全身性疾患である．病変は関節の滑膜炎で始まり，当初は手足あるいは膝などの限局した疼痛と腫脹を主症状とする（図1，2）．次第に全身の関節が侵され，関節の変形，疼痛，動揺性が生じて機能障害をきたす．

　関節外症状として，リウマトイド結節，肺線維症，アミロイドーシス，多発性単神経炎などがみられる．

　有病率は人口の1％で人種差や地域差はない．好発年齢は30～50歳代で，男女の比率は約1：4であるが，高齢者では男性の増加がみられる[1]．

2）診断基準 [1]

　診断には，2010年に米国と欧州のリウマチ学会（ACR/EULAR）が公表したRA新分類基準が汎用されている．

　第1段階：関節炎を認める多彩な疾患と鑑別する

　第2段階：以下の4項目に重みづけして加算され，10点満点の6点以上を関節リウマチと診断する．

　①関節炎の部位数（小または中・大関節の腫脹）[0～5点]．

　②血清学的検査の陽性（リウマトイド因子〈RF〉，抗CCP抗体）[0～3点]．

　③急性期反応の異常（血沈，CRP）[0～1点]．

　④罹患期間（6週間以上）[0～1点]．

RF（rheumatoid factor；リウマトイド因子）

CCP（cyclic citrullinated peptide；環状シトルリン化ペプチド）

抗シトルリン化ペプチド（CCP）抗体

CRP試験（C-reactive protein test；C反応性蛋白質試験）

LECTURE
13

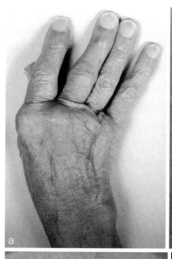
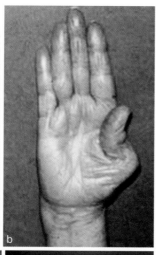
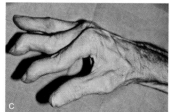
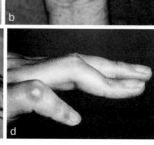
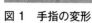

図1　手指の変形
a. 尺側偏位（ulnar deviation）
b. 母指Z変形（Z deformity）
c. スワンネック変形（swan-neck deformity）
d. ボタン穴変形（buttonhole deformity）

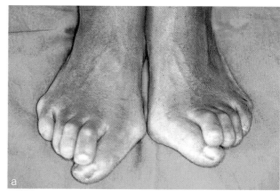
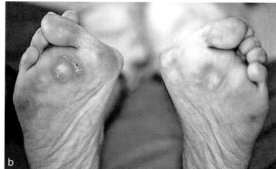

図2　足趾の変形
a. 外反母趾（hallux valgus）
b. 開帳足（splay foot）

表 1　関節破壊の進行度による分類（スタインブロッカー）

進行度 (stage)	X 線所見	筋萎縮	関節外の罹患 （結節）	関節変形	強直
Ⅰ	破壊像なし，時に骨萎縮	なし	なし	なし	なし
Ⅱ	骨萎縮，骨や軟骨の軽い 破壊が時に存在	関節の付近	あってもよい	なし	なし
Ⅲ	骨萎縮，骨や軟骨の破壊 像	広範	あってもよい	亜脱臼，尺側 偏位，過伸展	なし
Ⅳ	Ⅲ＋骨性強直	広範	あってもよい	Ⅲと同じ	線維性または 骨性強直

3）関節症状

RA は手指の近位指節間（PIP）関節，中手指節間（MP）関節，手関節，足趾，膝関節に初発することが多い．朝のこわばり，疼痛，腫脹，関節動揺性および関節可動域制限をきたし，変形を生じる．

4）主な変形

（1）手指（図 1）

尺側偏位（**図 1a**），母指 Z 変形（**図 1b**），スワンネック変形（**図 1c**），ボタン穴変形（**図 1d**），オペラグラス手などの変形をきたす．

（2）足趾（図 2）

外反母趾（**図 2a**），開帳足（**図 2b**），槌趾，扁平三角状変形を生じる．

（3）膝関節

RA では膝関節の内反変形だけでなく，外反変形や屈曲拘縮をきたす場合が多い．

5）病期

RA は関節の破壊が進行していく．その期の進行度をスタインブロッカー（Steinbrocker）は stage Ⅰ～Ⅳに分類している[1]（**表 1**）．

2. 関節リウマチに対する装具

1）目的

RA に対する装具の目的は，関節を治療・保護することであり，具体的には，① 炎症・疼痛の軽減，② 変形の予防，③ 変形の矯正，などがあげられる[2]．装具だけによって RA の治療ができるというのではなく，薬物療法や手術とともにリハビリテーションのアプローチの一つとして重要な役割をもつ．

2）RA の装具の要件

RA の特徴は，女性に多く，経過が長期にわたり，手指変形や関節の不安定性を伴うことが多いなどがあげられる．そのため，① できるだけ軽量なもの，② 外観が良好なもの，③ 装着が容易なもの，④ 装着時に不快感のないもの，⑤ 修正が容易なもの[3]，などの要件が満たされる必要がある．

3）考慮すべき点

RA の病態は多様で変化していくという特徴があるため，他疾患に比べ既存の装具では適応が難しい．そのため機能面から病態の変化に応じて，定期的に再評価しながら修正を加えたり，再処方したりして，常により適した装具を提供していく必要がある．

PIP 関 節（proximal interphalangeal joint）

MP 関 節（metacarpophalangeal joint）

📖 **調べてみよう**
整形外科学や臨床運動学のテキストで，関節および関節周囲の組織のどのような変化で，変形が生じているのかを調べよう．

📝 **MEMO**
関節リウマチに対する薬物療法の進歩
近年，早期に診断し速やかにメトトレキサート（MTX）や生物学的製剤等を使用することで，炎症症状の早期貫解が可能となった．このため関節リウマチに対する装具の目的は，関節の保護や変形の予防が主な目的となってきた．

📝 **MEMO**
RA の機能障害の分類[1]
class Ⅰ：日常生活活動を完全にこなせる．
class Ⅱ：日常の自分の身の回りの世話および職場での機能性は果たせるが，趣味・スポーツなどの活動性は限定される．
class Ⅲ：日常の自分の身の回りの世話はできるが，職場での機能性および趣味・スポーツなどの活動性は限定される．
class Ⅳ：日常の自分の世話，職場での機能性，趣味・スポーツなどの活動性が限定される．

💡 **ここがポイント！**
RA の装具によって疼痛の軽減や機能の代償を可能にすることで，日常生活の自立度の維持改善を図り，QOL の向上を獲得していくことができる．しかし，装具に頼りすぎると機能的な低下を生じることがあるので，病状を確認しながら機能的な維持改善を図るために，運動療法を主とした理学療法を継続する必要がある．
RA の関節保護と ADL については Step up 参照．

LECTURE 13

3. 各部位ごとの装具

MEMO
図5は，リングメイトという既製品であり，指の大きさに合わせて数十種類の見本から選べる．また，金属製なので温水を使用する家事でも変形することなく，ファッション的にも優れている．

IP 関節 (interphalangeal joint)

CM 関節 (carpometacarpal joint)

MEMO
変形を防ぐための手の良肢位は，手関節では約15～30°の背屈位，MP 関節・PIP 関節では各15～30°掌屈位，母指は軽度外転対立位である[3]．

1) 頸部装具

上位頸椎においては環軸関節の不安定が発生し，環軸椎前方亜脱臼により脊髄が圧迫されるものや垂直性亜脱臼により軸椎の歯突起が頭蓋底陥入を起こし，脊髄が圧迫されるものがある．

頸椎装具の目的は，頸椎の亜脱臼などの整復ではなく，可動性を制限することにより疼痛を緩和し，頸椎のアライメントが増悪することを予防したり遅延させたりすることにある．

頸椎装具には，固定性をあまり必要としない場合は，軟性カラーや硬性カラー（ポリネック・カラー）を使用し，固定性を高めるには，フィラデルフィア・カラーを用いる（図3）．術後などにはハローベストを使用する．

着脱を容易にするために，ベルクロテープの留め位置を前方あるいは側方にしたり，把持しやすくするために留め位置にループを製作すると着脱しやすくなる（図4）．また，カラーを好みのスカーフでカバーすると外見上，女性では満足を得られる．軽量化のために通気口を設けたりすることも大事である．

2) 上肢装具
(1) 指装具

母指の指節間（IP）関節の側方不安定性，スワンネック変形やボタン穴変形などに対して，つまみ動作をできるようにするために指固定装具を使用する（図5～7）．

(2) 手関節装具

尺側偏位に対して，変形の予防や変形増悪を予防する目的で，良肢位を保持するように夜間装具として手関節装具を使用する．日中も使用する場合は，手掌部を露出す

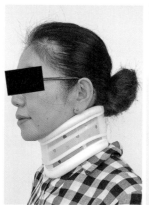
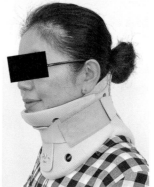
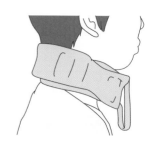

a. ポリネック・カラー　　b. フィラデルフィア・カラー
図3　ポリネック・カラーとフィラデルフィア・カラー

図4　頸椎の軟性カラー

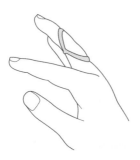
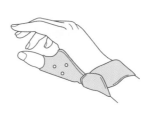
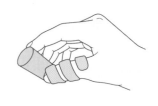

図5　スワンネック変形に対するスプリント　　**図6　母指 CM・MP 関節支持スプリント**　　**図7　母指 IP 支持スプリント**

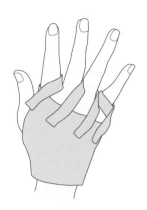

図8 尺側偏位矯正
スプリント

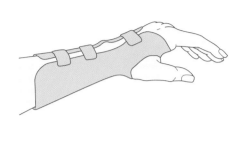

図9 手関節保持装具

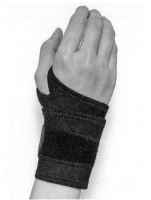

図10 リストラップ

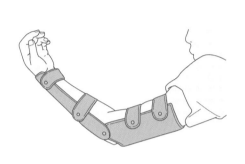

図11 肘装具

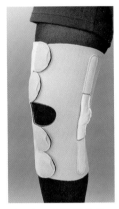

図12 支柱付き膝
サポーター
両側の支柱により膝の
不安定性や変形の改善
を図る.

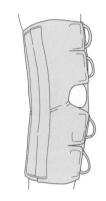

図13 膝装具
着脱を容易にするためのループが付い
た膝サポーター.

るようにしたり，手掌部分の材質を生ゴムにしたりして，把持動作に支障を生じない
ような工夫をする．また，外出時に気軽に使用できるように，ネオプレーン素材で手
袋式タイプの外観のよいものを用いるとよい（**図8，9**）．早期の場合は，市販されて
いるサポーターを活用する（**図10**）．

（3）肘装具

肘関節の側方動揺に対して，関節のアライメントと不安定性の改善を図るために，
肘装具を使用する．

装具により肘の可動性が減少したり，かさばったりせず，自力で装着できるように
工夫する必要がある．そのために発砲ポリエチレンシートを使用して軽量で通気性が
よく，肘継手をつけた装具を処方する（**図11**）．

3）下肢装具

（1）膝装具

膝関節の不安定性，内反や外反変形，反張膝などに対して，関節のアライメントや
不安定性の改善を図り，運動痛や荷重痛を軽減したり，変形増悪の予防をしたりする
目的で使用される．

膝装具には，軽量のものが好まれるので，市販されているサポーターの使用や両側
支柱付きネオプレーン製のサポーターなどが主に用いられる（**図12**）．

サポーターを装着しやすくするためにループをつけたり，ベルクロテープで固定す
るものは前開きにしたり，また，留める部分に指が挿入できるようにして装具を固定

MEMO
図10 はスキューバダイビングの
ウェットスーツでも使用されている
ネオプレーン素材であるため，食
器を洗ったりする水回りの家事動
作でも装着したまま使用可能であ
る．

MEMO
発泡ポリエチレンシート
軽量で耐久性，耐水性に優れ，
加工しやすい（薄いものであれば，
はさみで簡単に切れる）．
緩衝材や断熱材としても使われ
ている．

MEMO
膝に荷重痛がある場合は，杖な
どの歩行補助具と併用しながら
対応していく．

LECTURE
13

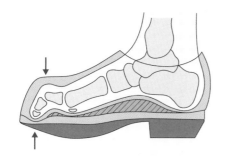

図 14 槌趾に対する靴の補正
トウボックスを高くして PIP 関節の当たりをなくす. 指先の当たりに対しては中敷を削る. 靴底は舟底とする.

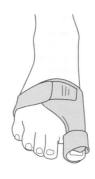

図 15 外反母趾用装具（トウセパレーター）
母趾の外反を矯正する.

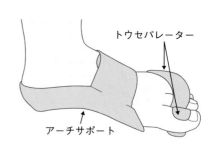

図 16 前足部障害への足底装具の例
図は, アーチサポート, メタタルザルパッド, およびトウセパレーターを組み合わせたものであり, その効果を高めるために足部を覆うような形状にしている. このように足部全体の変形や痛みを考慮して装具を適応していく.

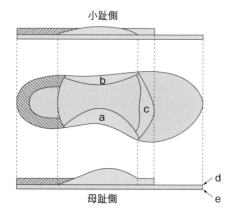

図 17 アーチサポートの構造
a. 内側縦アーチサポート
b. 外側縦アーチサポート
c. メタタルザルサポート
d. 敷革
e. ゴムスポンジ
斜線部：ヒールクッション
（田島規子ほか：リウマチのくつ. 土肥信之ほか編. 臨床リハビリテーション 慢性関節リウマチ. 医歯薬出版；1990. p.134[4])）

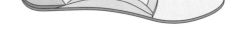

図 18 アーチサポートを使用した中敷

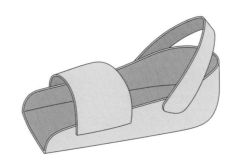

図 19 室内用足底装具

しやすくするなどの工夫をする（**図 13**）.

(2) 足底装具と足部装具

a. 前足部障害

外反母趾, 槌趾, 扁平三角状変形, バニオン形成や胼胝に対して, 疼痛の緩和や変形増悪の防止の目的で, メタタルザルパッド, フェルトクッション, トウセパレーターを使用する（**図 14～16**）.

b. 中足部障害

扁平足に対して, アーチの支持を目的にアーチサポートを使用する（**図 17**[4]**～19**）.

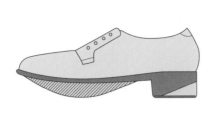

図20　足部装具の例
足部に負担がかからないように，踵接地時の衝撃を和らげるためにサッチヒールを使用している．また，歩行の踏み返しをしやすくし，前足部の負担を軽減するために靴底をロッカーバーにしている．

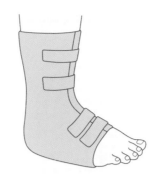

図21　後足部固定装具

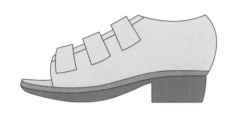

図22　ロッカーバーを付けた足部装具

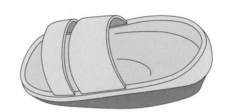
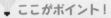

図23　足型に合わせたサンダル
足の型どりをして製作．足底はロッカー底．

c. 後足部障害

踵骨の内反や外反，尖足に対して，関節のアライメント調節や運動痛，運動制限の軽減を目的にヒールウェッジ，ロッカーバー，サッチヒールを使用する（**図20**）．足関節に痛みがある場合は，固定用装具を用いることもある（**図21**）．

各足部の障害は単独で起こることはなく，多くの場合いくつかの障害が重なっている．そのため，足部全体でどのようにしたらよいかをよく検討して対応する．また，これらの装具は変形を矯正するものではなく，保持を主な目的として変形の増悪を予防するためのものである（**図22**，**23**）．

（3）靴型装具

足部の変形に対して，先に述べた足底装具や足部装具と併用して，靴型装具が処方されることもある．前足部の変形により市販の靴では痛みを生じてしまう場合は，爪先部分を広げて突出した部分の当たりを和らげるなどの工夫が必要である（**図14**）．そのために，変形に逆らわずに履ける軟らかい靴や低下した筋力でも歩ける軽い靴を作る必要があり，軟らかい革やフェルトやスポンジを使用し，十分な時間をかけて調整していく．外見上，爪先の広がりでデザイン的に劣る場合は，より満足がいくものにするために本人の意向をよく確認したうえで良いものに仕上げていく．

ここがポイント！
靴底および靴の内部の補正によって痛みが改善するか確認するとともに，足底面の変化が立位や歩行時の膝・股関節および体幹のアライメントにどのように影響するか観察すること．

MEMO
靴型装具は軽量とするとともに，脱着がしやすいようにループを付けたり，痛みを生じないように靴の中の突起物がないようにする．

LECTURE
13

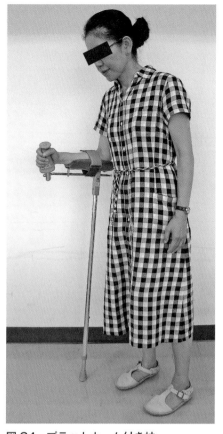

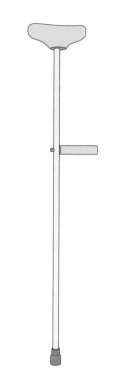

図25 アルミニウム軽量杖
松山赤十字病院で考案された重さ約450gの杖.
「日赤リウマチ杖」とも呼ばれる.

図24 プラットホーム付き杖

MEMO
図24は手指および手関節の痛
みがある場合に前腕で支持する
ように工夫された杖であるが，杖
も重くなり，外見も目立つことから
使用頻度は少ない.

ここがポイント！
発泡ウレタン製のソフトグリップ
の杖や使用している杖に装着
するソフトグリップカバーなどで，
手部の痛みを軽減することがで
きる.

4. 歩行補助具

　RAに対する歩行補助具として，教科書では一般にプラットホーム付き杖が紹介され
れていることが多いが，使い勝手が悪くほとんど使用されていない（**図24**）．実際に
はT字杖やロフストランド杖を用いることが多いが，手指の変形や手関節の不安定
性によって，杖を把持することが困難となるため，握りを加工して把持しやすくする
必要がある．また，アルミニウムを材料に軽量化したリウマチ者専用の杖も考案され
ている（**図25**）．

■文献

1) 久保俊一：関節リウマチとその類縁疾患. 井樋栄二ほか監. 標準整形外科学, 第14版. 医学書
　院；2020. p.239-65.
2) 浅見豊子：リウマチと装具. 三上真弘ほか編. 最新義肢装具ハンドブック. 全日本病院出版
　会；2007. p.88-93.
3) 田島規子：副子・装具. 佐々木智也ほか編：リウマチ・痛み, 第2版. リハビリテーション医
　学全書17 医歯薬出版；1994. p.167-97.
4) 田島規子：リウマチのくつ. 土肥信之ほか編：臨床リハビリテーション慢性関節リウマチ. 医
　歯薬出版；1990. p.p.129-143.

■参考文献

1) 高橋康博, 松尾絹江：治療の実際 装具療法. 八木範彦ほか編. リハ実践テクニック 関節リウマ
　チ. メジカルビュー社；2009. p.64-79.
2) 得丸敬三ほか. アルミニウムパイプを用いた慢性関節リウマチ患者用軽量杖. 理学療法学
　1994；21（5）：320-25.

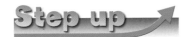

1. 関節保護の目的

　関節リウマチ（RA）に対する装具の使用は関節の保護のための一手段である．RA では早期の関節の病変に気づきにくく，日常生活で繰り返される関節への負担で変形が助長されることがある．そのため関節を保護することは非常に重要なアプローチとなる．

　関節を保護する目的は，負担の多い動きを避け，関節破壊を予防すること．関節を保護することにより，① エネルギーの省力化，② 関節の負担の軽減，③ 痛みの緩和，④ 変形の防止，ができる[1]．

　関節保護の指導は，変形が出現してからでは遅く，できるだけ早期に導入することが重要である．

2. 関節保護の方法

① **動作のチェック**：日常生活において，各動作が関節に負担をかけていないかを確認する．問題があれば，できるだけ負担のかからない動作を指導していく．指などの小さな関節に負担をかけないようにし，できるだけ手掌や腕などの大きな関節で動作をするようにする（図1）．

② **姿勢のチェック**：臥床時や作業時，または，歩行時に関節に負担がかかり，体力を消耗したり，疼痛を増強したりしていないか確認する．問題があれば，負担のかからない姿勢を指導していく．台所での立位の作業では正しい座位姿勢で行うように指導する．

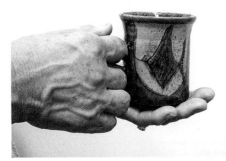

図1　コップの持ち方
手を添えて右手の指に負担がかからないようにする．

③ **生活時間のチェック**：RA では休息と運動のバランスを保つことが重要である．1 日の生活パターンをチェックして，より負担のかからない生活習慣にしていくよう指導する．

④ **環境のチェック**：生活様式または段差や階段などのバリアーがあるかを確認し，身体への負担をできるだけ最小限にするように指導していく．ベッドや洋式トイレなどの洋式の生活スタイルに変更し，立ち上がりや起き上がりなど少しでも楽な動作ができるようにする．

⑤ **自助具・スプリントの活用**：少しでも関節症状が出現してきたら，動作時に関節に負担のかからないよう自助具を活用したり，スプリントや装具を活用したりして関節への負担を最小限にするようにする．

これらの使用方法が正しくできているかチェックすることも大切である．

3. RA の日常生活上の指導例[2]

① 頸に合わない高い枕を使わない→頸椎の過度な屈曲を避け，低めの枕を使用する．

② 膝を曲げて寝ない→膝の屈曲拘縮を予防するように伸展位で寝る．

③ 正座をしない→椅子を使用するようにする．

④ 和式トイレを使用しない→洋式トイレを使用する．

⑤ 低い椅子を使用しない→高めの椅子を使用する．

⑥ 床からの立ち座りをしない→洋式の生活スタイルにする．

⑦ 長距離歩行しない→休み休み歩くようにする．

⑧ 踵の高い先細りの靴を履かない→足部の形状に合った靴を選ぶ．

⑨ 手さげ袋を多く持って歩かない→手で把持せず，軽い荷物だけ前腕で持つようにする（図2）．

⑩ 手ぬぐいや雑巾を手で絞らない→蛇口など掛けられる部分を利用して，少しずつ絞るようにする．

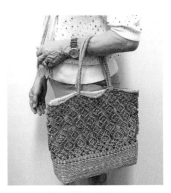

図2　手さげ袋の持ち方
手で持つのではなく前腕で保持する．

LECTURE
13

⑪ 回旋式水道栓の蛇口を開閉しない→蛇口エイドやレバー式水道栓を利用する.

4. RA の自助具のいろいろ

① **リーチャー（ドレッシングエイド）**：リーチの可動制限によって衣服着脱が困難な場合に，孫の手やドレッシングエイドを使用する（図 3a）.

② **ボタンエイド**：手指の変形，ピンチ力低下，巧緻性の低下でボタン留めが困難な場合に使用する（図 3b）.

③ **ソックコーン**：リーチ制限，ピンチ力低下，股関節および膝関節の ROM 制限で靴下を履く動作が困難な場合に使用する（図 3c）.

④ **長柄のブラシ**：リーチ制限で髪をとかせない場合に使用する.

⑤ **蛇口エイド**：手指の変形，握力低下で蛇口を開閉できない場合に使用する.

⑥ **蓋あけ（オープナー）**：手指の変形，ピンチ力低下で缶の蓋を開けられない場合に使用する.

　その他にもさまざまな用途に合わせた自助具がある（Lecture 9 参照）. RA を想定しながら，実際に使ってみて，日常生活のなかでどのように使用したら関節により負担がかからずに動作できるかを検討する.

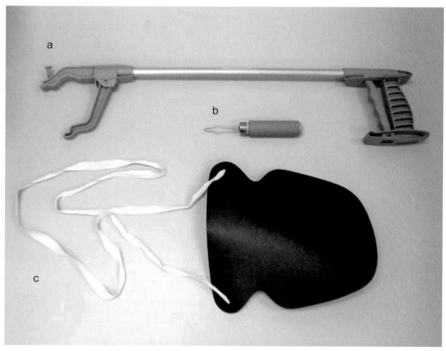

図 3　リウマチの自助具
a. リーチャー
b. ボタンエイド
c. ソックコーン

■引用文献

1）田中良哉：関節リウマチ（内科）. 福井次也ほか編. 今日の治療指針，2018 年版. 医学書院；2018. p.834-37.
2）椎野泰明：関節リウマチの運動療法，第 2 版. PT マニュアル. 医歯薬出版；2003. p.90-100.

■参考文献

1）小野敏子：慢性関節リウマチ. 伊藤利之編. ADL とその周辺 評価・指導・介助の実際. 医学書院；1994. p.114-31.
2）伊藤智永子：ADL 指導 関節保護. 八木範彦ほか編. リハ実践テクニック 関節リウマチ. メジカルビュー社；2009. p.130-7.

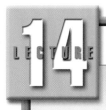

疾患別装具の処方（4）
対麻痺・小児の装具

LECTURE

到達目標

- 対麻痺の残存機能レベルと適合する下肢装具について理解する.
- 対麻痺に用いられる長下肢装具とそのシステムについて理解する.
- 小児の骨関節疾患に対する下肢装具について理解する.
- 小児の神経筋疾患に対する下肢装具について理解する.

この講義を理解するために

　脊髄損傷を代表疾患とする対麻痺は，残存レベルによって下肢の機能が大きく変わり，残った機能により使用する装具も変わります．よって，理学療法士は，対麻痺者の残存機能を正しく評価する技術を身に付けていなければなりません．さらに今まで学習した長下肢装具や短下肢装具の種類や部品を知っておくことで，その対麻痺者に適合した装具による装具療法が可能となります.

　小児の障害に対して処方される装具には，疾患特有のものが多くあります．装具が適応となる主な小児疾患は，骨関節疾患と神経筋疾患になります．どの装具も小児の成長に合わせて修正や変更をしていかなければならないことを理解しておいてください.

　この講義を学ぶために，以下の項目をあらかじめ学習しておきましょう.

　　□ 脊髄損傷および脊髄疾患について学習しておく.

　　□ 対麻痺の残存レベルと ADL 能力について学習しておく.

　　□ 小児の骨関節疾患（先天性内反足，先天性股関節脱臼，ペルテス病）について学習しておく.

　　□ 小児の神経筋疾患（痙直型脳性麻痺，筋ジストロフィー）について学習しておく.

　　□ 今までに学習した下肢装具，靴型装具，体幹装具について学習しておく.

講義を終えて確認すること

　　□ 対麻痺の残存機能レベルと適合する下肢装具について説明できる.

　　□ 対麻痺に対して用いられる長下肢装具とそのシステムについて理解できた.

　　□ 小児の骨関節疾患に対する下肢装具について説明できる.

　　□ 小児の神経筋疾患に対する下肢装具について説明できる.

ここがポイント！

感覚検査

感覚検査の基本的手技とその流れを次に示す．

① 検査したい部位とその周辺を十分に露出させる．その際，ドレーピングもしっかりと行うことが重要である．

② 感覚の脱失領域と残存領域の境目をスクリーニングして，細かく検査を行う部位を特定する．

③ 感覚検査は，障害領域から正常域に向かって調べると，その境目を明確にすることができる．感覚過敏があるときは，正常域から過敏域に向かって検査する．

④ 感覚の境目がわかれば，患者の承諾を得たうえで皮膚ペンで印を付ける．領域すべてにわたって検査を終えた後で，皮膚に付けた印を，皮膚の知覚神経分布図に書き写す．

⑤ 皮膚の知覚神経分布図に書かれた結果をみて，感覚脱失レベルや低下レベルを確認する．

筋力検査

筋力検査について，関節運動があれば，それが抗重力位であっても重力除去位であっても，筋が活動していることは明らかである．筋収縮があるかないかの判断は，目で見ての確認と触診の両方で行う．

残存している筋活動について，その検査結果を筋の脊髄髄節支配を示した図に書き入れていくと，残存レベルが確認しやすい．

気をつけよう！

筋力検査の際，検査したい筋については十分に露出して確認しなければならない．衣服の上から触っただけでは正確な収縮は確認できない．

対麻痺

1. 対麻痺の装具

リハビリテーションの見地からすると，どのような患者でも，可能な限り立位をとることが重要である．さらに可能であれば，歩行ができるようにする．立位をとり歩行をすることは次のような理由から大切である．

① 下肢の拘縮を予防する．

② 長骨の骨粗鬆症の発生を最小限にとどめ，それによって骨折の再発の危険性を減少させる．

③ 血液循環をよくし，血行を促進させる．

④ 痙性を減少させる．

⑤ 腎機能を促進させる．

患者の状況および医学的見地から起立不能とされた場合，装具の使用は最小限にし，患者にはできるだけ早期に適合した装具を装着させる．装具装着の基本は膝の支持，足関節背屈位の保持である．体幹筋の筋力増強が認められ，鏡前のバランストレーニングにより，知覚がなくても正常の姿勢を保つ新しい感覚を習得できれば，ほとんどの患者で脊椎のコルセットや骨盤帯を付ける必要はない．

1）感覚検査と筋力検査

対麻痺の機能残存レベルを知るためには，感覚検査と筋力検査は欠かすことができない．外傷性で脊椎の損傷レベルがX線所見で明らかであっても，実際の残存レベルを知るためには感覚検査と筋力検査は必須である．

2）対麻痺者の移動能力と下肢装具

第1胸髄から第12胸髄節レベルの残存：屋内外ともに車椅子での移動が自立する．高位の胸髄損傷者では実用的な歩行が不可能であっても，運動療法としての歩行訓練を行うことが望ましい．下位胸髄損傷残存レベルでは室内での歩行による短距離移動が可能となる．

第1腰髄節レベルの残存：股関節の屈曲と内転が可能で，下肢の振り出しが可能となる．そのため，KAFOと両側ロフストランド杖を使った歩行が可能である．

第2腰髄節レベルの残存：股関節屈曲と膝の一部伸展が可能で，KAFOを用いた実用的な歩行が可能となる．

第3腰髄節レベルの残存：膝の伸展が十分可能で，杖とAFOによる実用的な歩行が可能となる．

第4腰髄節レベルの残存：足関節の背屈が可能で，靴型装具での歩行が可能となる．

3）股継手付き長下肢装具システム

第1腰髄を含めた上位の残存レベルの対麻痺者に対しては，股継手付きKAFOシステムの使用を検討することができる．股継手付きKAFOシステムは，両側のKAFOを股継手にて連結したシステムで，股関節の自由度を屈曲と伸展だけの1°とし，膝関節と足関節は固定して立位の安定性を増し，交互歩行を可能としたものである．

代表的システムとして，硬性の体幹装具と両側のKAFOが，それぞれ外側にある股継手によって連結されたHGOとRGO，両側のKAFOの内側支柱どうしを1つの股継手で連結したMSH-KAFOがある．MSH-KAFOには，ウォークアバウトとプ

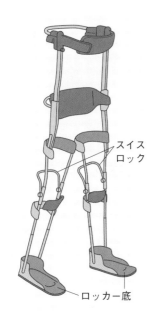

図1 HGO/パラウォーカー

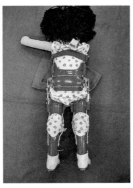

図2 RGO（ホリゾンタルケーブルシステム）

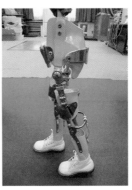

図3 RGO（アイソセントリックシステム）

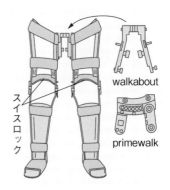

図4 内側股継手付きKAFO
（日本義肢装具学会監：装具学，第3版．医歯薬出版；2003. p.100[1]）

ライムウォークがある．

　これらの装具を使用した成人の屋外歩行速度は30 m/分を目標としているが，エネルギー効率としては通常歩行の5～6倍と高い．また，階段昇降は難しく，実際の屋外歩行でもかなりの習熟が必要となる．

(1) HGO またはパラウォーカー（parawalker）

　HGO は英国で開発され，その後の改良にてパラウォーカーとして知られるようになった（**図1**）．

　太い支柱を用いた強固な構造となっている．立位および側方の安定性はよい．股継手は左右独立しており，股継手の内外転が制限されているので，立脚側に体幹が傾くと骨盤の挙上とともに下肢が持ち上がり，振り子のように前に振り出される．股継手には屈曲18°，伸展6°の可動域がある．

(2) RGO

　RGO は1960年代に開発され，米国を中心に最も普及している．股継手は外側についており，ケーブルなどで連結されている．一方の股継手が屈曲すると他方が伸展するといった仕組みで交互歩行を可能にしている．

　二分脊椎児に使用される RGO には，左右の股継手の連結に2本のケーブルを使用するフープドケーブルシステムとホリゾンタルケーブルシステム（**図2**），1枚の金属板（rocker bar）を使用するアイソセントリックシステム（**図3**）がある．成人対麻痺では1本のケーブルと pelvic tube を用いた hip joint system（ドイツ Otto Bock 社）がある．RGO の改良型として，膝関節に空気圧のスプリング機構を取り付け，座位からの立ちあがりを楽にした ARGO（英国 Steeper 社）がある．

　股関節屈筋が機能している症例が良い適応とされ，歩行するときは，両松葉杖か歩行器を使用することが多い．

(3) ウォークアバウト（walkabout）

　1992年にオーストラリアで開発された MSH-KAFO システムである（**図4**）[1]．HGO や RGO と比べて，① KAFO への着脱が容易，② コンパクトなため車椅子との併用が実用的，③ 外観がよい，④ 座位や移乗動作が容易，⑤ 立位・歩行時の側方の安定性がよい，などの長所がある．体幹装具は使用しないか，もしくは付加的に軟性のコルセットを用いる．

MSH-KAFO（KAFO with medial single hip joint）；内側股継手付きKAFO

HGO（hip guidance orthosis）

RGO（reciprocating gait orthosis）

フープドケーブルシステム（hooped cable system, Louisiana State University RGO〈LSU-RGO〉）

ホリゾンタルケーブルシステム（horizontal cable system）

アイソセントリックシステム（isocentric system）

ARGO（advanced modular RGO）

LECTURE 14

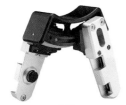

本体

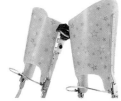

KAFOへの装着

図5　プライムウォーク（Prime Walk R）

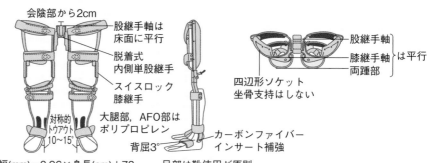

会陰部から2cm

股継手軸は床面に平行

脱着式内側単股継手

スイスロック膝継手

大腿部，AFO部はポリプロピレン

対称的トウアウト10〜15°

背屈3°

股継手軸

膝継手軸は平行

両踵部

四辺形ソケット坐骨支持はしない

カーボンファイバーインサート補強

歩幅(mm)＝0.96×身長(cm)＋73　　足部は靴使用が原則

図6　MSH-KAFOシステムのチェックポイント
（日本整形外科学会，日本リハビリテーション医学会監：義肢装具のチェックポイント，第7版．医学書院；2007，p.267[2]）

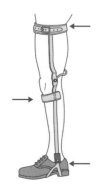

図7　スコット・クレイグ装具

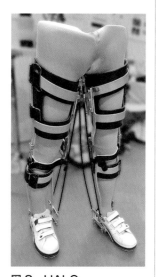

図8　HALO

　ウォークアバウトの股継手は単純なヒンジ構造で，会陰部のやや下にあるため，本来の股関節軸よりも10〜15cm下方に位置する．そのため，歩行時には歩幅が大きくとれず，歩行速度が遅いという短所がある．使用者は歩幅を確保しようと骨盤を回旋させて振り出すため体幹が不安定となる．

（4）プライムウォーク（primewalk）

　MSH-KAFOシステムの1つである．ウォークアバウトの股継手軸が実際の股関節軸よりも大きく下がっているという欠点を改善するために，日本で開発された（**図5**）．近年，ボールベアリング内蔵からリニアガイド構造に改良し，精度（遊びがない），剛性，耐久性が向上した（Prime Walk R）．股継手の軸心を会陰部より約6cm上にすることで，ウォークアバウトよりも歩幅が広がり，歩行速度が上がった．

（5）MSH-KAFOシステムのチェックポイント

　MSH-KAFOシステムのチェックポイントを**図6**[2]に示す．

4）長下肢装具

　両下肢にKAFOを装着し，膝を伸展位でロックして，両側のロフストランド杖（または松葉杖）で，大振り歩行や小振り歩行を行うのが一般的な歩行方法である．しかし，強い上肢筋力が必要で，負担も大きく，左右の下肢をうまく振り出すためには十分な練習が必要である．エネルギー消費が大きすぎるため，実用的な歩行とならない場合が多い．

　対麻痺者に対して十分に考慮されたKAFOとして，スコット・クレイグ装具（Scott-Craig orthosisまたはScott-Craig KAFO）がある（**図7**）．本装具はスコットが米国コロラドのクレイグ・リハビリテーション病院で開発したものである．

　構造は，両側金属支柱で，膝継手はスイスロック付き，大腿半月は1つで，下腿半月は前方にある．足関節は背屈約10°で，下腿前方半月の1点と大腿半月，靴の2点による3点固定の原理を用いている．着脱が容易で，軽量であり，外観もよいという特長がある．

5）HALO（対麻痺用交互歩行装具）

　HALO（hip & ankle linked orthosis）は，股継手が股関節の内側にある内側系装具である（**図8**）．さらに，股継手の屈曲・伸展と足継手の底屈・背屈がケーブルでリンクされ，安定した歩行が可能となっている．歩行速度は従来の装具の1.5倍から2倍となり，骨盤の回旋が軽減されるためエネルギー効率も優れている．

6）CFRP製二足歩行アシスト装具（C-FREX，シーフレックス）

　外側股継手を連結させたARGOの基本構造をベースに作られた脊髄損傷用の長下肢装具である[3]（**図9**）．大腿・下腿ソケット部の材料に軽量・高強度・高弾性な

CFRPを用いることで，装具の脆弱さ，重さを改善している．膝関節は，歩行周期と同調して屈伸を可能にしている．また，足部のCFRPプレートが板ばねの役割を果たすことで，弾性エネルギーを前方推進力に活用している．これらにより，歩行中のエネルギー消費が従来の装具歩行よりも大きく抑えられている．

本装具は，車椅子との一体型モデルも開発されている．

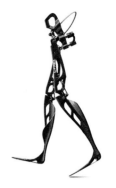

小児の装具

1. 先天性内反足の装具

先天性内反足は，内反，内転，尖足，凹足の4つの変形からなる．症状として，足部は尖足位にあり，踵部は内反しており，前足部は内転している．また，凹足変形が存在するため，足底にしばしば足の縦軸と直行するしわがみられる．

治療は，原則として早期に開始し，ギプス矯正をはじめとする保存的治療を行う．完全な矯正位が得られない場合は手術的治療が選択される．

1) 足部外転装具

ギプスによる矯正や，手術の後に，足部外転装具が用いられる．代表的な装具として，デニス・ブラウン装具（Denis Browne splint，**図10**）がある．

デニス・ブラウン装具は，金属棒（スプレッダーバー）の両端に靴型装具を取り付けたものであり，患児が片方の足で蹴る動作をしたときに，反対側の足部に内反の矯正作用が働くようにできている．股関節の外転角度は，足部底面のねじで調節し，60°以上になるようにする．使用は一般的に3〜5歳で終了する．

2) その他の内反足装具

年長児には，整形靴で内転足，内反足を矯正する．尖足がある場合には，半長靴にしたAFOを用いる．

2. 先天性股関節脱臼の装具

先天性股関節脱臼とは，生下時に大腿骨頭が関節包をつけたまま寛骨臼外に脱臼（関節包内脱臼）しているものをいう．早期発見，早期治療がきわめて重要である．

1) リーメンビューゲル

リーメンビューゲル（**図11**）は，1957年にチェコスロバキアのPavlikが発表した治療法であり，両脚をひも（バンド）で屈曲位に吊るだけの簡単な方法である．革ひも（リーメン，Riemen）でできており，足の部分は馬具のあぶみ（ビューゲル，

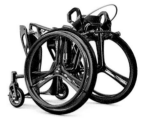

図9 CFRP製二足歩行アシスト装具（C-FREX）
（写真提供：株式会社 UCHIDA）

先天性内反足
（congenital club foot）

足部外転装具（foot abduction brace：FAB）

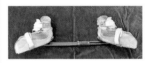

図10 デニス・ブラウン装具

先天性股関節脱臼（congenital dislocation of hip：CDH）

📝 MEMO

先天性股関節脱臼は，近年，発育性股関節形成不全（developmental dysplasia of the hip：DDH）と呼ばれている．

リーメンビューゲル（Riemenbügel：RB, Pavlik's harness）

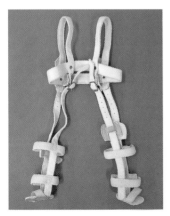

図11 リーメンビューゲル

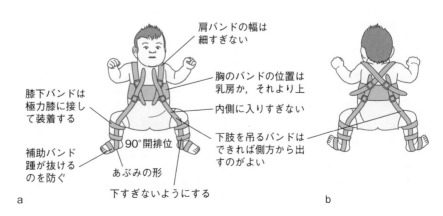

肩バンドの幅は細すぎない
胸のバンドの位置は乳房か，それより上
内側に入りすぎない
下肢を吊るバンドはできれば側方から出すのがよい
膝下バンドは極力膝に接して装着する
補助バンド踵が抜けるのを防ぐ
90°開排位
あぶみの形
下すぎないようにする

a

b

図12 リーメンビューゲルの正しい装着位置
（川村次郎ほか編：義肢装具学，第4版．医学書院：2009．p.228[4]をもとに作成）

LECTURE 14

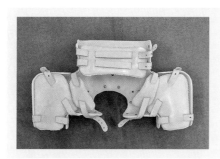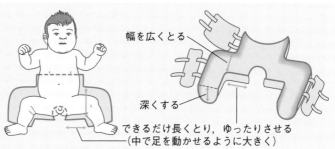

図13 緩い開排位装具（ぶかぶか装具）
（イラスト/川村次郎ほか編：義肢装具学，第4版．医学書院；2009．p.229[4]）をもとに作成）

幅を広くとる

深くする

できるだけ長くとり，ゆったりさせる
（中で足を動かせるように大きく）

Bügel）のようになっている．

　股関節，膝関節の伸展運動だけを制限し，ほかの動きは自由にさせる機能的治療法である．すべての先天性股関節脱臼の初期治療に用いる．1歳前では整復が得られやすいが，1歳以降では本装具による自然整復は得られにくい．

　リーメンビューゲルのチェックポイントを以下に示す（**図12**）[4]．

① 股関節は90°以上の屈曲位を保っているか．

② 胸のバンドは乳房か，それより上にあるか．

③ 下腿のバンドは保持力がよく，締めすぎないようになっているか．

④ 肩バンドは細すぎないか．

2）開排位装具

　緩い開排位装具は，開排位を徹底的に緩くしたもので，通称「ぶかぶか装具」と呼ばれる（**図13**）[4]．

　子どもが下肢を十分に動かすことができるが，リーメンビューゲルより下肢の動きの制限は強い．整復するも脱臼するも，子どもの快適性に任せている．このような対応をしていれば，骨頭傷害は起こらないという考えである．

　適応はリーメンビューゲルで整復が得られなかった月齢7〜8か月の乳児で，徒手整復後に，またはリーメンビューゲルを装着したまま緩い開排位装具を装着する．全身麻酔下徒手整復や観血的整復術の後に，ギプス固定に引き続き2〜3週間，この開排位装具を用いる．

　股関節開排位のまま20〜30°は自由に屈伸ができているかどうかチェックする．

　90°開排位よりも60°開排位のほうが骨頭の求心位が良好であり，関節内圧が高まらず安全であるという考えから，60°の開排位装具を用いる場合もある．

3．ペルテス病の装具

1）ペルテス病

　ペルテス病は，成長期の子どもの大腿骨頭（大腿骨近位骨端部）に血行障害が生じ，壊死が起きる病気である．血行障害の原因は不明で，5〜10歳の男子に多い．壊死した骨頭は3年くらいかけて修復され，発症年齢が低いほど予後は良好である．治療法には装具を用いた保存的治療法と手術療法がある．

2）好ましいペルテス病装具の条件

　好ましいペルテス病装具の条件を以下に示す．

① 股関節45°外転位でやや内旋位で維持できるもの．

② 股関節外転筋の働きの少ないもの．

③ ADLが行いやすいもの．

④ 一側が罹患していても装着可能であるもの．

緩い開排位装具
（loose abduction brace）

📖MEMO

先天性股関節脱臼の装具
そのほかに先天性股関節脱臼に用いられている装具を示す．
フォンローゼンスプリント（von Rosen splint：下図）はアルミニウム板でH字型に作られており，患児の大きさに合わせて肩部，大腿部を自由に曲げることができる．股関節を開排位に保つ装具である．生後3か月まで使用される．
その他，ローレンツ肢位（股関節屈曲90°・外転90°）固定装具，ランゲ肢位（股関節外転位・軽度屈曲位・強い内旋位）固定装具，バチェラー装具（両大腿および下腿コルセットを金属支柱でつなぎ，股関節を屈曲・外転・内旋位に保つもの），ダイヤルロック股継手付き開排装具，大転子圧迫パッド付き装具などがある．

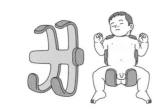

（藤井敏男ほか編：最新整形外科学大系24 小児の運動器疾患．中山書店；2008．p.147[5]）

⑤ 調節可能なもの.

⑥ 関節の拘縮・変形の起こらないもの.

3) ペルテス病装具の種類

多くの種類がある. 目的から分類すると, 免荷するものとコンテインメント（包み込み）を図るものの2つがある. 現在広く用いられている装具は, その両方を目的としている.

(1) 完全免荷装具

スナイダー吊り具（図14）[6] は, 1947年に発表された装具である. 患側の膝を屈曲し, ひもで腰から吊るして歩行する. 簡単な装具であるが, コンテインメントを考慮していない. また, ひもに荷重してしまうと免荷とならないので, 一般的に効果的な装具とはいえない.

(2) 部分免荷装具

坐骨結節で体重を支えて, 患肢を接地させない方法である. 股関節を内旋位にする装具（Tachdjianの三辺形ソケット股外転装具〈trilateral socket hip abduction orthosis, 図15〉, modified Pogo-stick brace, 図16[7]〉）と, 外旋位にする装具（the Shiga Paediatric Orthopaedic Center orthosis；SPOC装具）がある. 内旋位はコンテインメントの重視, 外旋位は関節内圧を下げる目的がある.

(3) 荷重装具

大きく外転させコンテインメントを図ったうえで, 荷重させる装具である. 両側に発症した症例にも用いることができる. Toronto hip abduction orthosis（図17）やNewington ambulation-abduction brace（図18）などがある. 両装具とも歩行には2本の松葉杖が必要である.

4. 痙直型脳性麻痺児の股関節変形に対する装具

1) 股外転装具蝶番式

はさみ足（股関節の内転内旋変位）をもつ症例に適応となる. 股継手は, 屈伸と外転運動が自由にできる構造となっている. 内転位の制限程度はねじで調節できるので, 内転拘縮を徐々に矯正できる（図19）.

2) スワッシュ装具

骨盤帯と股継手と大腿カフからなっている（図20）. 軽量でクランク上のロッドをもち, 座位では股関節外転位, 立位では股関節中間位になり, 歩行時でも適度な外転位を保持できるようになっている.

MEMO

コンテインメント（containment）療法
壊死した大腿骨頭を球形に保ったまま治癒させるために, 股関節を外転位とし, 寛骨臼に大腿骨頭を包み込ませるように被覆させる治療法.

スナイダー吊り具（Snyder sling）

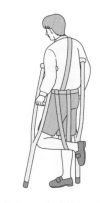

図14　スナイダー吊り具
（Snyder CH：J Bone Joint Surg Am 1947；29（2）：524-6[6]）

股外転装具蝶番式
（hip action brace）

スワッシュ（standing walking and sitting hip orthosis：SWASH）

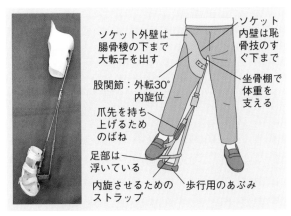

図15　Tachdjianの三辺形ソケット股外転装具

ソケット外壁は腸骨稜の下まで大転子を出す

ソケット内壁は恥骨技のすぐ下まで

股関節：外転30°内旋位

坐骨棚で体重を支える

爪先を持ち上げるためのばね

足部は浮いている

内旋させるためのストラップ

歩行用のあぶみ

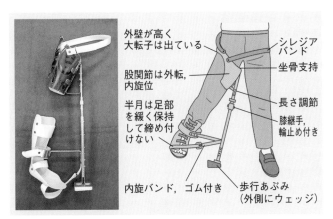

図16　modified Pogo-stick brace（渡辺ら）
（イラスト／加倉井周一ほか編：新編装具治療マニュアル. 医歯薬出版；2000. p.295[7]）

外壁が高く大転子は出ている

シレジアバンド

股関節は外転, 内旋位

坐骨支持

半月は足部を緩く保持して締め付けない

長さ調節

膝継手, 輪止め付き

内旋バンド, ゴム付き

歩行あぶみ（外側にウェッジ）

LECTURE **14**

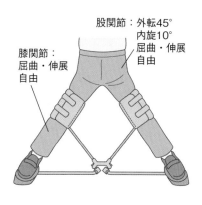

膝関節：
屈曲・伸展
自由

股関節：外転45°
　　　　内旋10°
　　　　屈曲・伸展
　　　　自由

図17　Toronto hip abduction or-
　　　thosis

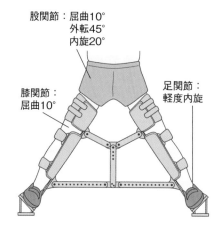

股関節：屈曲10°
　　　　外転45°
　　　　内旋20°

膝関節：
屈曲10°

足関節：
軽度内旋

図18　Newington ambulation-
　　　abduction brace

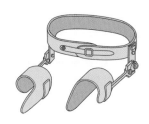

図19　股外転装具蝶番式

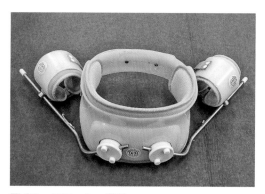

図20　スワッシュ装具

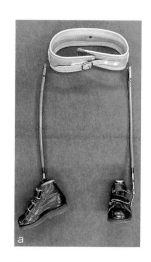
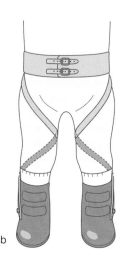

図21　ツイスター
a. 鋼製ケーブル，b. 布ひもまたはゴムひも.

ツイスター（twister）

3) ツイスター

　骨盤帯と靴または AFO とのあいだに取り付けて，股関節の内外旋変形による異常歩行を矯正する目的で使用される（**図21**）．対象は主に脳性麻痺児である．鋼製ケーブルと布ひもまたはゴムひもでできているが，前者のほうが矯正力が大きい．

5. 進行性筋ジストロフィーの装具

進行性筋ジストロフィー
(progressive muscular dystrophy：PMD)

デュシェンヌ型筋ジストロフィー
(Duchenne muscular dystrophy：DMD)

　進行性筋ジストロフィーの中で最も頻度が高いのがデュシェンヌ型筋ジストロフィー（DMD）である．

　DMD の自然歴としては，3～5歳は転びやすく，走れないことで気づかされることも多く，5歳頃に運動能力のピークをむかえ，以後緩徐に症状が進行し10歳頃に歩行不能となる．呼吸管理導入以前の自然経過による生命予後は10歳代後半であったが，最近のデータによると30歳を超えるようになってきている[8]．

　DMD のリハビリテーションでは，運動療法に加えて適切な補装具および福祉用具を使用する必要がある．補装具および福祉用具は関節拘縮などの二次的障害の進行を軽減できる．また，機能の代償となることで能力低下を防ぎ，適切な成長や社会生活を促すことができる．成人して病期が進行したあとも，ADL（activities of daily living）および QOL の維持のため補装具を用いた対応の継続が必要である[8]．

LECTURE
14

📝 **MEMO**
DMD は性染色体劣性遺伝である．

表1　DMD の機能障害度分類

Stage 1	階段昇降可能，歩行可能		Stage 4	立たせてもらってから歩行可能
a	手の介助なし		a	独歩で5 m以上
b	手の膝おさえ		b	物につかまれば歩ける（5 m以上）
Stage 2	階段昇降可能，歩行可能		Stage 5	四つん這い可能，起立・歩行不可
a	片手手すり		Stage 6	下半身の這いずり
b	片手手すり＋片手膝おさえ		Stage 7	座位保持可能
c	両手手すり		Stage 8	座位保持不可能，常時臥床状態
Stage 3	椅子から起立可能，歩行可能			

（浅野　賢ほか：平成7年度厚生省精神神経疾患研究：筋ジストロフィーの療養と看護に関する臨床的，社会学的研究．研究報告書．1996；p.285-8[9]改変）

厚生労働省研究班によるDMDの機能障害度分類（**表1**）[9]でみると，Stage 1〜4では自立歩行が可能であり，下肢装具の適用はほとんどない．Stage 5〜6では，装具による歩行期間の延長や起立練習，車椅子による移動練習が中心となる．Stage 6〜8では，車椅子駆動が非実用的となったら電動車椅子を考慮する．

DMDに用いる装具には，起立・歩行用装具，変形防止用装具，日常生活支援装具などがある．

1）起立・歩行用装具

起立・歩行の意義は，①移動能力の賦与，②廃用性筋萎縮の予防，③下肢関節拘縮・脊柱変形の増悪予防，④心理的賦活，⑤心肺系への適度の負荷，⑥骨粗鬆症の予防などにある．

立位練習は，KAFOと起立台を使って行う．立位保持が困難な場合は，起立台にベルトを取り付けて支える[10]．

膝固定式KAFOは，膝継手にダイヤルロック，足継手にダブルクレンザックのロッド入りが用いられる[11]．足部は足部覆いと補高の組み合わせることで，足関節角度の調整もできる．本装具では体幹を側屈させて重心移動を行いながらの歩行となる．

膝伸展補助付きKAFOには，徳大式，東埼玉式がある．徳大式ばね付きKAFO（**図22**）は，膝屈曲制動と踵補高によるアライメントの調整および膝前面のばねによる膝伸展力の補助を特徴とし，残存する膝屈筋，足底屈筋，体幹筋を活用して歩行を再獲得させる．東埼玉式KAFOは膝後方のばねにより膝伸展を補助する装具である．

2）その他の装具

足関節背屈制限の進行防止のためにAFOを用いることが推奨されている．尖足は椅子座位での足底接地が不十分となるため，座位姿勢が崩れて体幹変形にも影響する．夜間のAFO装着や車椅子座位時におけるAFOの装着は，足関節拘縮の進行防止に有効である．

長距離歩行が困難となったら，車椅子の作製を検討する．移動と良好な座位保持姿勢の継続のため，車椅子・電動車椅子・座位保持装置を目的や環境に合わせて使用することが強く推奨されている．DMD患者の70％以上が歩行能喪失後に20°以上の側彎を呈するといわれている．

手が使いやすいように，前腕を支える装具（balanced forearm orthosis：BFO），専用のテーブル，パソコンや電動車椅子の操作装置などを用いてもよい．BFO，電動アームサポートの有用性が報告されており，今後のロボット技術の進歩などが期待される．運動機能障害が進行しても，できる限り電動車椅子操作・パソコンなどの情報技術（information technology：IT）利用環境を確保する．

MEMO
徳大式ばね付きKAFO（図22）は，1964年徳島大学で，わが国におけるDMDリハビリテーションのパイオニアである野島，松家らにより開発された．

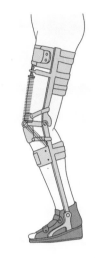

図22　徳大式ばね付き長下肢装具

MEMO
徳大式ばね付き長下肢装具については，Lecture 4の長下肢装具についても参照．

MEMO
膝固定式には，Spencer，Siegel，鈴木ら，松家らの装具がある．いずれも大腿部はプラスチック製のカフであり，膝継手にはリングロックを用いている．下腿部も靴べら式が多い．

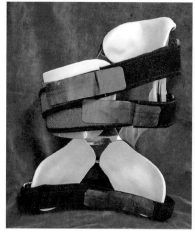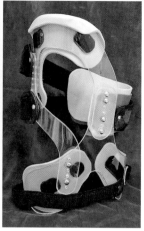

図23 動的脊柱装具（商品名：プレーリーくん）

6. 症候性側彎症に対する装具

　脳性麻痺をはじめとする症候性側彎症に対して，動的脊柱装具（dynamic spinal brace：DSB，商品名：プレーリーくん，**図23**）が開発された[12, 13]．

　従来のような他動的矯正力を硬性材料で強力に静的に固定するという概念から，脊柱の動きをできるだけ妨げず，かつ3点支持の矯正力は能動的に緩やかに，持続的に行えるという基本概念にて製作された脊柱装具である．主構造体として，ポリカーボネイトを使用している．そのため軽量であり，また，素材自体の強靱性が高いため支柱の反発力で，無理せず脊柱に外力を加えることができるという特徴がある．

　装着による苦痛が従来の硬性装具よりも少なく，多くの症例で側彎症の進行が抑えられた，また，姿勢がよくなり座位が安定し，ADL での介護が容易になったと報告されている．

■引用文献

1）日本義肢装具学会監：装具学，第3版．医歯薬出版；2003．p.100-3．
2）日本整形外科学会，日本リハビリテーション医学会監：義肢装具のチェックポイント，第7版．医学書院；2007．p.267．
3）河島則天，原　克幸ほか：脊髄損傷者用カーボン長下肢装具の開発．日義肢装具会誌 2019；35（2）：120-3．
4）川村次郎ほか編：義肢装具学，第4版．医学書院；2009．p.228-9．
5）本田　恵：失天性股関節脱臼．藤井敏男ほか編：最新整形外科学大系24 小児の運動器疾患．中山書店；2008．p.145．
6）Snyder CH：A sling for use in Legg-Perthes disease. J Bone Joint Surg Am 1947；29（2）：524-6．
7）加倉井周一ほか編：新編装具治療マニュアル—疾患別・症状別適応．医歯薬出版；2000．p.106-308．
8）日本神経学会：デュシェンヌ型筋ジストロフィー診療ガイドライン 2014
　（https://www.neurology-jp.org/guidelinem/dmd.html）（2020年5月10日閲覧）．
9）浅野　賢ほか．平成7年度厚生省精神神経疾患研究 筋ジストロフィーの療養と看護に関する臨床的，社会学的研究．研究報告書．1996；p.285-8．
10）前野　崇，小林庸子：デュシェンヌ型筋ジストロフィーの積極的なリハビリテーション．難病と在宅ケア 2014；20（5）：24-7．
11）山本洋史：筋ジストロフィー患者への装具療法．日本義肢装具学会誌 2014；30（1）：20-6．
12）梶浦一郎，梶谷英文：動的脊柱装具（プレーリーくん®）．臨床リハ 2015；24（11）：1068-72．
13）梶谷英文：こどもの動的装具の開発．日義肢装具会誌 2015；31（4）：238-41．

■参考文献

1）Bromley I．原著，田口順子ほか訳：四肢麻痺と対麻痺のリハビリテーション，原著第2版．医学書院；1982．
2）井樋栄二ほか監：標準整形外科学，第14版．医学書院；2020．
3）日本義肢装具学会監：装具学，第4版．医歯薬出版；2013．
4）日本整形外科学会，日本リハビリテーション医学会監：義肢装具のチェックポイント，第6版．医学書院；2004．
5）加倉井周一ほか編：新編装具治療マニュアル—疾患別・症状別適応．医歯薬出版；2000．
6）川村次郎ほか編：義肢装具学，第4版．医学書院；2009．
7）千住秀明監：こどもの理学療法，第2版．神陵文庫；2007．

Step up

FES と歩行支援ロボット装具

FES（functional electrical stimulation；機能的電気刺激）は，筋もしくは末梢神経を電気刺激し，麻痺筋を収縮させることで合目的的動作を行わせる治療法である．1980 年代から歩行用としてはすでに実用化されているが，近年は詳細な刺激のコントロールが可能となってきている．また，歩行支援ロボットとして，下肢装具にモーターを付けるなど，近年，さまざまなものが開発されている．

1) NESS L300 （図 1）

下肢に対する歩行用の機能的電気刺激装置である．NESS L300 は，電気刺激カフ，歩行センサー，コントロールユニットからなる．基本的コンセプトは，歩行センサーが足底接地を感知し，電気刺激カフを通して筋を刺激することで歩行時の足背屈を促す．その他，筋の再教育としてのトレーニングモードも備わっている．

2) ウォークエイド （図 2）

下肢に対する歩行用の機能的電気刺激装置である．ウォークエイドは，歩行に合わせて腓骨神経を電気刺激し足関節の背屈を補助する．センサーは刺激装置の付いたカフに内蔵され，一体化している．本装置にも，エクササイズモードが備わっている．

3) IVES（随意運動介助型刺激装置）（図 3）

上肢への機能的電気刺激装置である．IVES（integrated volitional control electrical stimulator）は片麻痺上肢への治療として，手指伸展，手関節背屈を電気刺激で促す．また，肩挙上動作もサポートすることができる．

4) ウェルウォーク（Welwalk）

歩行練習アシスト（Gait Exercise Assist Robot：GEAR）として国内約 20 施設で試験的運用が始まり，2017 年からウェルウォークとしてレンタルが開始された（図 4）．脳卒中亜急性期の片麻痺患者の歩行練習を支援するためのロボットである．

5) バイオニックレッグ（Bionic Leg）（図 5）

AlterG 社が開発した膝装具である．足底センサーからの圧変化と膝センサーからの角度変化の情報をもとに，起立・立位・歩行時の能動的な膝関節運動をサポートする練習用の装具である．

6) オルソボット（Orthobot）（図 6）

通常の長下肢装具の膝継手に本装置を取り付けて使用する．取り付けは 1 分程度で完了し，全重量約 3 kg と小型軽量である．脳卒中片麻痺者の歩行アシストロボットとして開発された．

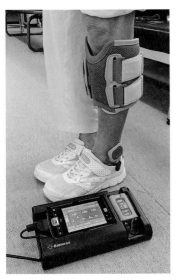

図 1　NESS L300

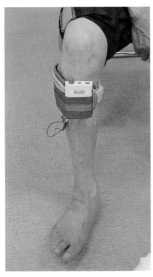

図 2　ウォークエイド

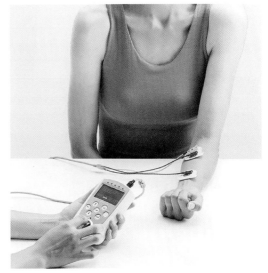

図 3　IVES（随意運動介助型刺激装置）
（オージー技研株式会社カタログより）

LECTURE
14

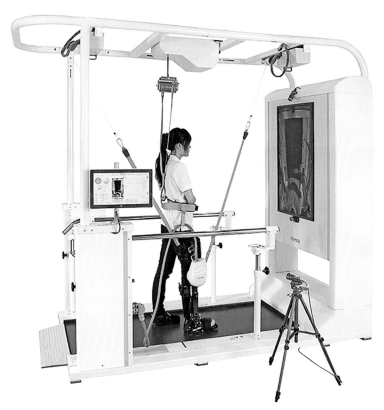

図4　ウェルウォーク（WW-2000）
（トヨタ自動車株式会社ホームページより）

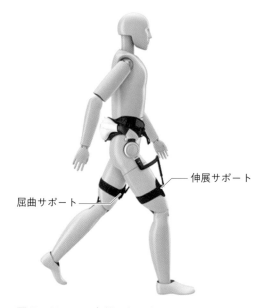

図5　バイオニックレッグ
（インターリハ株式会社ホームページより）

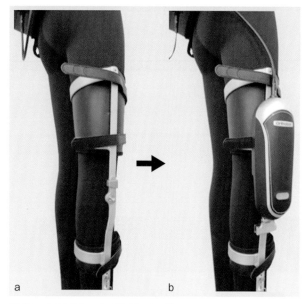

図6　オルソボット（Orthobot）
a：KAFO，b：オルソボット取り付け状態
（サンコール株式会社カタログより）

図7　Honda 歩行アシスト
（本田技研工業株式会社ホームページより）

屈曲サポート

伸展サポート

7）Honda 歩行アシスト （図7）

　腰フレームと大腿フレーム，それに股関節を誘導するモーターからなる歩行練習機器である．歩行時の股関節の動きをモーターに内蔵された角度センサーで検知し，モーターによって，股関節の屈曲による下肢の振り出しと伸展による下肢の蹴り出しの誘導を行う．

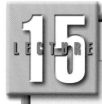

プラスチック短下肢装具の採型実習

到達目標

- 短下肢装具の製作過程を通して装具の適合を理解する.
- ギプス包帯の扱い方を習得し,下腿・足部の採型を体験する.
- 採型後の陰性モデルから,除圧部や足関節角度の設定について理解する.
- 装具処方・製作に伴う書類の流れと,費用の処理を行う保険制度について理解する.

この講義を理解するために

　この講義・実習では,短下肢装具の一連の製作過程を理解し,装具製作に必要な書類の手続きや保険制度について学びます.装具のチェックアウトで重要となる足関節の角度設定や骨突起部の除圧部などの確認について,ギプス採型を体験することでより具体的に学習します.装具の製作では,装具処方から完成するまでの一連の流れを理解し,義肢装具士と連携した装具療法を目指します.

　以下の項目についてあらかじめ学習しておきましょう.

- □ 下腿や足部の機能・形態について学習しておく.
- □ 下腿や足部の機能評価・形態測定の方法について学習しておく.
- □ 下腿や足部の骨突起部(腓骨頭,内・外果,第1中足骨頭,舟状骨,第5中足骨頭,第5中足骨底)を触診できるようにしておく.
- □ プラスチック装具を含む短下肢装具のチェックアウトについて学習しておく.
- □ 短下肢装具で設定される足関節角度について,患者の機能や能力との関係を学習しておく.

講義を終えて確認すること

- □ 短下肢装具の製作過程について理解できた.
- □ プラスチック短下肢装具の採型手順とギプス包帯の扱い方を理解し,下腿へのギプス巻きを体験した.
- □ できあがった陰性モデルから,足関節角度や除圧部について理解できた.
- □ 装具の処方・製作や支払いに関する書類の流れや保険制度について説明できる.

1. 短下肢装具の製作過程

1）装具の製作工程

　装具は，処方された使用目的と機能に応じて，構造や形状，使用材料・部品などさまざまな要素を組み合わせて製作される．どのような装具でも基本的な製作工程は，以下のように整理できる．

（1）装具基本工作法[1]

① **患肢および患部の観察**：患部の表面の状況，関節の運動機能（屈伸，内転，外転など）の状況ならびに肢位の観察および特徴の把握.

② **採寸および投影図の作成**：製作に必要な寸法および角度の測定ならびに情報カードへの記録，下肢の投影図の作成.

③ **採型**：ギプス包帯法による陰性モデルの採型.

④ **陽性モデルの製作**：陰性モデルへのギプスの注型，陽性モデルの修正，表面の仕上げおよび乾燥.

⑤ **組み立て**：陽性モデルにデザインの記入（アライメント）.

　　フレーム：曲げ加工，組み立ておよび調整.

　　モールド：プラスチック板切断，加熱成形加工，トリミングおよび調整.

　　筋金，締め革，足部覆い，足底板，ネックリング，パッド，ベルトなどの仮どめおよび各部の結合.

⑥ **仮合わせ（中間適合検査）**：筋金，締め革，足部覆い，足底板，ネックリング，パッド，ベルトなどの調整，試し使用および仕上げ.

⑦ **仕上げ**：支柱，締め革，足部覆い，足底板，パッド，ベルトなどの付属品の取り付けおよび仕上げ.

⑧ **適合検査**：装具の適合の最終検査ならびに装着および使用による機能の最終検査.

　下肢装具を構造別に分類すると，金属支柱付きとプラスチック製の2つに分けられ，それぞれ製作過程が異なる.

　この講義では，仮合わせまでの製作過程をその2種類に分けて紹介する.

2）金属支柱付き短下肢装具の製作過程

　古くから装具の基本形とされている金属支柱付きの装具は，採寸法による投影図を用いて製作されるのが一般的である．なお，足部の変形が著明なケース，足部支持部にプラスチックモールドや足部覆いを組み合わせる場合には，ギプス採型法で製作されることがある.

　痙性による内反尖足が著明なケースでは，Tストラップによる足関節の矯正が必要となる．このような装具内で患肢に外力を加えるには装具の高い剛性が必要となるため，支柱付き装具が選択される.

（1）患肢のトレースと採寸

　患肢の観察の後，情報カードに患者の基本情報と処方内容，症状や注意事項などを記録し，製作に必要な投影図のトレースと各部の採寸を行う.

　下肢の輪郭のトレースは，平らで硬い台（診察台やプラットホームなど）の上で，長座位または背臥位になってもらい下肢を伸展位に保持して行う．このとき，下腿後面が潰れて下腿の輪郭が変形しないように，膝の裏側にタオルを入れて形状を保持する．通常，両下肢の間隔は，踵部の内側で約10cm程度にして，床面に見立てたブ

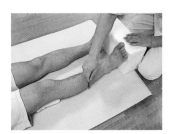

図1 下腿のトレース
トレースは，下肢を伸展位に保持して行う．

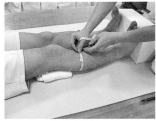

図2 下腿の採寸
下腿後面が潰れて下腿の輪郭が変形しないように，膝の裏側にタオルを入れて形状を保持する．

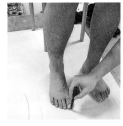

図3 足部のトレース
足部のトレースと採寸は，椅子座位で行う．

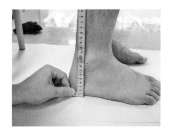

図4 外果の高さの測定
椅子座位にて床面から外果中央までを計る．

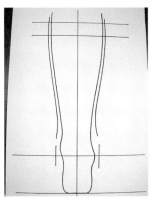

図5 装具の設計図
患肢の投影図と各部の採寸値をもとに，装具製作の設計図を作図する．

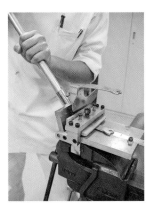

図6 足板の曲げ加工
足部支持部の厚みや曲げ加工のロス分，内外果のクリアランスを考慮し，サイズを選択して足板根元部分の曲げ加工を行う．

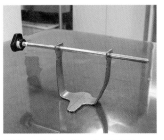

図7 芯だし棒による確認
芯だし棒で確認しながら綿密な曲げ加工を行う．

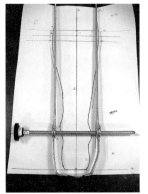

図8 継手の位置確認
継手軸穴の中心が一致しているか確認する．

ロックや台を足底に当てて下腿のトレースと採寸を行う（**図1，2**）．また，装具構成部品の位置を決めるために，腓骨頭下端，外果頂点，足底面にレベルラインを描く．なお，足部のトレースと採寸は，椅子座位で行い，水平面のアライメント設定のために外果の位置を描く（**図3，4**）．

（2）設計図の作図

患肢の投影図と各部の採寸値をもとに，装具製作の設計図を作図する（**図5**）．適合ポイントに留意し，装具の高さ，下腿部や足関節部のクリアランス，足継手軸位置を考慮して半月，支柱，足板のレイアウトをデザインする．

（3）金属曲げ加工と組立て

装具の金属曲げ加工は，各種ベンディング工具を用いて手作業により行われる．

捻れが起こらないように注意しながら支柱の強度を確保するため，必要最小限の曲げ加工を行う．

a．足板の曲げ加工

足板は，足継手軸穴間の長さが規格化されており，足部支持部の厚みや曲げ加工によるロス分，内外果のクリアランスを考慮してサイズを選択する．

足板根元部分の曲げ加工（**図6**）を行った後．続いて，足継手のM-L幅と高さを合わせながら，継手軸穴の中心が一致するまで，芯だし棒でチェックしながら綿密な曲げ加工を行う（**図7，8**）．

b．支柱と半月の曲げ加工

支柱は，設計図の下腿輪郭に合わせて曲げ加工を行う（**図9**）．このとき，支柱に捻れを残さないよう矢状面でも内外側の支柱が平行になるよう注意する．

MEMO
ベンディング工具の種類
① ハッカーベンダー：支柱，半月，あぶみを曲げるもの．
② ハッカー受け：万力に固定してハッカーベンダーとともに使うもの．
③ あぶみ曲げ具：足板付きあぶみを曲げ加工するもの．

MEMO
長下肢装具も同じ手順であるが，膝継手部分には膝軸幅を保持するためのスペーサーを用いて支柱の曲げ加工を行う．

試してみよう
金属曲げ加工の精度は，足継手の可動性を決定する．完成した装具の足継手を動かしてみて，その動きに抵抗感がないか，音が鳴らないか確認してみよう．

LECTURE 15

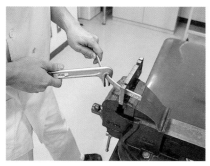

図 9　支柱と半月の曲げ加工
設計図の下腿輪郭に合わせて曲げ加工を行う.

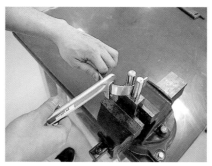

図 10　半月の曲げ加工
半月は、下腿の周径とカフバンドの厚みを考慮して半円状に曲げる.

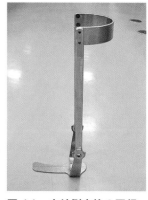

図 11　内外側支柱の平行
内外側支柱の平行を確認する.

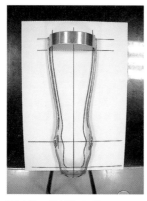

図 12　曲げ加工後
矢状面では、腓腹筋の膨らみを考慮して、半月の下縁が広がるように加工する.

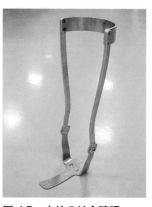

図 13　支柱の結合確認
支柱、半月の曲げ加工の完了後、仮合わせのためにカフバンドを含めて支柱と半月をビスどめにする.

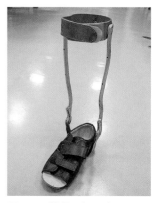

図 14　装具の組み立て
足板の取り付けは、装具の支持性を確保するために鋲を使用して固定する.

　半月は、下腿の周径とカフバンドの厚みを考慮して半円状に曲げる（**図 10**）. 取付けには、側方から見て内外側支柱の平行を確認する（**図 11**）. また矢状面では、腓腹筋の膨らみを考慮して、半月の下縁が広がるように加工する（**図 12**）.

（4）組み立て

　支柱、半月の曲げ加工の完了後、仮合わせのためにカフバンドを含めて支柱と半月をビスどめにする（**図 13**）.

　足板の取り付けは、装具の支持性を確保するために鋲を使用して固定する（**図 14**）. その際、靴型装具との固定にはシャンク（ふまずしん）を、足部覆いには硬質の底材を入れてしっかりと固定できるよう配慮しなければならない.

3）プラスチック短下肢装具の製作過程

　下肢を広い面積で覆って支持するプラスチック装具は、ギプス採型法によって作られた陽性モデル（石膏モデル）に、加熱軟化させたプラスチックシートをかぶせて成形される. 良好な適合を得るためには、適切な肢位によるギプス採型と、目的に合わせた均一な厚みに成形できる製作技術が要求される.

（1）ギプス採型

　基本の採型肢位は、椅子座位にて前額面と矢状面において下腿長軸を床面に対して90°に設定する（**図 15**）. 通常、患足に綿ストッキネットを1枚かぶせて骨突起部にマーキングを行い、下腿上部から順に足部に向かってギプス包帯を巻いて採型する（**図 16**）. 採型後、患肢から取りはずしたギプスモデルが陰性モデルとなる（**図 17**）.

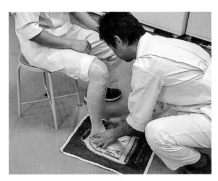

図 15 採型肢位の確認
前額面と矢状面において下腿長軸を床面に対して90°に設定する.

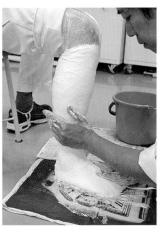

図 16 ギプス採型
下腿上部から順に足部に向かってギプス包帯を巻く.

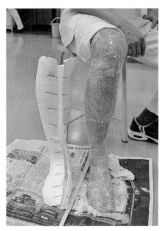

図 17 陰性モデル
採型後, 患肢から取りはずしたものが陰性モデルとなる.

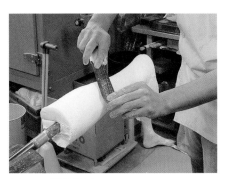

図 18 削り修正
木やすりや金網で形状が滑らかになるように削る.

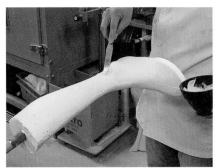

図 19 盛り修正
骨突起部のクリアランスや爪先部形状を考慮して石膏を盛り付ける.

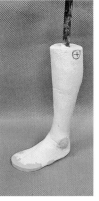

**図 20
モデル修正後**
金網で表面を滑らかに仕上げた後, オーブンにて乾燥させる.

(2) 陽性モデルの製作・修正

　陰性モデルにパイプを仕込み, 石膏泥を流し込んで固まった石膏モデルが陽性モデルとなる. 陽性モデルの修正は, ① 削り修正 (**図 18**), ② 盛り修正 (**図 19**) の順に行われ, 最後に装具内面の仕上がりがスムーズになるように滑らかに仕上げて乾燥させる (**図 20**).

(3) プラスチック成形・トリミング

　プラスチックの成形方法には, 吸引成形と吸引しないで成形する手法がある. ここでは, 多くの製作施設で行われている手絞り吸引成形の手法を紹介する.

① a. 陽性モデルのパイプに穴をあけ, 吸引ポンプに接続してパイプを万力に固定する.

　　b. 吸引用パイプホルダーを準備し, 吸引ポンプに接続して, パイプホルダーを万力に固定する.

② 確実な吸引を行うため, 陽性モデル先端からパイプにあけた穴までを覆うように成形用ストッキングをかぶせる.

③ 加熱軟化させたプラスチックシートを, モデルからパイプ (パイプホルダー) にかけてかぶせてプラスチックを貼り合わせる (**図 21**).

④ パイプにあけた穴の先 (パイプホルダー部) を閉じ締め, ポンプで吸引し成形する

MEMO
プラスチックシートの成形には, 吸引ポンプを使用する吸引法と, 吸引ポンプを使わない手法によるものがある. これは, プラスチックの種類により加工特性が異なるので, 適切な成形方法を選択している.

**LECTURE
15**

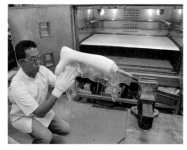

図21 プラスチックの貼り合わせ
装具本体にしわが入らないように注意しながら貼り合わせる.

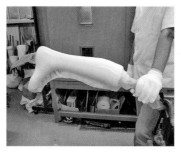

図22 吸引形成
貼り合わせた余分をカットして吸引用の穴の先を閉じ締めて吸引する.

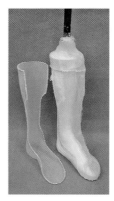

図23 取りはずし
完全に冷えるまで自然冷却した後, カットしてモデルから取りはずす.

(図22).

⑤ 成形したプラスチックの温度が完全に冷えるまで自然冷却させた後, ギプスカッターで陽性モデルから切り離し, デザインに合わせてトリミングする (図23).

2. プラスチック短下肢装具のギプス採型実習

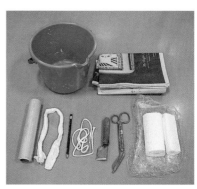

図24 採型実習道具・資材

1) 実習の進め方

3人1組のグループを作り, ① 採型施術者, ② 患者役, ③ 補助役を決めて, ① →②→③ → ①の順に交代して行う. 1回当たり約10〜15分で実習を進める.

2) 実習に必要な道具と資材

1クラスの人数に合わせたグループ数の道具と資材を用意する.

1グループに必要な道具 (図24)

① バケツ, ② はさみ, ③ ギプス用ナイフ, ④ 新聞紙, ⑤ ラップ (食品用), ⑥ 綿ストッキネット, ⑦ コピー鉛筆 (皮膚鉛筆), ⑧ ギプスカット用ひも (1.5 m), ⑨ ギプス包帯, ⑩ タオル

※ 1人分の必要量は, ④ 新聞紙 (5枚), ⑥ 綿ストッキネット (7 cm 幅1 m), ⑨ ギプス包帯 (2裂：1.5巻または2裂, 3裂各1巻)

3) 採型デモンストレーションと実習

学生またはスタッフを対象者として, ギプス採型経験者 (義肢装具士の協力があると効果的である) によるデモンストレーションを行う.

(1) 採型準備

① 患者役を股関節・膝関節90°の椅子座位にして, 足関節の採型角度を前額面と矢状面から確認する (図25).

② 石膏汚れ防止のため, 足先から膝に向かってラップを巻く.

③ 骨突起部のマーキングを残すため, 綿ストッキネット (またはストッキング) をかぶせる.

④ コピー鉛筆で骨突起部にマーキングを行う (図26).

⑤ ギプスカット用ひもを下腿前面に置く (膝上大腿部で一周巻いて軽く結ぶ) (図27).

⑥ ギプス包帯1.5〜2巻分を用意する (半巻分はギプスを巻き直して用意する).

⑦ バケツに約30℃の水を用意する (ギプス包帯を縦に入れて十分沈む高さまで).

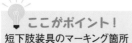

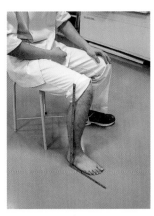

図25　採型角度の確認
患者役を股関節・膝関節90°の椅子座位にして，足関節の採型角度を確認する．

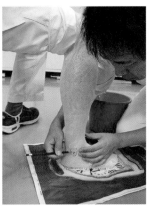

図26　マーキング
コピー鉛筆で骨突起部にマーキングをする．

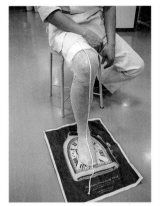

図27　ギプスカット用のひもを置く
膝上から爪先までの長さより長いひもを前面に配置するとともに前額面のアライメントを確認する．

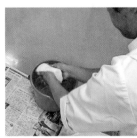

図28　ギプスもみ絞り
ギプス包帯の中心まで水が浸透するようにもみ，軽く絞って余分な水を取る．

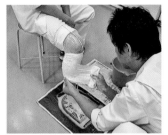

図29　ギプス巻き始め
膝窩レベルから足先に向かって4〜5枚の厚みになるよう重ね合わせながら巻いていく．

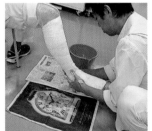

図30　ギプス巻き終わり
ギプス包帯を巻きながら手のひらで表面をなでる作業を繰り返しながら巻いていく．

(2) ギプス巻き

① ギプス包帯を気泡が出なくなるまで水中に縦に沈めて，水を十分に含ませる．

② ギプス包帯を静かに取り出し，横にして両手で包み込むように持ち，中心まで水が浸透するようにもみながら，軽く絞って余分な水を取る（**図28**）．

③ 膝窩レベルから足先に向かって4〜5枚の厚みになるよう重ね合わせながら巻いていく（**図29**）．

④ ギプス包帯は転がすように巻き，力を入れて引っ張らないように注意する．特に足部は，M-L幅を小さく巻き細めやすいので，体重荷重時の広がりも考慮してギプス包帯に余裕をもたせて巻くとよい．

⑤ 薄く強度の高い陰性モデルを作るためには，石膏がクリーム状になるように，ギプス包帯を巻きながら手のひらで表面をなでる作業を両手で繰り返しながら巻いていく（**図30**）．

(3) 採型角度の保持とギプスカット

① ギプス巻き終了後，最初に確認した足関節の採型角度になるよう，床面に足部を保持する（**図31**）．

② ギプス包帯表面が硬化し始めたら，ギプスカットを開始する．硬化する前の軟らかさが残っている状態がカットしやすい．

③ カットの要領は，ひもを手前に引っ張って，身体からギプスを浮かせるようにして，浮かせたひものちょうど右脇のところに刃先を当ててカットしていく（**図32**）．

MEMO
ギプス包帯の取扱説明書を確認すること．特に装具の採型では，皮膚表面に薄い被覆物しかかぶせないため，低温やけどのおそれがあるので水温に注意する．ギプス包帯の硬化時間は，メーカー・種類によって異なるが指定の水温（約36〜38℃）でおおよそ5〜8分である．採型の範囲や作業速度に合わせて水温を低く（30℃程度）調節する．

LECTURE
15

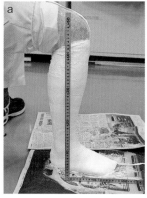
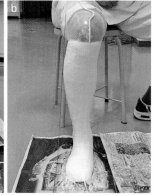
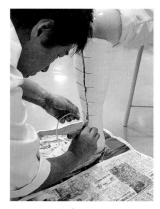

図31　採型角度の確認
最初に確認した足関節の採型角度になるよう，床面に足部を保持する．a. 矢状面，b. 前額面

図32　ギプスカット
合い線を描いた後，ひもを手前に引き上げながらひもの脇をナイフで切る．

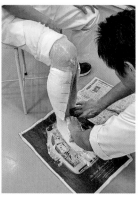
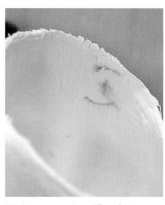
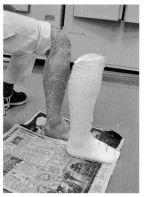

図33　モデル取りはずし

図34　マーキングの確認
モデルの内側に，マーキングが転写されているのを確認する．

図35　陰性モデル
変形しないように合い線を合わせて切り口を閉じ固める．

④ ギプスに当てた刃先には過度に力を入れず，軽く上から下に動かしてカットする．力がかかっているのは，ひもで引き上げられている部分になるように行う．

⑤ カットが足関節部に近づいてきたら，ひもが動いて抜けないようにしてカットを続ける．

⑥ カット終了後，切り口を一度閉じて形を整えた後，型崩れを起こさない程度に開いてギプスを取りはずす（**図33**）．

⑦ モデルの内側に，マーキングが転写されているのを確認して切り口を閉じる（**図34，35**）．

⑧ 形状が崩れないように，切り口をひもで固定するか，またはギプス包帯でふさぐ．

■引用文献

1) 障害者総合支援法に基づく「補装具の種目，購入又は修理に要する費用の額の算定等に関する基準」．

■参考文献

1) 日本義肢装具学会 監：装具学．第4版．医歯薬出版；2013．p.p.68-75．
2) 日本整形外科学会，日本リハビリテーション医学会 監：義肢装具のチェックポイント．第8版．医学書院；2014．

LECTURE
15

下記のホームページで製作過程の動画を閲覧することができる．
https://www.nakayamashoten.jp/rehabilitation/15lecture.html

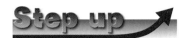

1．義肢装具の支給制度

　国内での義肢装具の供給は，障害者総合支援法による補装具費支給制度を中心に，医療と福祉の領域における公的支給制度が整備されている．利用者の負担額は各制度によって異なるが，製作（修理）に要する費用の0〜3割の負担ですむ費用負担軽減策がとられている．

　適用となる制度は各法律で規定されており，傷病の発生原因と義肢装具の使用目的により選択される（図1）．

2．医療領域の支給制度

1）治療用装具の支給

　けがや病気の治療に医師が治療上必要と認めて，業者に治療用装具を製作させた場合，その費用を療養費として支給するものである．療養費とは，医療機関などで受ける医療サービスで提供できない役割を補完するものであるため，保険者が認めてはじめて費用が支給される．したがって，医師の処方，証明が出ればすべて保険適用になるとは限らないので注意が必要である．

2）費用の還付手続き

　治療用装具の費用は，全額を製作業者に支払い，還付請求を行う償還払い（生活保護は別途手続き）になる．費用支払い後，患者本人からの療養費支給申請により保険者が認めた場合に自己負担分を除いた額が環付される．申請手続きには，医療機関で発行される「装具装着証明書」と製作業者の領収証・明細書を合わせて保険者へ申請する（図2，巻末付録）．

3）制度の種類

　医療領域の支給制度では，傷病の原因により以下の各制度がある．

・各種健康保険（1〜3割負担）：一般の病気やけが．
・労働者災害補償保険（負担なし）：労働中，通勤中の病気やけが．
・国家・地方公務員災害補償法（負担なし）：公務中の病気やけが．
・生活保護法（負担なし）：生活保護世帯に属する方の一般の病気やけが．

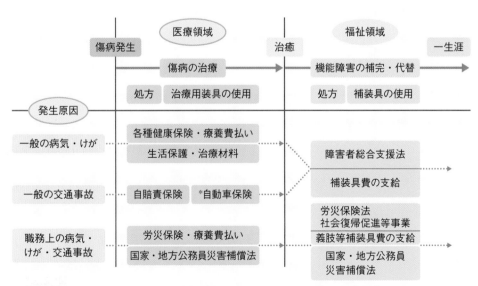

＊自動車保険は公的制度ではないが，治療用装具のケースが多いので参考までに記載した．

図1　義肢装具公的支給制度等の概要

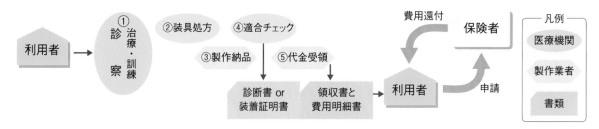

図2 治療用装具支給の流れ

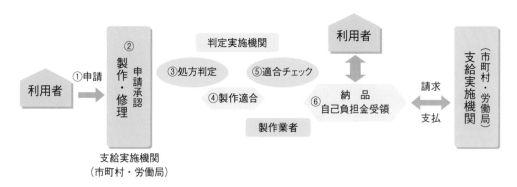

図3 補装具支給の流れ

3. 福祉領域の支給制度

1）補装具の支給

　補装具とは，障害者総合支援法で規定された用語で，福祉領域の公的支給制度で扱うときに用いられる義肢装具や車椅子などの機器の総称である．図1に示すとおり，傷病の治療の後，一定の機能障害が残った人に対して，その補完・代替を目的に日常生活で使用する補装具を購入（修理）するための費用を支給するものである．支給制度の利用は，各法律による受給資格が得られると生涯にわたって製作・修理が受けられる．

2）補装具支給の手続き

　制度上の原則では，治療用装具と同じ償還払いであるが，利用者の経済的な負担感が大きいため，費用請求を製作業者へ委任する代理受領方式による手続きが一般的である．この場合，利用者は，製作業者へ自己負担分だけを支払ってサービスを受けることができる（図3）．

3）制度の種類

福祉領域の支援制度には，障害原因により2つの系統に分けられる．

［社会福祉系］

・障害者総合支援法（世帯収入に応じた自己負担）

　　対象者：身体障害者手帳の所持者

・戦傷病者特別援護法（自己負担なし）

［労働災害補償系］（自己負担なし）

・労働者災害補償保険法

　　対象者：労働災害によって身体障害が残った人

・国家・地方公務員災害補償法

　　対象者：公務員の労働災害によって身体障害が残った人

■参考文献

1）社会保険研究所編：療養費の支給基準．令和元年10月版．社会保険研究所；2019．p.9-29．
2）三信図書編：ひと目でわかる労災保険給付の実務．平成29年度改訂版．三信図書；2017．p.130-2，p.194-6，p.279-81．
3）坂本洋一：図説よくわかる障害者総合支援法．第2版．中央法規出版；2017．p.124-25，p.134-6，p.144-51．

LECTURE
15

治療用装具製作指示装着証明書

治療用装具製作指示装着証明書

住　所（患者様の住所）

氏　名（患者様の氏名）

生年月日　大正・昭和・平成・令和　　　年　　月　　　日

疾病名及び症状等

疾病名　　　　　　　　　　　症状等

（治療遂行上の必要（症状や装着目的）、修理が必要となった状況や理由等）

上記の疾病により（オーダーメイド・既製品装具／新規・修理）

（オーダーメイドの場合は名称及び基本構造等、既製品の場合はメーカー名・製品名、修理の場合は交換箇所、等）

の装着を

令和　　　　年　　　月　　　日　　　診察のうえ、治療遂行上の必要を認め

（義肢装具士の氏名）　　　　　へ（製作・購入・修理）を指示し、

令和　　　　年　　　月　　　日　　　に患者へ装着確認をしました。

以上、証明いたします。

備　考
※１　特別な製作指示等を行った場合は、指示事項を記載。
※２　製作を指示した義肢装具士と、適合調整した義肢装具士が違う場合は、適合調整した義肢装具士の氏名を記載。
※３　患者等へ直接購入を指示した場合は、義肢装具士への指示ではない理由や状況、患者への指示内容を記載。

令和　　　年　　　月　　　　日

医 療 機 関 所 在 地

医 療 機 関 名

医 療 機 関 電 話 番 号

医 師 氏 名

（厚生労働省）

下肢装具処方せん（新規・再交付・修理）

氏名：_____ 男・女　　　　　　　明治・大正・昭和・平成　　年　　月　　日生（　　）歳
住所：（〒　　　　）　　　　　　　　　　　　　　　　　　　　　TEL：　　（　　）

病名：　　　　　　　　　　　　　　　　　　　　　　　　職業：

医学的所見：　　　　　　　　　　　　　　　　　　　　　体重：　　　　　kg

（処方上重要な点）

[交付区分]　身障・労災・児童・健保・生保・戦傷・年金・自費・その他（　　　　　　　　　　　　　　　　）

[処方]　左・右・両側（左：　　　　　　　　　　　　　　右：　　　　　　　　　　　　　　　　　　　　　）
　・足装具・整形靴（靴型装具）・短下肢装具・膝装具・長下肢装具・股装具・骨盤帯膝装具
　・脊椎膝装具・骨盤帯長下肢装具・骨盤帯ツイスタ付長下肢装具・脊椎長下肢装具
　・免荷装具（　　　　　　　　　　　　）・ペルテス病装具（　　　　　　　　　　　　）・先天股脱装具（　　　　）
　その他（　　　）
[採型・採寸の区分]：採型・採寸

[足部]　・足板（皮革・熱硬化性樹脂・熱可塑性樹脂）・足部覆い・靴インサート（　　　　　　　　　　　　）
　　　　・靴（短靴・チャッカ靴・半長靴・長靴）・あぶみ（　　　　　　　　　　　）・歩行あぶみ（　　　　）
　　　　・ふまず支え（　　　　　　　　　　　）・ウェッジ（　　　　　　　　）・補高（　　　　　）cm
　　　　・その他（　　）
[支持部]　下腿支持部（金属支柱：両側・片側・らせん状・鋼線ばね・後方板ばね）
　　　　　　　　　　　半月（　　　個），カフバンド（　　　個），下腿コルセット
　　　　　　　　　　　プラスチック支柱（短下肢装具の形式：　　　　　　　　　　　　　　　　）
　　　　　　　　　　　PTB支持・PTS支持・KBM支持
　　　　　大腿支持部（金属支柱：両側・片側，坐骨支持）
　　　　　　　　　　　半月（　　　個），カフバンド（　　　個），大腿コルセット
　　　　　　　　　　　プラスチック支柱（長下肢装具の形式：　　　　　　　　　　　　　　　）
　　　　　骨盤部　仙腸支持部（モールド・皮革・支柱付き・フレーム）・二重骨盤帯・殿部押さえ
[継手]　足継手：固定・遊動・制御（背屈　　度／底屈　　度・ばね制御・調節式）
　　　　　　　　プラスチック継手（遊動式・可撓式）・継手なし
　　　　膝継手：固定・遊動・制御（屈曲　　度／伸展　　度・輪止め付き・ダイアルロック・多軸式）
　　　　股継手：固定・遊動：制御（屈曲　　度／伸展　　度・輪止め付き・内外転蝶番付き）
[付属品]　膝当て　Tストラップ　Yストラップ　ツイスタ（鋼索入りコイルばね・布紐・ゴム紐）
　　　　　その他（　　）

[特記事項]

医師の所属：

| 医師 | 処　方 | 年 | 月 | 日 | 印 | 仮合せ | 年 | 月 | 日 | 良・不良 | 印 |
| 義肢装具士 | 採型採寸 | 年 | 月 | 日 | 印 | 適合判定 | 年 | 月 | 日 | 良・不良 | 印 |

（日本整形外科学会，日本リハビリテーション医学会）

〈記載例〉

下肢装具処方せん （新規）・再交付・修理）

氏名： _____ 男・女	明治・大正・昭和・平成　年　月　日生(　)歳
住所：(〒　　　)	TEL：　(　　)

病名： 脳梗塞	職業：
医学的所見： 左片麻痺	体重：　　kg

（処方上重要な点） 左上下肢にわずかな随意運動、重度の深部感覚障害
　　　　　　　　左半側視空間無視⊕

[交付区分]　身障・労災・児童・健保・生保・戦傷・年金・自費・その他（　　　　　　）

[処方] 左・右・両側（右：　　　　　　　　　　　　左：　　　　　　　　　　）
・足装具・整形靴（靴型装具）・短下肢装具・膝装具・長下肢装具・股装具・骨盤帯膝装具
・脊椎膝装具・骨盤帯長下肢装具・骨盤帯ツイスタ付長下肢装具・脊椎長下肢装具
・免荷装具（　　　　　　　　　）・ペルテス病装具（　　　　　　）・先天股脱装具（　　）
その他（　　　　　　）

[採型・採寸の区分]：採型・採寸

[足部]　・足板（皮革・熱硬化性樹脂・熱可塑性樹脂）・足部覆い・靴インサート（　　　）
・靴（短靴）・チャッカ靴・半長靴・長靴）・あぶみ（　　　　　　）・歩行あぶみ（　　）
・ふまず支え（　　　　　　　　）・ウェッジ（　　　　　　）・補高（　　　）cm
・その他（ 外科びらき ）

[支持部] ○下腿支持部（金属支柱・両側・片側・らせん状・鋼線ばね・後方板ばね）
　　　　　半月（ / 個），カフバンド（ / 個），下腿コルセット
　　　　　プラスチック支柱（短下肢装具の形式：　　　　　　　）
　　　　　PTB支持・PTS支持・KBM支持
　　　　○大腿支持部（金属支柱・両側・片側，坐骨支持）
　　　　　半月（ 2 個），カフバンド（ 2 個），大腿コルセット
　　　　　プラスチック支柱（長下肢装具の形式：　　　　　　　）
　　　　骨盤部　仙腸支持部（モールド・皮革・支柱付き・フレーム）・二重骨盤帯・殿部押さえ

[継手] ○足継手・固定・遊動・制御（背屈　度/底屈　度・ばね制御・調節式）ダブルクレンザック・ロッド入り
　　　　　プラスチック継手（遊動式・可撓式）・継手なし
　　　　○膝継手・固定・遊動・制御（屈曲　度/伸展　度・輪止め付き・ダイアルロック・多軸式）
　　　　股継手・固定・遊動・制御（屈曲　度/伸展　度・輪止め付き・内外転蝶番付き）

[付属品] 膝当て　Tストラップ　Yストラップ　ツイスタ（鋼索入りコイルばね・布紐・ゴム紐）
　　　　　その他（　　　　　　　　　　）

[特記事項]

下腿支持部と大腿支持部は取り外せるようにネジどめ。

健側には靴製作(装具側と同型。ただし、靴底補高1cm)

医師の所属：　リハビリテーション科	

医師　○○	処方　○年○月○日	印	仮合せ　年　月　日　良・不良	印
義肢装具士	採型採寸　年　月　日	印	適合判定　年　月　日　良・不良	印

上肢装具処方せん（新規・再交付・修理）

氏名：＿＿＿＿＿＿＿＿＿＿　男・女　　　　　　　　　　明治・大正・昭和・平成　　年　　月　　日生（　）歳
住所：(〒　　　　　)　　　　　　　　　　　　　　　　　　　　　　　　　　　TEL：　　（　　）

病名：　　　　　　　　　　　　　　　　　　　　　　　　　　　　　　職業：

医学的所見：

[交付区分]　身障・労災・児童・健保・生保・戦傷・年金・自費・その他（　　　　　　　　　　　　）

[処方]　右・左・両側（右：　　　　　　　　　　　　　　　　　左：　　　　　　　　　　　　　　　）
　・肩装具　　　　　：肩外転装具・懸垂装具・腕吊り
　・肘装具　　　　　：屈曲・伸展・中間位，固定・補助
　・手関節装具　　　：掌屈・背屈・中間位，固定・補助
　・指装具（　　指）：MP/PIP/DIP，屈曲・伸展，母指対立，固定・補助
　・把持装具　　　　：指駆動，手関節駆動，肩駆動，体外力源式
　・BFO　　　　　・その他（　　　　　　　　　　　　　　　　　　　　　　　　　　）

[採型・採寸の区分]　採型・採寸

[支持部]　胸郭支持：軟性・モールド・金属枠
　　　　　骨盤支持：軟性・モールド・金属枠
　　　　　上腕支持：軟性・モールド・半月・カフバンド
　　　　　前腕支持：軟性・モールド・半月・カフバンド
　　　　　手部（背側・掌側）：軟性・モールド・半月・カフバンド

[継手]　肩継手：固定・遊動・制限（角度　　　　度）・補助
　　　　肘継手：固定・遊動・制限（角度　　　　度）・補助
　　　　手継手：固定・遊動・制限（角度　　　　度）・補助
　　　　MP継手：固定・遊動・制限（角度　　　度）・補助
　　　　PIP継手：固定・遊動・制限（角度　　　度）・補助
　　　　DIP継手：固定・遊動・制限（角度　　　度）・補助

[付属品]　対立バー，Cバー，屈曲・伸展補助ばね，アウトリガー，
　　　　　ダイアルロック，ターンバックル，
　　　　　その他（　　　　　　　　　　　　　　　　）

[特記事項]

医師の所属：							
医師	処　方	年	月	日	印	仮合せ　　年　　月　　日　　良・不良	印
義肢装具士	採型採寸	年	月	日	印	適合判定　　年　　月　　日　　良・不良	印

（日本整形外科学会，日本リハビリテーション医学会）

体幹装具処方箋（新規・再交付・修理）

氏名：＿＿＿＿＿＿＿＿＿＿＿ 男・女　　　　　　　明治・大正・昭和・平成　　年　　月　　日生（　　）歳
住所：（〒　　　　）　　　　　　　　　　　　　　　　　　　　TEL：　　（　　）

病名：　　　　　　　　　　　　　　　　　　　　　　　職業：

医学的所見：

[交付区分]　身障・労災・児童・健保・生保・戦傷・年金・自費・その他（　　　　　　　　　　　　　　　　　　　　）

[処方]
頸椎装具：頸椎カラー：あご受け（あり・なし），モールド式，支柱付き（2本，3本，4本），ハロー式，斜頸枕
　　　[付属品]　胸椎装具付き，胸腰仙椎装具付き，高さ調整，ターンバックル
胸腰仙椎装具：軟性，モールドジャケット式（支柱なし・あり），テーラー型，ナイトテーラー型，
　　　　　スタインドラー型，ジュエット型，その他（　　　　　　　　　　　　　　　　　　　　　　　　　）
　　　[付属品]　腰部継手，ターンバックル，バタフライ，装具用また吊り，腹部前当て（レース開き・バッド式）
腰仙椎装具：軟性，モールド式，ナイト型，ウィリアムス型，チェアバック型，その他（　　　　　　　　　　　）
　　　[付属品]　腰部継手，ターンバックル，バタフライ，装具用また吊り，腹部前当て（レース開き，バッド式）
仙腸装具：軟性，モールド式，仙腸ベルト，大転子ベルト，骨盤帯（芯あり・なし）
　　　[付属品]　バタフライ，装具用また吊り
側彎症装具：ミルウォーキー型，アンダーアーム型（形式指示：　　　　　　　　　　　　　　　　　　　　）
　　　[付属品]　胸椎パッド・腰椎パッド・肩リング・腋窩吊り・アウトリガー・前方支柱・後方支柱・側方支柱・ネックリング・
　　　　　胸郭バンド
[採型・採寸の区分]　採型・採寸

[特記事項]

医師の所属：

医師	処　方	年　月　日	印	仮合せ	年　月　日　良・不良	印
義肢装具士	採型採寸	年　月　日	印	適合判定	年　月　日　良・不良	印

（日本整形外科学会，日本リハビリテーション医学会）

到達目標

- 各 Lecture で学んだ知識について，自分自身の理解度や到達度を知る．
- 各 Lecture で学んだ内容の要点について，試験を通じて理解する．
- 試験の結果を再検証するなかで，各 Lecture の内容や解説について再度復習する．

この試験の目的とするもの

　これまでの講義では，まず多くの医学的知識を学習し，治療の枠組みのなかで理学療法が何を担当しているのかを学びました．また，患者教育を含めた介入の方法論や，医療チームのなかで何を求められているのかという，きわめて広い範囲を学習しました．

　この章は試験問題と解答からなります．学んだ内容のなかでポイントとなることがらについて問い，末尾に解答と簡単な解説を付記しました．

　問題は，Ⅰ：5択形式，Ⅱ：カッコ内に適切な用語を書き込む形式，Ⅲ：記述形式の3つの形式からなります．

　これまで学んだ内容をどこまで理解しているかの「力試し」として，挑戦してみてください．試験問題で問われていることはどれも，教える側が「ここはポイント，是非とも理解してほしい」と認識している内容です．しかし，試験内容はあくまでも膨大な講義内容からの抜粋であり，キーワードを示してはいても，「装具学」について網羅しているわけではありません．試験後，解答と照らし合わせ，該当する本文を読み，関連内容を復習することで，系統的な理解を深めてください．

試験の結果はどうでしたか？

　□ 自分自身の理解度や到達度を知ることができた．
　□ 復習すべき内容がわかった．
　□ 装具の対象者に対する理学療法の概要がわかった．
　□ 理学療法を行ううえでどのような情報が重要であるのかがわかった．

comment

　「装具学」では，学習したことを「筆記試験」で確認する方法もありますが，目の前にある装具や部品について，名称や使用目的が言え，チェックアウトを実施できる，という実践的な能力も必要になります．そのために本書では，実習コマも設けました．

　義肢装具学実習室に展示・保管されている装具や部品は，学生のために準備されたものです．よって，学生自ら積極的に手に取り，実際に物を見ながら，触りながらの学習も行ってください．そして学期末には，装具や部品を見ながらの知識の再確認も行いましょう．

問題

問題Ⅰ　選択式問題

以下の問いについて，該当するものを2つ選びなさい．

問題 1

間違っているものを選びなさい

1. 装具には，歩行速度を上げる目的がある．
2. 治療用装具は痛みの軽減や機能の回復など，治療のために使用される装具である．
3. 更生用装具は変形の予防や日常生活を維持していくために使用される装具である．
4. 3点固定の原理で膝折れを矯正するためには，膝窩部から前面への力が重要である．
5. 荷重応答期には，大腿四頭筋と前脛骨筋が働いている．

問題 2

下肢装具の種類と適応との組み合わせで，適切でないものはどれか．

1. 金属支柱付き長下肢装具——強度の内反尖足．
2. 金属支柱付き短下肢装具——中等度の内反尖足．
3. 靴べら式短下肢装具——軽度の内反尖足．
4. 軟性短下肢装具——軽度の内反尖足．
5. 靴型装具（短靴）——下垂足．

問題 3

靴の補正と適応との組み合わせで，正しいものはどれか．

1. 内側ソールウェッジ——外反膝．
2. サッチヒール——足関節の保護．
3. トーマスヒール——中足骨の骨折．
4. 舟状骨パッド——開張足．
5. 外側月形しんの延長——外反扁平足．

問題 4

体幹装具について，正しい組み合わせはどれか．

1. フィラデルフィア・カラー——頸椎の十分な免荷ができる．
2. 仙腸ベルト——恥骨結合を安定させ産後の機能障害に使用される．
3. ナイト型——側屈のコントロールができる．
4. ジュエット型——典型的な3点固定の装具で胸腰椎の伸展を制限する．
5. ボストン・ブレース——胸椎上位レベルの側彎に適応．

問題 5

正しい組み合わせはどれか．

1. 膝関節障害—— PTB 短下肢装具．
2. 変形性膝関節症——外側ウェッジの付いた足底板．
3. 反張膝の防止——キャスバン膝装具．
4. 回旋不安定膝——スウェーデン式膝装具．
5. 変形性股関節症——和歌山医大式股関節用 S-splint．

問題6

膝折れ防止で適切なのはどれか.

1. ターンバックル付き膝装具.
2. 踵の補高.
3. オルトップ型短下肢装具.
4. 足継手の背屈制限.
5. ダイヤルロック式膝継手.

問題7

誤っている組み合わせはどれか.

1. デニス・ブラウン装具——先天性内反足.
2. 徳大式ばね付き長下肢装具——筋ジストロフィー.
3. ウォークアバウト——先天性股関節脱臼.
4. リーメンビューゲル——ペルテス病.
5. スワッシュ装具——痙直型脳性麻痺児.

問題8

神経麻痺と上肢装具との組み合わせで, 正しいのはどれか.

1. 橈骨神経麻痺——オッペンハイマー型装具.
2. 正中神経麻痺——カックアップ・スプリント.
3. 尺骨神経麻痺——長対立装具.
4. C_4 レベル残存—— BFO.
5. C_6 レベル残存——手関節駆動式把持装具.

問題9

正しいのはどれか.

1. 松葉杖の脇当ての高さは, 腋窩から3横指離れる.
2. ロフストランド・クラッチの前腕支えは, 前腕の中間位にあるとよい.
3. T字杖は2本持つことで下肢の完全免荷歩行ができる.
4. 2点歩行は, 杖と反対側の下肢を同時に出して歩くパターンである.
5. 車椅子は走行時の安全性を考慮して, 右側に軽く曲がるように設計されている.

問題10

プラスチック短下肢装具の採型で, 正しいのはどれか.

1. 基本の採型肢位は, 足関節背屈10°である.
2. マーキングをする骨突起部には, 腓骨頭, 内果, 外果がある.
3. ギプス包帯を巻くときは, ギプス包帯を強く引っ張りながら巻くとよい.
4. ギプス包帯は巻きながら, その表面をよくなでる.
5. ギプスカットは, ギプスがよく固まってから行う.

問題Ⅱ　穴埋め問題

カッコに入る適切な用語は何か答えなさい.

問題 1

両側金属支柱付き長下肢装具において，大腿支柱上縁の高さは，内側で (1.　　　　　)，外側で (2.　　　　　) 離れており，下腿半月上縁の高さは (3.　　　　　) 離れている．大腿下位半月の位置は (4.　　　　　).

また，支柱は側面から見ると (5.　　　　　) の位置にあり，皮膚との間隔は (6.　　　　　) cm くらいがよい.

問題 2

下肢装具における股継手の位置は，前額面では床面に平行で，なおかつ，(1.　　　　　) にあり，矢状面では (2.　　　　　) にあり，水平面では (3.　　　　) に直交する.

下肢装具における膝継手の位置は，前額面では床面に平行で，なおかつ，(4.　　　　　) にあり，矢状面では (5.　　　　　) にあり，水平面では (6.　　　　　) に直交する.

下肢装具における足継手の位置は，前額面では床面に平行で，なおかつ，(7.　　　　　) を通り，矢状面では (8.　　　　　) にあり，水平面では (9.　　　　　) に直交する.

問題Ⅲ　記述式問題

問いに従って答えなさい.

問題 1

急性期の脳卒中片麻痺者に対する理学療法と装具処方について，次の問いに答えなさい.

① 重度の下肢麻痺があり下肢の支持性もない場合，どのような理学療法を行い，その結果どのようなタイプの下肢装具が処方されるか，説明しなさい.

② 中等度の下肢麻痺で下肢の支持性がある場合，どのような理学療法を行い，どのようなタイプの下肢装具が処方されるか．感覚障害の有無や痙縮の強さについても考慮して，説明しなさい.

問題 2

関節リウマチ患者によくみられる足部の障害とそれに対する足装具の補正（工夫）について，前足部，中足部，後足部に分けて答えなさい.

問題 3

対麻痺者に対する股継手付き長下肢装具システムは，股継手の位置により「外側系」と「内側系」に分けられる．それぞれを代表するシステムを 1 つずつあげて，それぞれの特徴を説明しなさい.

解答

I 選択式問題　　配点：1問4点　計40点

問題1　**1，4**

1. 装具の目的には，固定，体重の支持，機能の補助や代用，変形の予防や矯正，免荷，保護があげられる．
2. 治療用装具は痛みの軽減や機能の回復など，治療のために使用される装具．
3. 更生用装具は変形の予防や日常生活を維持していくために使用される装具．
4. 膝折れを防ぐには，膝蓋骨から膝窩部への力と，大腿および下腿においてはそれぞれ背面から前面に向けての力が必要である．
5. 荷重応答期には，膝折れを防ぐ大腿四頭筋と，前脛骨筋の遠心性収縮が働いている．

問題2　**1，5**

1. 長下肢装具は膝関節と足関節のコントロールのために製作される．よって，足関節の障害だけでは適応とならない．
2. 金属支柱付き短下肢装具は矯正力が強い．よって，強度から中等度の内反尖足に適応となる．
3. 靴べら式短下肢装具は一般的に中等度から軽度の内反尖足に適応となる．
4. 軟性短下肢装具はネオプレンゴムや布製のAFOで，軽度の内反や尖足に適応となる．
5. 短靴の靴型装具では足関節をコントロールすることができない．半長靴や長靴のように足関節を覆う高さが必要である．

問題3　**1，2**

1. 内側ソールウェッジは小趾球側への荷重を促す．よって，外反足や外反膝（X脚）に適応がある．
2. サッチヒールは踵接地時の衝撃を吸収する．また，踏み返しが容易になり足関節の底背屈を代償できるので，足関節を保護することにもなる．
3. トーマスヒールは内側縦アーチの支持性を高める．よって，扁平足や外反足に適応する．
4. 舟状骨パッドは扁平足や逆に凹足にも適応となる．
5. 外側月形しんの延長は内反足や内反膝（O脚）に適応となる．

問題4　**2，3**

1. フィラデルフィア・カラーはポリエチレンでできた軽量の頸椎装具で，頸椎カラーとほぼ同様の目的で使用される．したがって，回旋制限や免荷機能はまったくない．
2. 仙腸ベルトは仙腸関節，恥骨結合を安定させる目的で使用される．
3. ナイト型は腰仙椎装具で，屈曲・伸展・側屈を制限する．
4. ジュエット型は胸腰仙椎装具で，胸骨パッド，恥骨上パッド，後方胸腰椎パッドで3点固定し，胸腰椎を過伸展位にして屈曲を制限する．
5. ボストン・ブレースは側彎症装具で，ショート・ブレースに分類される．胸腰移行部から腰椎の側彎に有効である．

問題5　**2，5**

1. PTB短下肢装具の適応は，下腿骨折，足関節障害などで免荷が必要な場合である．膝関節障害であれば，坐骨支持長下肢装具が適応となる．
2. ウェッジの付いた足底板は，変形性膝関節症の痛みを軽減する．
3. キャスバン膝装具は，不安定膝の適応である．

4. スウェーデン式膝装具は，反張膝に適応がある．

5. 和歌山医大式股関節用 S-splint は，変形性股関節症の前期や初期に効果がある．

問題6　4, 5

1. スウェーデン式膝装具は，反張膝防止装具．

2. 踵を補高すると，膝が屈曲しやすくなる．

3. オルトップ短下肢装具は，支柱の短いプラスチック AFO で軽度の内反足に適応．

4. 足継手の前方制動は，背屈を制限するため，膝折れを防止する機能がある．

5. ダイヤルロック膝継手は，膝の固定角度を自由に設定できるので膝折れ防止にも反張膝の矯正にも適応がある．

問題7　3, 4

1. 先天性内反足にはデニス・ブラウン装具のほか，半長靴の整形外科靴を用いた短下肢装具などが用いられる．

2. 筋ジストロフィーには，膝伸展補助機能付きであれば徳大式，東埼玉式，膝固定式であれば Spencer, Siegel, 鈴木式などの装具がある．

3. ウォークアバウトは，対麻痺者に用いられる股継手付き長下肢装具システムの1つで，内側支柱どうしを股継手で連結したものである．同種にはウォークアバウトを改良したプライムウォークがある．先天性股関節脱臼には，リーメンビューゲル，開排位装具，フォンローゼンスプリントなどがある．

4. リーメンビューゲルは，先天性股関節脱臼に用いる装具である．ペルテス病には，スナイダー吊り具，Tachdjian の三辺形ソケット股外転装具，modified Pogo-stick brace, SPOC 装具，Toronto hip abduction orthosis, Newington ambulation-abduction brace などがある．

5. スワッシュ装具は，痙直型脳性麻痺児に対して歩行時，股関節を外転位に保つ装具である．

問題8　1, 5

1. 橈骨神経麻痺では下垂手（drop hand）になる．適応となる装具には，カックアップ・スプリント，カプラン型装具，トーマス型懸垂装具，オッペンハイマー型装具などがある．

2. 正中神経麻痺では猿手（ape hand）になり，母指対立不能となる．適応となる装具には，長短の対立装具，ナックルベンダーなどがある．

3. 尺骨神経麻痺では鷲手（claw hand）になる．適応となる装具には，ナックルベンダー，簡易型装具（Moberg），カーペナー（Capener）型装具などがある．

4. C_4 レベル残存では上肢装具の適応はなく，環境制御装置（ECS）の適応となる．

5. C_6 レベル残存では手関節背屈が可能である．手関節駆動式把持装具を使うことができる．

問題9　1, 4

1. 松葉杖の脇当ての位置は，常用の履物または装具を着けて起立し，杖先を足小趾から 15 cm 前外側に置いた状態で，腋窩と3横指ほど離す．

2. ロフストランド・クラッチの前腕支えは，前腕の近位 1/3 のところにあるとよい．

3. 下肢を完全免荷するには，松葉杖あるいはロフストランド・クラッチを2本使用する必要がある．T字杖を2本持っても，安定した完全免荷歩行はできない．

4. 2点歩行（two-point gait）は2本の杖を使った歩行パターンである．一側の杖と対側の下肢を同時に出し，引き続き，残りの杖と対側の下肢を同時に出す．

5. 車椅子のチェックポイントとして，左右に片寄ることなくまっすぐ進行し，停止することが大事である．

問題10　2, 4

1. 基本的な採型肢位は，股関節・膝関節 90°，足関節は 0° か軽度背屈位である．

2. 採型時のマーキング箇所は，腓骨頭，内果，外果，舟状骨，第1中足骨頭，第5中足骨基部，第5中足骨頭である．

3. ギプス包帯を巻くときは，転がすようにして，力を入れて引っ張らない.

4. 薄く強度の高い陰性モデルを作るためには，石膏がクリーム状になるように，ギプス包帯の表面を掌でなでながら巻いていく.

5. ギプスカットは，硬化する前の軟らかさが残っている状態がカットしやすい.

II　穴埋め問題　　配点：1問2点　計30点

問題 1

1. 会陰部から2.5 cm

2. 大転子から2.5 cm

3. 腓骨頭下縁から2.5 cm

4. 膝継手から下腿半月までの距離と等しい

5. 下肢前後径の中央

6. 0.6

問題 2

1. 大転子より2 cm 上方

2. 大転子より1～2 cm 前方

3. 進行方向

4. 内転筋結節と膝関節裂隙 (MTP) の中間点

5. 膝蓋骨を含めて，前後径の1/2と後1/3の中間点

6. 下肢正中線

7. 内果下端と外果の中心点

8. 下腿前後の中心線上

9. 足部中心線

III　記述式問題　　配点：1問10点　計30点

問題 1

① 重度の麻痺で下肢の支持性がない場合.

・仮の長下肢装具を用いて歩行練習を開始する.

・下肢の支持性や麻痺の変化を確認して，1週間単位で装具処方を検討する.

・2～3週間で変化がない場合は，長下肢装具の処方となる.

・長下肢装具には，膝継手にダイヤルロック，足継手にはダブルクレンザック・ロッド入り，支柱には大腿部の取りはずし可能なねじ留め，などの工夫を施す.

② 中等度の麻痺で下肢の支持性がある場合.

・仮の短下肢装具を用いて歩行練習を開始する.

・2～3週間後に痙縮の亢進がなければ，装具を製作する.

・重度の感覚障害や著明な痙縮がない場合は，プラスチック短下肢装具を処方する. 一般的にシューホーンタイプが製作される.

・重度の感覚障害があり，痙縮の亢進がみられれば，金属支柱付き短下肢装具を処方する. 足部は整形靴か，室内専用であれば足部覆いが製作される.

Lecture11「疾患別装具の処方 (1) 脳卒中片麻痺の装具」参照.

問題2

① 前足部障害：

・前足部障害でみられる足部障害は，外反母趾，開張足，扁平三角状変形，バニオン形成，胼胝など．

・処方される装具は，疼痛の緩和や変形増悪の防止目的で，トウセパレーター，メタタルザルパッド，フェルトクッション，など．

② 中足部障害：

・中足部障害でみられる足部障害は，扁平足．

・処方される装具は，内側縦アーチの支持を目的に，アーチサポート．

③ 後足部障害：

・後足部障害でみられる足部障害は，踵骨の内反・外反，尖足．

・処方される装具は，関節のアライメント調節や運動痛，運動制限の軽減を目的に，ヒールウェッジ，フレアー・ヒール，ロッカーバー，サッチヒールなど．

Lecture13「疾患別装具の処方 (3) 関節リウマチの装具」参照．

問題3

① 外側系：

● HGO（hip guidance orthosis）またはパラウォーカー（parawalker）

・英国で開発された硬性の骨盤帯や支柱をもつ骨盤帯付き長下肢装具．

・太く剛性の高い支柱構造をもち，側方および立位の安定性はよい．

・股継手は左右独立しており，内外転が制限されているので，立脚側に体幹が傾くと骨盤が挙上するとともに下肢が持ち上がり，振り子のように前に振り出される．

（そのほかには，RGO〈reciprocating gait orthosis〉がある．以下，RGO の説明）

・腰仙椎装具と両側長下肢装具とを股継手で連結した骨盤帯付き長下肢装具．

・股関節の外側にある左右の股継手がケーブルなどで連結されており，一方の股継手が屈曲すると他方が伸展するといった仕組みで交互歩行を可能にしている．

・1960 年代に開発され，米国を中心に現在最も普及している．

・RGO の改良型として，膝関節に空気圧のスプリング機構を取り付け，座位からの立ち上がりを楽にしたARGO；advanced modular RGO（英国 Steeper 社）がある．

② 内側系：

● ウォークアバウト（walkabout）

・1992 年にオーストラリアで開発された内側股継手付き長下肢装具システム．

・長所として，① 長下肢装具への着脱が容易である，② コンパクトなため車椅子との併用が実用的である，③ 外観がよい，④ 座位や移乗動作が容易である，⑤ 立位，歩行時の側方の安定性は非常によい，などがある．

・短所として，股継手が本来の股関節軸よりも 10〜15 cm 下方に位置するので，歩行時に歩幅が大きくとれず，歩行速度が遅い．患者は歩幅を確保するために骨盤を回旋させ，そのため体幹の安定性が損なわれてしまう（そのほかには，プライムウォーク〈primewalk〉がある．以下，プライムウォークの説明）．

・ウォークアバウトの股継手軸が実際の股関節軸と大きくずれている，という欠点を改善するために，わが国で開発された．

・股継手はスライド式構造なので，仮想の軸心を会陰上 6 cm 程度に設定することで，歩幅が広がり，歩行速度があがる．

Lecture14「疾患別装具の処方 (4) 対麻痺・小児の装具」参照．

索引

和文索引

中山書店の出版物に関する情報は，小社サポートページを御覧ください．
https://www.nakayamashoten.jp/support.html

本書へのご意見をお聞かせください．
https://www.nakayamashoten.jp/questionnaire.html

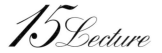

15レクチャーシリーズ

理学療法テキスト
装具学　第2版

2011 年 4 月 8 日　　初　版第 1 刷発行
2013 年 2 月 28 日　　　　第 2 刷発行
2013 年 9 月 10 日　　　　第 3 刷発行
2014 年 7 月 25 日　　　　第 4 刷発行
2015 年 4 月 10 日　　　　第 5 刷発行
2016 年 10 月 11 日　　　　第 6 刷発行
2018 年 3 月 22 日　　　　第 7 刷発行
2020 年 3 月 3 日　　　　第 8 刷発行
2020 年 8 月 15 日　　第 2 版第 1 刷発行
2021 年 7 月 10 日　　　　第 2 刷発行
2024 年 3 月 1 日　　　　第 3 刷発行

総編集 ⋯⋯⋯⋯⋯ 石川　朗

責任編集 ⋯⋯⋯⋯ 佐竹將宏

発行者 ⋯⋯⋯⋯⋯ 平田　直

発行所 ⋯⋯⋯⋯⋯ 株式会社 中山書店
　　　　　　　　 〒 112-0006　東京都文京区小日向 4-2-6
　　　　　　　　 TEL 03-3813-1100（代表）
　　　　　　　　 https://www.nakayamashoten.jp/

装丁 ⋯⋯⋯⋯⋯⋯ 藤岡雅史

印刷・製本 ⋯⋯⋯ 株式会社　真興社

ISBN978-4-521-74491-9
Published by Nakayama Shoten Co., Ltd.　　　　　　　　　　　　Printed in Japan
落丁・乱丁の場合はお取り替えいたします